Die unerklärliche Müdigkeit

T0175339

Peter Keel

Die unerklärliche Müdigkeit

Was uns in große Erschöpfung treiben kann und
wie wir wieder zu Kräften kommen können

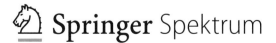

Peter Keel
Basel
Schweiz

ISBN 978-3-642-38161-4   ISBN 978-3-642-38162-1 (eBook)
DOI 10.1007/978-3-642-38162-1
Springer Heidelberg New York Dordrecht London

Die Deutsche Nationalbibliothek verzeichnet diese Publikation in der Deutschen Nationalbibliografie; detaillierte bibliografische Daten sind im Internet über http://dnb.d-nb.de abrufbar.

Springer Spektrum

Planung und Lektorat: Marion Krämer, Anja Groth
Redaktion: Maren Klingelhöfer
Grafiken: Dr. Martin Lay
Einbandabbildung: Getty Images/Fuse
Einbandentwurf: deblik, Berlin

Gedruckt auf säurefreiem und chlorfrei gebleichtem Papier

Springer Spektrum ist eine Marke von Springer DE. Springer DE ist Teil der Fachverlagsgruppe Springer Science+Business Media
www.springer-spektrum.de

Vorwort

Im Wirtschaftsteil einer Tageszeitung stand zu lesen, dass der Geschäftsführer einer großen Elektrizitätsfirma wegen gesundheitlicher Probleme für mehrere Wochen ausfalle. Die medizinisch verordnete Pause sei auf die Arbeitsbelastung zurückzuführen. Der Presse gegenüber wurde vonseiten der Firma betont, dass nicht ein „Burnout", sondern „Übermüdung" vorliege. Sein Stellvertreter konnte sich nicht erinnern, wann sein Vorgesetzter zum letzten Mal richtig Ferien gemacht hatte: „Er ist immer da gewesen."

Nicht immer wird der Öffentlichkeit eine Erklärung für einen erschöpfungsbedingten Arbeitsausfall gegeben, wobei auch dieser Mann offenbar nicht als psychisch krank abgestempelt werden möchte und daher betont wird, er leide nicht unter Burnout. Doch aus der kurzen Meldung wird klar, dass es sich bei seiner Müdigkeit und Erschöpfung wohl doch um ein Burnout handelt, eine scheinbar neue Krankheit – der Begriff kam erst vor etwa 40 Jahren auf –, doch ist sie z. B. als „Neurasthenie" altbekannt, nur der Name änderte sich, weil der alte aus der Mode gekommen ist (wie offenbar jetzt auch schon der Begriff „Burnout").

Diese Krankheit hat einerseits relativ große Ähnlichkeit mit chronischen Schmerzkrankheiten, insbesondere mit der Fibromyalgie, bei welcher Müdigkeit auch ein Kernsymptom ist, andererseits auch mit depressiven Störungen. All diese Störungen zeichnen sich dadurch aus, dass sie Folge einer chronischen Überbelastung sind. Allerdings haben sowohl die Ärzte als auch die Betroffenen Mühe, diese Ursache zu sehen, sondern versuchen, dem Leiden mit somatisch-medizinischen Maßnahmen beizukommen. Die Sozialversicherungen, welche durch die Zunahme dieser Störungen sehr belastet sind, versuchen sogar, diese zu ignorieren respektive sie als Ausdruck mangelnder Motivation abzutun.

Ziel dieses Buches ist, das Phänomen „Müdigkeit" anhand des Stresskonzeptes, der Bindungsforschung und den charakteristischen Verhaltensmerkmalen dieser Patienten ganzheitlich zu erklären und dadurch auch das Verständnis für hilfreiche Verhaltensänderungen und wirksame Therapien zu schaffen. Müdigkeit und chronische Schmerzen werden gemeinsam im Rahmen der größeren Krankheitsgruppe der somatoformen Störungen betrachtet.

Dies ist insofern erlaubt, als dass die Symptomatik der Störungen, und vor allem die dahinterliegenden Probleme, sehr ähnlich sind und die chronische Erschöpfung sehr oft auch zu einem chronischen Schmerzsyndrom führt. Adressaten dieses Buches sind zwar primär Betroffene und interessierte Laien, doch kann es auch Fachleuten helfen, zu einem besseren Verständnis für diese Störungen, und vor allem für deren Behandlung, zu gelangen. Das beschriebene Krankheits- und Behandlungskonzept ist schulenübergreifend und zeigt, wie Elemente verschiedener Behandlungsverfahren gemeinsam in einem Stufenkonzept zur Anwendung kommen können. Es ist das Produkt meiner langjährigen Erfahrung mit diesen Patienten, wobei ich versucht habe, auch Forschungserkenntnisse und neue Entwicklungen in meine Behandlungsmethoden einfließen zu lassen. Ich hoffe, dass das vorliegende Buch hilft, das Verständnis und die Behandlung dieser unsichtbaren Krankheiten zu verbessern, denn diese sind zu einer modernen Epidemie geworden, welche eine große Belastung für unser Gesundheitswesen, unsere Wirtschaft und die gesamte Gesellschaft ist.

Wenn ich abwechselnd von Betroffenen und Patienten spreche, so zeigt dies, wie fließend die Grenze zwischen gesund und krank ist. Auch wenn ich manchmal explizit nur die Patientinnen erwähne, sind immer beide Geschlechter gemeint, obwohl Störungen wie die Fibromyalgie weit häufiger Frauen als Männer betreffen. Dies steht möglicherweise in Zusammenhang mit der noch immer gängigen Ausbeutung und dem sexuellen Missbrauch von Frauen, was entsprechend auch Thema dieses Buches ist. Auch wird das Phänomen der Traumatisierung und deren Auswirkungen sowie deren schwierige Behandlung beschrieben, um Betroffenen vielleicht zu helfen, sich eher auf eine solche Therapie einzulassen. Aber auch Männer sind Opfer eines ausbeutenden Systems, doch äußert sich die Erschöpfung bei ihnen mit anderen Symptomen. Chronische Rückenschmerzen sind bei ihnen ähnlich häufig wie bei Frauen, doch sind sie sonst vor allem von Herz-Kreislauf-Erkrankungen und Suchtleiden betroffen. Stärker als Frauen neigen sie zur Verleugnung ihrer Belastungen und haben mehr Mühe, sich ihre Schwächen einzugestehen und bei Psychotherapeuten Hilfe zu suchen. Dies mit tragischen Folgen für ihre Lebenserwartung.

Viele meiner Patienten und Patientinnen haben unbewusst zum Entstehen dieses Buches beigetragen. Ich hoffe, sie nehmen es mir nicht übel, dass ich ihre Geschichte leicht verändert preisgebe. Einige haben auch aktiv, mit ihrer Durchsicht des Manuskriptes, bei der Fertigstellung des Buches mitgeholfen. Für ihre Unterstützung bin ich ihnen dankbar.

Mein Dank gilt auch Dr. Matthias Strub, dem Neurologen unseres Zentrums für Schlafmedizin (http://www.basel-schlaf.ch/index.html), der das

Kap. 1 kritisch durchgelesen und ergänzt hat. Ich werde an diesem Zentrum übrigens in bescheidenem Umfang weiter tätig sein.

Zudem danke ich Dr. Hans-Peter Sailer, der heute eine Praxis in Sursee (Schweiz) führt und der gemeinsam mit mir die Bindungsstörungen von Schmerzpatienten erforscht hat. Teile von Kap. 4 habe ich (überarbeitet) seiner Dissertation entnommen. Ebenso habe ich von meinen Studierenden Julia Hartmann, Luca Balosetti, Nicola Keller, Sarah Kraft und Ziad Kassem Teile einer Seminararbeit über Placebo, die sie unter meiner Leitung verfasst haben, in Kap. 5 übernommen. Auch ihnen sei gedankt.

Peter Keel

Inhalt

1

Symptom Müdigkeit

1.1 Normale Müdigkeit

Müdigkeit ist ein normales körperliches Phänomen, welches uns anzeigt, dass wir Ruhe und Erholung brauchen, um den Organismus leistungsfähig zu halten. Es herrscht eine Homöostase oder ein Gleichgewicht zwischen Belastung und Erholung. Zu unterscheiden ist zwischen *körperlicher Müdigkeit*, oft auch als *Erschöpfbarkeit* bezeichnet, als Folge körperlicher Anstrengung und psychischer (geistiger) Ermüdung. Körperliche Müdigkeit äußert sich in einer verminderten Muskelkraft, welche Bewegungen erschwert. Sie verschwindet nach mehr oder weniger langem Ausruhen mit oder ohne Schlaf. Letzterer wird durch körperliche Müdigkeit nach Anstrengungen begünstigt.

Der Begriff *fatigue* (Ermüdbarkeit) wurde ursprünglich für die Abnahme der Muskelkraft während einer Muskelanspannung verwendet. Im Zusammenhang mit mentalen oder kombinierten physisch-psychischen Aufgaben, wie z. B. dem Autofahren, wurde der Begriff *fatigue* nicht mehr ausschließlich für die effektive Abnahme der messbaren Leistung verwendet, sondern für das subjektive Gefühl eines erhöhten physisch-psychischen Aufwandes bei gleichzeitig reduzierter oder sogar bei noch normaler Leistung. Das subjektive Gefühl der *fatigue* oder Erschöpfung wird nicht allein durch die Gesamtheit der fortlaufend effektiv ausgeführten Aufgaben verursacht, sondern zusätzlich durch die permanente Bereitschaft, zukünftige unvorhersehbare Aufgaben meistern zu können, was der Umschreibung einer Stresssituation entspricht. Somit wird *fatigue* als subjektive Empfindung definiert, welche sehr viele organische oder psychische Ursachen haben kann.

Wie rasch eine Ermüdung eintritt, ist abhängig von der körperlichen Leistungsfähigkeit auf Grund des Trainingszustandes. Eine weitere Rolle spielt bei großer körperlicher Dauerbelastung der Blutzuckerspiegel. Sinkt dieser zu stark ab wegen fehlender Nahrungszufuhr (Hungerast), tritt ebenfalls eine große Müdigkeit und Schwäche ein, die sich durch Nahrungszufuhr (v. a. von Traubenzucker) rasch beheben lässt.

Psychische (geistige) Ermüdung tritt ein als Folge mentaler Belastung durch geistige (kognitive) Prozesse, die Konzentration, Aufmerksamkeit und Verarbeitungskapazität erfordern. Ermüdend sind geistige Prozesse, die eine hohe Konzentration und rasche Verarbeitung einer Vielzahl von Informationen (Sinneseindrücken) verlangen, besonders wenn wichtige von unwichtiger Information getrennt werden muss. Dies ist z. B. der Fall, wenn man in einer Gruppe von durcheinander redenden Leuten einem Gespräch folgen will. Auch die „geteilte" Aufmerksamkeit beim Erledigen mehrerer Aufgaben nebeneinander (z. B. Radiohören und Autofahren; Multitasking) erfordert erhöhte Konzentration und Verarbeitungskapazität. Anstrengende Ablenkung kann auch durch unbewusst ablaufende Gedanken hervorgerufen werden, wenn z. B. sorgenvolle Gedanken nicht abgeschaltet werden können (z. B. im Rahmen einer depressiven Störung).

Müdigkeit darf aber nicht mit *Schläfrigkeit* gleichgesetzt werden, wenn auch Letztere u. a. eine Folge von Müdigkeit ist, aber auch andere Gründe (u. a. Schlafmangel oder unerholsamen Schlaf) haben kann. Fachleute unterscheiden zwischen exzessiver Tagesschläfrigkeit, Müdigkeit und Erschöpfbarkeit. Eine vermehrte Schläfrigkeit am Tage geht mit einer erhöhten Einschlafneigung einher, welche zu ungewöhnlichen Zeiten oder in ungewöhnlichen Situationen zum tatsächlichen Einnicken führt. Müdigkeit geht mit Energielosigkeit einher, aber die Betroffenen können meistens trotzdem nicht rasch einschlafen. Schläfrigkeit wird während körperlicher Aktivität weniger stark empfunden, Müdigkeit wird dadurch oft noch verstärkt. Physiologisch lässt sich Schläfrigkeit nur durch Schlaf beheben, Müdigkeit hingegen nimmt eventuell schon durch Ruhen ab, ohne dass dabei geschlafen wird. Auch die geistige Ermüdung kann nur durch Ausruhen mit oder ohne Schlaf behoben werden.

Einige Aspekte der Schläfrigkeit können mit dem sogenannten Schlaflatenztest gemessen werden. Dieser misst, wie schnell jemand einschläft, wenn er sich hinlegt und die Augen schließt. Auch das ungewollte Einschlafen in einer ruhigen Umgebung bei passivem Zuhören und Zusehen (z. B. beim Fernsehen, in einem Vortrag oder im Konzert) weist auf erhöhte Schläfrigkeit hin.

Müdigkeit geht mit einer Antriebsschwäche und Lustlosigkeit einher. Man mag nichts mehr tun, möchte einfach schlafen. Spannende, lustvolle oder auch dringend nötige Aktivitäten helfen, die Müdigkeit eine gewisse Zeit zu überwinden oder sogar vorübergehend ganz zu vergessen. Irgendwann aber kann der Schlaf nicht mehr aufgeschoben werden und vor allem lässt die Leistungsfähigkeit (besonders Konzentration und Aufmerksamkeit) gefährlich nach.

Antriebsschwäche und Lustlosigkeit trotz ausreichenden Schlafs haben mit fehlender Motivation oder einer depressionsbedingten Schwäche zu tun. Alarmierend ist, wenn Menschen trotz großer Müdigkeit nicht mehr (ausreichend) schlafen können, insbesondere zu früh erwachen. Dies weist auf eine psychische Störung hin (Abschn. 1.2).

Körperliche und geistige Müdigkeit lassen sich normalerweise durch den täglichen Schlaf von etwa acht Stunden (individuelle Variation zwischen ca. sechs bis neun Stunden) beheben. Ist dies nicht der Fall oder tritt die Müdigkeit mit Einschlafneigung schon nach kürzerer Zeit vor der eigentlichen Schlafenszeit ein (abgesehen von einem für viele Menschen normalen Mittagsschlaf von fünf bis ca. 20 Min.), so ist von einer abnormen Müdigkeit auszugehen. Wird diese zur Belastung (spätestens wenn diese über sechs Monate angehalten hat), ist sie als krankhaft zu betrachten. In diesem Fall soll nach deren Ursache gesucht werden (Abschn. 1.5). Im einfachsten Fall ist es schlicht Schlafmangel (aus verschiedenen Gründen) oder Überlastung, die zu einer Erschöpfung geführt hat. Schlafmangel betrifft bis zu 4 % der Bevölkerung. Dabei müssen die großen individuellen Unterschiede einer normalen Schlafdauer berücksichtigt werden. Acht Stunden Schlaf sind möglicherweise zu wenig, wenn der angeborene Rhythmus zehn Stunden Schlaf verlangt. Man spricht dann von relativer Schlafinsuffizienz bei einem Langschläfertyp.

Der Beleg für einen Schlafmangel ist ein Verschwinden der Müdigkeit nach ausreichendem Schlaf („Ausschlafen"). Zeichen für das Ausgeschlafensein (genügend geschlafen haben) sind das spontane Erwachen mit dem Gefühl, ausgeruht zu sein, sowie vermehrtes Erinnern an normale Träume, da diese sich in den Morgenstunden mit oberflächlicherem Schlaf abspielten. Die Gewohnheit, sich von einem Wecker wecken zu lassen, hat letztlich einen leichten Schlafmangel zur Folge. Wie weit dieser durch Ausschlafen am Wochenende kompensiert werden kann, ist unklar. Grundsätzlich kann jedoch davon ausgegangen werden, dass die Kompensationsmöglichkeiten für kurzfristige Schlafmangelsituationen bei jungen Erwachsenen recht gut sind.

Gründe für Schlafmangel sind oft auch berufliche oder private Überlastung, z. B. durch zu langes abendliches Arbeiten oder Vergnügen, wie das *Fallbeispiel Lars, der überarbeitete Chirurg* illustriert. Gerade junge Leute kommen nicht selten wegen Müdigkeit zur Abklärung zum Arzt und weisen ganz einfach ein chronisches Schlafdefizit auf, weil sie v. a. am Wochenende zu wenig schlafen („Partyleben") und sich unter der Woche auch nicht erholen können. Berufe mit Nachtarbeit, sei es wegen Nachtschichten oder Notfallnachtdiensten, haben oft auch einen chronischen Schlafmangel zur Folge.

Fallbeispiel Lars, der überarbeitete Chirurg

Lars war ein erfolgreicher 45-jähriger Chirurg in einer amerikanischen Großstadt. Er war in Deutschland aufgewachsen und hatte kurz nach dem Krieg dort Medizin studiert, war dann bald in die USA ausgewandert und hatte sich dort zum

Chirurgen weitergebildet. Ich war ihm als Unterassistent bei einem Praktikum in den USA während meines Studiums zugeteilt, und er hatte mich als ausländischen, deutschsprachigen Studenten unter seine Fittiche genommen.

Am Tag nach Weihnachten hatte er mich eingeladen, mit ihm und seiner Familie zum Skifahren für eine Woche in sein Ferienhaus in die Berge zu fahren. Am Morgen wollte er noch kurz im Krankenhaus Visite machen. Er wurde in die Notfallstation gerufen, wo eine seiner Patientinnen mit starken Bauchschmerzen lag. Der Notfallarzt vermutete eine Blinddarmentzündung. Lars bestätigte diesen Verdacht und entschloss sich, die Patientin sogleich zu operieren, weil sie zusätzlich im fünften Monat schwanger war. Er betrachtete die Schwangerschaft als ein Risiko bei der Operation, welches er nicht einem seiner – in seinen Augen weniger erfahrenen – Kollegen überlassen wollte. (Diese wären gerne bereit gewesen, die Operation zu übernehmen.) Als weiteres Argument, die Operation noch durchzuführen, gab er nebenbei scherzend an, dass er so rasch das Geld für seine Ferien für die ganze Familie verdienen könne.

Endlich mit fünf Stunden Verspätung zu Hause angekommen, machte seine Frau ihm eine große Szene. Sie sei das ewige Warten satt und könne auf das Geld, das er auf diese Weise zusätzlich verdiene, verzichten. Auf der Fahrt in die Berge wurde Lars von einer großen Müdigkeit überfallen und er wäre mit dem Auto beinahe von der Straße abgekommen. Da kein anderer fahren wollte (die Ehefrau schlief ohnehin) oder konnte – ich besaß den Führerschein noch nicht –, musste er gegen die Müdigkeit ankämpfen, um doch noch ans Ziel zu kommen.

Die Ferien entpuppten sich nicht als sehr erholsam, weil Lars abends, besonders wenn er ein paar Bier getrunken hatte, sehr müde war und schon am Tisch oder anschließend im Gespräch einschlief. Letztlich war ich froh, als ich wieder in meine Studentenbude zurückkehren konnte, denn die Spannungen in der Familie waren belastend gewesen. Lars war oft gereizt und ungeduldig mit seiner Frau und seinen zwei Söhnen, ganz anders als ich ihn als Arzt im Krankenhaus mit seinen Patienten oder mit mir erlebt hatte. Seine Ungeduld brach dort allenfalls durch, wenn bei Operationen oder Untersuchungen die richtigen Instrumente nicht sogleich zur Verfügung standen oder es aus anderen Gründen zu Verzögerungen kam.

Die Müdigkeit von Lars ist gut nachvollziehbar: Er arbeitete viel und bekam zu wenig Schlaf, weil er abends oft noch Berichte schreiben musste oder versuchte, sich durch Lesen von Fachliteratur weiterzubilden. Während seiner Arbeit konnte er sich zusammennehmen, doch sobald er ruhte (vor dem Fernseher, in einer Gesprächsrunde, beim Lesen), schlief er ein. Seine Reizbarkeit war ebenfalls Ausdruck seiner Erschöpfung. Wir finden bei ihm also eine Vorstufe des Burnouts, da er viel Zeit in seine Arbeit investierte und nicht die erwünschte Befriedigung aus seiner Rolle als Vater und Ehemann ziehen konnte. Im Gegenteil – bekam er doch von seiner Familie noch Vorwürfe, weil er zu wenig für sie da war. Denn wenn er zu Hause war, war er meist ungeduldig und gereizt oder er schlief. Auch die Arbeit wurde mit der Zeit zur Last. Es zeigt sich aber auch, wie er hin- und hergerissen war zwischen seinem Anspruch, einerseits einen guten Dienst an seinen Patienten zu leisten und gut zu verdienen und andererseits seine Rolle als Vater und Ehemann zu erfüllen. Prägend war für ihn, dass er in den Kriegs- und Nachkriegsjahren aufgewachsen war und die Entbehrungen dieser Zeit erlebt hatte. Vermeintlich wollte er seiner Frau und seinen Kindern ein besseres Leben gönnen, sah aber nicht, dass er dabei über das Ziel hinausschoss. Auf seine Erschöpfung reagierte er nicht angemessen und brachte damit sich und seine Familie gar in Lebensgefahr.

1.2 Müdigkeitssyndrom: Müdigkeit als Krankheit

„Partyleben" und Schichtarbeit führen nicht nur zu Schlafmangel, sondern wie beim Jetlag auch zu einer Störung des Schlaf-Wach-Rhythmus, wobei bei empfindlichen Personen bereits Verschiebungen der Bettgehzeiten um ein bis zwei Stunden ungünstig sein können. Zudem ist auch die Schlafqualität, d. h. der Anteil von Tiefschlaf und die Anzahl von Unterbrechungen für den Erholungswert des Schlafes von Bedeutung. Alle diese Faktoren, wie Schlafmangel, unregelmäßiger Schlafrhythmus und Schlafunterbrechungen, können von Personen unter 40 Jahren oft erstaunlich gut kompensiert werden. Weil diese Kompensationsfähigkeit aber mit dem Alter abnimmt, beklagen sich Patienten über 40 nicht selten über Schläfrigkeit. Sie verstehen nicht, dass sie früher mit sechs bis sieben Stunden Schlaf ausgekommen sind und trotz wechselnder Schlafenszeiten nicht schläfrig waren.

Der Übergang von der normalen zu einer pathologischen Müdigkeit ist fließend. Das zweite Fallbeispiel illustriert dies.

Fallbeispiel Tamara, die erschöpfte Erzieherin

Tamara hatte sich bei mir (als Fachmann für psychosomatische Beschwerden) gemeldet, weil sie unter Müdigkeit und verschiedenen Schmerzbeschwerden litt, für welche ihr Hausarzt keine Ursache hatte finden können. Ihre Blutwerte waren völlig normal und eine Darmspiegelung (Koloskopie) einschließlich einer mikroskopischen Untersuchung einer Gewebeprobe (zytologische Untersuchung) hatte einen unauffälligen Dickdarm gezeigt.

Tamara war Erzieherin und arbeite als Gruppenleiterin in einer Kinderkrippe. Da die Arbeitsbelastung durch Stellenabbau in den letzten Jahren zugenommen hatte, fühlte sie sich nach der Arbeit sehr erschöpft. Oft mochte sie abends nichts mehr unternehmen und legte sich schon früh (ca. 20 Uhr) schlafen, um sich mor-

gens um 6 Uhr einigermaßen ausgeruht zu fühlen. Trotz ihrer Erschöpfung schlief sie aber unruhig, träumte viel und lag unter Umständen längere Zeit wach. Häufig war sie auch von Kopf- und Schulter-Nacken-Schmerzen geplagt sowie von einer Reizdarmsymptomatik, d. h., sie litt unter schmerzhaften Blähungen verbunden mit Verstopfung, die dann plötzlich zu Durchfall wechselte. Sie hatte ihren Beschäftigungsgrad auf 80 % reduziert, doch hatte dies ihre Erschöpfung nicht gelindert, wobei sie sich von ihren Aufgaben als Gruppenleiterin nicht entlasten konnte. Das zeitraubende Abfassen von Berichten blieb in ihrer Verantwortung, weshalb sie dies – wenn sie mit Berichten in Rückstand geraten war – manchmal zu Hause erledigen musste. Die Erschöpfung quälte sie vor allem abends, aber auch an Wochenenden und in den Ferien. Während der Arbeit nahm sie es nicht wahr, außer während Sitzungen, sonst war sie zu sehr dauernd „auf Trab". Ihr Freund und Lebenspartner war sehr hilfsbereit und verständnisvoll, allerdings abends oft auch gar nicht zu Hause, weil er Schicht arbeitete oder in seinen Fußballverein ging. Auch am Wochenende war er oft abwesend wegen seiner Fußballspiele.

Tamara litt neben ihrer anhaltenden und quälenden Müdigkeit auch unter einer gesteigerten Ermüdbarkeit nach geistiger Anstrengung sowie Konzentrations- oder Gedächtnisstörungen. Sie hatte abends Mühe, sich auf ihre Berichte, ein Buch oder nur einen Zeitungsartikel zu konzentrieren. Es ging nichts mehr in den Kopf, und sie vergaß Dinge, die sie gelesen oder gehört hatte, rasch wieder.

Tamaras Symptomatik ist typisch und auch ihre erste Reaktion: Wer sich schon nach geringen Anstrengungen langdauernd müde und rasch erschöpft (körperlich schwach) fühlt, obwohl er eher viel schläft und sich häufig ausruht, fragt sich, ob etwas mit seinem Körper nicht stimmt. Deshalb ist es richtig und wichtig, vorerst nach körperlichen Ursachen der Müdigkeit oder unerholsamem Schlaf zu fahnden. (Diese Ursachen werden in Abschn. 1.5 und 1.6 erläutert.) Doch verläuft der Gang zum Arzt oft unbefriedigend, wenn seine Untersuchungen ohne Ergebnis bleiben. Was eigentlich beruhigend sein sollte, nämlich dass keinerlei Hinweise auf irgendeine Krankheit oder Mangelerscheinung gefunden werden konnten, bleibt aber beunruhigend, weil ja die Müdigkeit weiter besteht. Entsprechend sind hilflose Äußerungen des Arztes wie „Sie sind gesund!" oder „Ihnen fehlt nichts!" eher verunsichernd, denn die Betroffenen fühlen sich mit ihrem Leiden nicht ernst genommen oder trauen ihrem Arzt nicht. Auf diese Problematik wird in den Kapiteln 3, 7 und 9 vertieft eingegangen, aber sie wird uns auch in den nun folgenden Abschnitten immer wieder beschäftigen.

Somit suchen die Betroffenen weiterhin nach einem Grund für das beunruhigende Leiden. Da die Symptome oft im Anschluss an eine grippale Erkrankung oder an eine besonders belastende Zeit erstmals aufgetreten sind, hoffen die Betroffenen auf allmähliche Erholung. Doch langsam kommen ernsthafte Bedenken auf, ob nicht doch eine andere Krankheit vorliegen könnte.

1.3 Geschichte des Müdigkeitssyndroms

Als mögliche Erklärung für diesen Symptomenkomplex von anhaltender, belastender Müdigkeit ohne fassbaren Befund begleitet von Folgeerscheinungen wie Konzentrations- und Gedächtnisstörungen sowie Schulter- und Nackenschmerzen wird oft das sogenannte *Müdigkeits-* oder *Chronic-Fatigue-Syndrom* (CFS) herangezogen. Eigentlich handelt es sich um eine alte Diagnose, wobei die Ärzte im 19. Jahrhundert glaubten, es sei eine Nervenkrankheit: Bereits im Jahre 1869 beschrieb der amerikanische Neurologe G. M. Beard die Krankheit *Neurasthenie*, welcher – wie er meinte – eine „somatisch bedingte reizbare Schwäche des Zentralnervensystems zugrunde liegen solle" (Glasscheib 1961, S. 309). Bisher waren die Betroffenen als schwach hingestellt worden, es fehle ihnen am guten Willen, eine Problematik, die auch heute wieder die Kranken, die Ärzte und die Sozialversicherungen sehr beschäftigt.

Damals hatte Beard von einem älteren Kollegen die Anwendung der Elektrotherapie übernommen und stellte ihre Wirksamkeit für eine Reihe „nervöser Schwächezustände" wie Müdigkeit, Angst, Kopfschmerzen, Impotenz, Neuralgien und Depression fest und fasste diese Beschwerden in einem Aufsatz von 1869 erstmals als Neurasthenie zusammen (http://de.wikipedia.org/wiki/George_Miller_Beard). „Jetzt wollte alle Welt nur noch neurasthenisch sein, denn damit wurden die unerklärlichen subjektiven Beschwerden mit einer objektiven körperlichen Störung erklärt und dadurch jeder moralischen Wertung entzogen" (Glasscheib 1961). Allerdings war den Kranken mit der Diagnose „Neurasthenie" offenbar nicht viel geholfen, denn trotz des neuen Namens bekamen sie ähnlich wie heute von den Ärzten bald zu hören: „Ihnen fehlt gar nichts, Sie sind nur nervös. Nehmen Sie sich zusammen!"

Die Neurasthenie war aber vorerst als neurologische – also körperliche – Krankheit anerkannt, im Gegensatz zur „rein psychischen" Hysterie, welche damals (1888) durch die Entdeckungen des französischen Psychiaters Jean-Martin Charcot spektakuläres Interesse erlangte. Dieser konnte zeigen, dass hysterisch – d. h. funktionell bzw. psychisch – bedingte Lähmungen sich mit Hypnose heilen ließen. (Mehr zu den dissoziativen Störungen, wie die Hysterie heute genannt wird, in Abschn. 2.5.) Die Hysterie hatte aber von Anfang an etwas Anrüchiges, denn Charcots Wirkungsort war kein renommiertes Universitätsklinikum, sondern „sein Königreich war die Salpêtrière,

ein riesiges altes Krankenhausgelände, in dem seit langer Zeit die erbärm-
lichsten Gestalten des Pariser Proletariats Zuflucht fanden: Bettler, Prostituierte und Geisteskranke. Zwar verwandelte Charcot die heruntergekom-
mene Einrichtung in einen Tempel der modernen Wissenschaft, und die
besonders begabten und ehrgeizigen Wissenschaftler der neuen Fachrich-
tungen Neurologie und Psychiatrie reisten nach Paris, um von dem Meister
zu lernen. Unter den vielen hervorragenden Ärzten, die in die Salpêtrière
pilgerten, waren Pierre Janet, William James und Sigmund Freud." (Herman 1993, S. 21)

Doch auch die zunächst vornehme Krankheit „Neurasthenie" – Adlige
und andere wohlhabende Bürger ließen sich anfangs in luxuriösen Kurhäu-
sern behandeln – wurde zunehmend zur Krankheit der Unterprivilegierten
degradiert, und die „Modekrankheit" verlor daher an Beliebtheit und geriet
zumindest in westlichen Ländern allmählich in Vergessenheit. Sie wird heute bei uns kaum noch diagnostiziert. Trotzdem ist sie in der Klassifikation
der WHO, der ICD-10, noch aufgeführt, weil sie im asiatischen Kulturkreis
(China, Japan) noch häufig diagnostiziert wird. Dies liegt daran, dass die Diagnose einer Neurasthenie als weniger diskriminierend gilt als die einer depressiven Störung.

Box 1.1: Diagnostische Kriterien für die Neurasthenie (F 48.0 in ICD-10)

- Anhaltende und quälende Klagen über gesteigerte Ermüdbarkeit nach geistiger
  Anstrengung oder über körperliche Schwäche und Erschöpfung nach geringsten
  Anstrengungen
- Mindestens eines der folgenden Symptome:
  - Akute oder chronische Muskelschmerzen
  - Benommenheit, Konzentrationsstörungen
  - Spannungskopfschmerzen
  - Schlafstörungen
  - Unfähigkeit zu entspannen
  - Reizbarkeit
- Die Betroffenen sind nicht in der Lage, sich innerhalb eines normalen Zeitraums
  von Ruhe, Entspannung oder Ablenkung zu erholen
- Dauer der Symptomatik mindestens drei Monate

Die Diagnose darf nur gestellt werden, wenn das Leiden eine deutliche Minderung
der beruflichen, sozialen oder persönlichen Aktivitäten zur Folge hat.

Im Jahr 1956 wurde in England ein Artikel über eine „neue Krankheit", die
Myalgische Enzephalomyelitis, publiziert. Sie wurde 1959 von Acheson definiert, nachdem es 14 dokumentierte Ausbrüche der Erkrankung in verschiedenen Ländern gegeben hatte. Wie der Name sagt, wurde eine Entzündung
des Nervensystems postuliert, welche aber nie nachgewiesen werden konnte.

Inzwischen wurde die irreführende Bezeichnung weitgehend durch die neutralere Bezeichnung *Chronic-Fatigue-Syndrom* abgelöst. Diese Krankheit hat allerdings verblüffende Ähnlichkeit mit der Neurasthenie („alter Wein in neuen Schläuchen"). Anfangs war die neue Krankheit ein reines Forschungskonstrukt, das 1988 von einer Arbeitsgruppe des amerikanischen Center of Disease Control definiert worden war. Dieser Gruppe gehörten hauptsächlich Infektionsforscher an. Ihr Ziel war es eigentlich, die Vermutung einer infektiösen Ursache des damals viel diskutierten chronischen Erschöpfungssyndroms zu relativieren. Doch nicht zuletzt mithilfe der Medien (Zeitungen, später Internet) wurde dem Krankheitsbild der Stellenwert einer neu eingeführten Krankheitseinheit zugeschrieben.

Wie bei der Neurasthenie bestand zunächst (und besteht zum Teil noch) der Verdacht, dass es sich um eine körperliche Störung handelt. Das Kriterium für ein *Chronic-Fatigue-Syndrom*, dass eine Infektionskrankheit Ausgangspunkt der Störung gewesen sein muss, wird auch weiterhin angewendet, um zu betonen, dass die Störung einen körperlichen Ursprung hat. Sie wird zudem noch immer als neurologische Erkrankung betrachtet und in der ICD-10 in der Gruppe der neurologischen Krankheiten mit G 93.3 codiert. Diese Vermutung konnte aber nicht bestätigt werden. Vieles andere wurde auf Grund von Einzelstudien vermutet, doch konnte keine der vermeintlichen Ursachen mit weiteren, unabhängigen Studie belegt werden. Es handelte sich also um Zufallsbefunde.

In den ursprünglichen Kriterien galten psychische Erkrankungen als Ausschlusskriterium, weshalb beim gleichzeitigen Vorliegen von depressiven Symptomen oder einer Angsterkrankung die Diagnose nicht gestellt werden durfte. 1994 wurden die Kriterien aber weiter gefasst (sogenannte Fukuda-Kriterien) und vereinfacht, so dass die Diagnose heute in den USA häufiger gestellt wird (bei uns weiterhin selten).

Box 1.2: Diagnostische Kriterien für das CFS (Fukuda-Kriterien)

a. Schwere Erschöpfung, die wenigstens sechs Monate angehalten hat oder wiederholt aufgetreten ist (rezidiviert hat)
b. Vier oder mehr der folgenden Symptome bestehen für sechs Monate oder länger nebeneinander:
   1. Gedächtnis- oder Konzentrationsstörungen
   2. Halsschmerzen
   3. Empfindliche zervikale oder axilläre Lymphknoten
   4. Muskelschmerzen
   5. Multiple Gelenkschmerzen
   6. Neuartige Kopfschmerzen
   7. Keine Erholung durch Schlaf
   8. Zustandsverschlechterung nach Belastung

Die verschiedenen Definitionen, insbesondere die ausführlichen Kanada-Kriterien, zeigen auf, wie schwierig es ist, die Störung von anderen Krankheitsbildern klar abzugrenzen. Zu groß sind auch die Überschneidungen mit verwandten Störungen.

Box 1.3: Diagnostische Kriterien für das CFS (Kanada-Kriterien)

1. **Zustandsverschlechterung nach Belastung**
   - Neu aufgetretene, nicht anders erklärbare, andauernde oder rezidivierende körperliche/mentale Erschöpfung mit deutlicher Reduktion des Aktivitätsniveaus
   - Erschöpfung, Verstärkung des Krankheitsgefühls/der Schmerzen nach Belastung, verlängerte Erholungsphase > 24 h
   - Die Symptome können sich durch Anstrengung/Stress verschlechtern
2. **Schlafstörungen:**
   - Nicht erholsamer Schlaf oder verändertes Schlafmuster
3. **Schmerzen:**
   - Arthralgien/Myalgien ohne Hinweis für eine entzündliche Genese oder starke neuartige Kopfschmerzen
4. **Neurologische/kognitive Symptome (≥ 2 Kriterien):**
   - Beeinträchtigung der Konzentrationsfähigkeit und des Kurzzeitgedächtnisses
   - Wortfindungsschwierigkeiten einschließlich periodisch auftretender Lesestörungen
   - Licht-/Lärmempfindlichkeit
   - Wahrnehmungs- und sensorische Störungen
   - Desorientierung oder Verwirrung
   - Ataxien
5. **Autonome/neuroendokrine/immunologische Manifestationen (≥ 1 Symptom in ≥ 2 Kategorien a–c):**
   a. **Autonom**
      - Orthostatische Intoleranz oder lagebedingtes orthostatisches Tachykardiesyndrom
      - Schwindel und/oder Benommenheit, extreme Blässe
      - Darm- oder Blasenstörungen mit oder ohne Reizdarmsyndrom oder Blasendysfunktionen
      - Herzklopfen/Herzrhythmusstörungen
      - Atemstörungen
   b. **Neuroendokrin:**
      - Thermostatische Labilität
      - Intoleranz gegenüber Hitze/Kälte
      - Appetitverlust oder anormaler Appetit, Gewichtsveränderungen
      - Hypoglykämie
      - Toleranzminderung, Stress, langsame Erholung und emotionale Labilität
   c. **Immunologisch:**
      - Empfindliche Lymphknoten
      - Wiederkehrende Halsschmerzen
      - Grippeähnliche Symptome und/oder allgemeines Krankheitsgefühl
      - Neue Allergien
      - Überempfindlichkeit gegenüber Medikamenten und/oder Chemikalien
6. **Erkrankungsdauer ≥ 6 Monate**

Alle sechs Kriterien müssen erfüllt sein.

Wie in Kap. 2 und 3 ausgeführt wird, lässt sich das bunte Beschwerdebild durch übermäßigen Stress erklären, da es sich um typische körperliche Stressreaktionen handelt. Eine mögliche Erklärung für den Zusammenhang mit einer Infektionskrankheit ist, dass eine solche den bereits gestressten Organismus zur Dekompensation brachte, sozusagen als Tropfen, der das Fass zum Überlaufen brachte (anschaulicher ist das englische Sprichwort „The straw that broke the camel's back", d. h. der Strohhalm, der dem schon voll beladenen Kamel den Rücken brach). So ist durch Untersuchungen zu unspezifischen Rückenschmerzen (Abschn. 2.3) bekannt, dass chronischen Rückenschmerzen (Dauer über 8–12 Wochen) häufig Phasen hoher Stressbelastung vorausgehen.

Zwecks Ausschluss einer (fortbestehenden) Infektionskrankheit, aber auch einer anderen körperlichen oder psychischen Störung wird eine umfassende körperliche und psychologische Untersuchung und ein Minimum an Laboruntersuchungen gefordert, bevor die Diagnose gestellt werden darf. Gemäß den diagnostischen Kriterien (Fukuda et al. 1994) für CFS dürfen die Beschwerden nicht durch eine andauernde „Anstrengung" (*ongoing exertion*) ausgelöst sein, womit eine erschöpfende körperliche Tätigkeit gemeint ist. Die Neurasthenie kann jedoch – gemäß ICD-10 Definition – nach einer besonderen Belastung durch (psychischen) Stress auftreten. Dies macht deutlich, wie beim CFS noch immer versucht wird, das Leiden von den stressbedingten psychischen Störungen abzugrenzen. Dies hängt damit zusammen, dass CFS-Patienten ein eher höheres Selbstwertgefühl haben im Vergleich zu Depressiven und sehr stark auf ihren Körper fixiert sind. Sie sollen auch zu katastrophisierenden Befürchtungen bezüglich dessen Funktionsfähigkeit neigen. Gleichzeitig sollen sie aber ein erhöhtes Leistungsideal haben und nach Perfektionismus streben im Sinne einer erhöhten Angst, mögliche Fehler zu begehen. Dies weist auf die Verwandtschaft mit anderen *stressbedingten Störungen* hin. Auf diese Abgrenzung respektive Überschneidung mit stressbedingten Störungen wird in Kap. 2 und 3 eingegangen. Die meisten sind ebenfalls mit Müdigkeit assoziiert.

Mit dem Begriff *Burnout* als Ursache anhaltender Erschöpfung wurde noch einmal ein neues Konzept eingeführt, ursprünglich allerdings nur für einen Zustand der Erschöpfung und des Verlustes des Engagements („Feuer der Begeisterung erloschen") in Folge beruflicher Überlastung. Dieses Beschwerdebild, auf welches in Abschn. 2.1 ausführlich eingegangen wird, kann eigentlich als Vorstufe für die Entwicklung einer Depression oder für psychosomatische Beschwerden mit schmerzhaften Funktionsstörungen und Müdigkeit (bei Schlafstörungen) gesehen werden. Allenfalls entwickelt sich ein Fibromyalgiesyndrom, welches wiederum der Neurasthenie und dem CFS sehr nahesteht.

1.4   Streit um die Ursache des Müdigkeitssyndroms

Der angesprochene Gelehrtenstreit macht deutlich, dass die Diagnosen Neurasthenie und CFS und vor allem die Ursachen dieser Müdigkeitssyndrome noch immer umstritten sind. Sie werden gerne in die Gruppe der schlecht definierten funktionellen Störungen eingeordnet, zu welcher auch die schon erwähnte Fibromyalgie, das Reizdarmsyndrom, chronische Kopfschmerzen, Depression und Burnout sowie eventuell die Multiple Chemical Sensitivity und das Sick Building Syndrome – eine vermutete Allergie auf bestimmte Stoffe (u. a. Lösungsmittel), die v. a. in neuen Gebäuden vorkommen – gehören. Auch die Symptomatik des Schleudertraumas weist viele Ähnlichkeiten auf. Diese Störungen werden im heutigen Gesundheits- und Sozialversicherungssystem sehr kontrovers beurteilt. Oft werden die Betroffenen mehr oder weniger offen als übertreibend, wenn nicht als simulierend eingeschätzt, und dies auch von scheinbar renommierten Fachleuten. So schrieb ein Professor der Rheumatologie (Specker 2008) in der Zeitschrift Ars Medici, dass „Fibromyalgie keine fest umrissene Diagnose sei, sondern ein soziales und sozialmedizinisches Problem einer von Medien (Werbung) geprägten Gesellschaft, in der Anbieter von Wellness- und Anti-Agingprodukten und von paramedizinischen Grundleistungen den Menschen suggerieren wollen, man könne auch im Alter immer jung, frisch und beschwerdefrei bleiben".

Er beschrieb die Patientinnen auch als „endlos, übertreibend und widersprüchlich klagend über diffuse, wandernde Beschwerden, die trotz fehlender Befunde immer wieder vorgetragen würden". (Seine Beschreibung trifft übrigens für die Somatisierungsstörung, nicht aber die Fibromyalgie generell zu.)

Die Sozialversicherungen betrachten diese nicht sichtbaren Beschwerden als überwindbar, und es sei eine Frage der Motivation, ob jemand auf Grund solcher Beschwerden arbeitsunfähig werde (Abschn. 9.3). Sie könnten daher im Prinzip kein Grund für eine Arbeitsunfähigkeit sein. Dies sind ähnliche Töne, wie sie schon vor über hundert Jahren anklangen. Nicht sichtbare und nicht fassbare Beschwerden und damit ein subjektives Leiden zu erfassen ist schwierig und daher immer ein Stück weit auch subjektiv von der Seite des Untersuchers oder Begutachters. Zwar können objektive Kriterien definiert werden, inwieweit jemand bewiesen habe, dass er trotz bester Motivation sein Leiden und die Arbeitsunfähigkeit nicht überwinden könne, doch deren Anwendung bleibt subjektiv und kann durch die oben erwähnten Vorurteile (und andere) stark beeinflusst werden.

Auf der anderen Seite kämpfen verschiedene Interessengruppen und die Betroffenen selbst im Rahmen von Selbsthilfeorganisationen vehement um die Anerkennung ihrer Leiden. Dabei beharren sie oft hartnäckig darauf, dass die Beschwerden eine somatische Ursache haben sollen und sträuben sich vehement gegen die Annahme einer psychischen Verursachung. Auf diese Problematik wird weiter unten und in Kap. 3 ausführlicher eingegangen. Richtig ist, dass bei diesen Störungen nicht leichtfertig psychische Belastungen oder gar hypochondrische Ängste (gemeint ist eine übertriebene Empfindlichkeit oder Krankheitsangst) als Ursache angenommen werden dürfen, sondern vorerst nach möglichen körperlichen Ursachen gefahndet werden muss. Die Betroffenen wünschen dies auch meist, denn es wäre für sie beruhigend zu wissen, woher die Beschwerden kommen und wie sie beseitigt werden können. Psychische Ursachen werden aus vielfältigen Gründen verdrängt oder verleugnet: Man muss oder will stark sein, hat das Gefühl, allen alles recht machen zu müssen, oder würde sich als Versager erleben, wenn man sich eingestehen müsste, dass es so nicht weitergehen darf.

Box 1.4: Vermutete Ursachen des CFS

Auswahl von Ergebnissen wissenschaftlicher Studien:
- Oxidativer Stress
- Genetische Disposition (Veranlagung)
- Virus-/Bakterieninfektionen
- Störung der Hypothalamus-Hypophysen-Nebennierenrinden-Achse (Hypocortisolismus)
- Störung des Immunsystems, erniedrigte N-Killerzellen
- Mitochondriale Dysfunktion (Energieproduktion in Körperzellen) z. B. nach Virusinfekt
- Toxische Ursachen (Giftstoffe in Umwelt oder Nahrung)
- Serotoninmangel
- Psychische Störung

1.5 Liegt wirklich ein Müdigkeitssyndrom vor?

Es gibt keine Möglichkeit, mit einem Test oder einer Messung klar festzustellen, ob ein Müdigkeitssyndrom vorliegt oder nicht. Daher müssen andere ebenfalls schwer fassbare Störungen in Betracht gezogen werden. Erst nach deren Ausschluss durch entsprechende Laboruntersuchungen und zusätzliche Tests darf mit gutem Gewissen angenommen werden, dass keine körperliche Ursache für die Müdigkeit vorliegt und ein Müdigkeitssyndrom zu diagnostizieren ist. Dieser Prozess setzt ein gutes Vertrauensverhältnis und ein gemeinsames Einverständnis mit dieser (momentanen) Einschätzung voraus.

> **Box 1.5: Empfohlene Laboruntersuchungen zwecks Ausschluss anderer Ursachen**
>
> - Komplettes Blutbild
> - BSG (Blutsenkungsgeschwindigkeit)
> - Alanin-Aminotransferase
> - Gesamteiweiß, Albumin, Globuline
> - Alkalische Phosphatase
> - Calcium, Phosphat
> - Zucker
> - Elektrolyte (Natrium, Kalium, Chlorid etc.)
> - Harnstoff, Kreatinin
> - TSH
> - Urinbefund (Zellen oder Bakterien im Urin)
>
> (aus: Fukuda et al. 1994)

Die empfohlenen Laboruntersuchungen lassen erkennen, dass Müdigkeit bei einer Vielzahl körperlicher Störungen vorkommt, wie z. B. bei einem Eisen- oder Vitaminmangel, der allerdings leicht erkennbar ist, wenn er schon zu Blutarmut geführt hat. Ein verdeckter Mangel, der nur an leeren Speichern zu erkennen ist, kann aber auch müde machen. Daher sind Blutuntersuchungen durch den Hausarzt oder einen Spezialisten (Innere Medizin) sinnvoll, denn damit können z. B. auch ein Mangel an Schilddrüsenhormon, ein entzündliches rheumatisches Leiden (also Entzündungen in den Gelenken), chronische Infektionskrankheiten oder eine Muskelerkrankung ausgeschlossen werden. Zudem können auch Krebserkrankungen – durch die Krankheit selbst, aber auch durch die Therapien oder die psychische Belastung – zu Müdigkeit und Schläfrigkeit führen. Aber auch die Menstruation oder eine Schwangerschaft können schläfrig oder müde machen. Eine nicht so seltene Ursache von Müdigkeit oder Schläfrigkeit ist Flüssigkeitsmangel, besonders im Alter, wenn der Durst weniger stark empfunden wird. Bei niedrigem Blutdruck ist kaltes Wasser besonders wirksam, weil damit gleichzeitig das Flüssigkeitsvolumen und der Blutdruck angehoben werden können. An einige seltene Erkrankungen (z. B. den Morbus Fabry), die nur dem Spezialisten vertraut sind, muss auch gedacht werden.

Zudem machen viele Medikamente müde. So wirken Schlafmittel mit längerer Wirkdauer noch bis in den Tag hinein. Aber auch ganz andere Medikamente wie Antihypertensiva und Antihistaminika können Schläfrigkeit verursachen.

Box 1.6: Mögliche körperliche Ursachen für Müdigkeit

- Niedriger Blutdruck
- Flüssigkeitsmangel
- Eisenmangel (evtl. nur tiefes Ferritin), Vitaminmangel (besonders B_{12})
- Infektionskrankheiten (z. B. Borreliose)
- Neuromuskuläre Erkrankungen (z. B. Guillain-Barré-Syndrom, Myasthenia gravis)
- Rheuma
- Hormonelle Störung (z. B. Schilddrüsenunter- oder -überfunktion)
- Menstruation, Schwangerschaft
- Diabetes mellitus („Zuckerkrankheit")
- Andere internistische Erkrankungen (z. B. Krebs, Herz- oder Niereninsuffizienz)
- Schlafmangel, unerholsamer Schlaf (z. B. wegen Schichtarbeit)
- Schlafstörung (z. B. Schlafapnoesyndrom, Restless-Legs-Syndrom)
- Psychophysiologische Schlafstörung
- Medikamenteneinnahme

Box 1.7: Medikamente, die müde machen können

- **Antihypertensiva:** Müde machen häufig Medikamente gegen Bluthochdruck. In höheren Dosen können das sogenannte Betablocker sein. Infrage kommen auch Alpha-1-Rezeptorenblocker und ACE-Hemmer oder Substanzen wie Clonidin oder Moxonidin.
- **Schlaf- und Beruhigungsmittel:** Substanzen aus der Gruppe der Benzodiazepine führen oft zu Müdigkeit am Tage, vor allem wenn sie lang wirksam sind und über längere Zeit eingenommen werden. Benzodiazepine können zudem Schlaflosigkeit nach einiger Zeit sogar noch verstärken. Auch andere Beruhigungsmittel (Tranquillizer) und angstlösende Mittel haben nicht selten Schläfrigkeit und Benommenheit zur Folge.
- **Antidepressiva, Neuroleptika:** Bestimmte Medikamente gegen Depressionen aktivieren eher, andere beruhigen oder machen sogar sehr müde. Einige sind vor allem in der Anfangsphase der Behandlung mit teilweise unterschiedlichen, aber meist vorübergehenden Nebenwirkungen verbunden. Neuroleptika sind Medikamente gegen Psychosen und Erregungszustände. Kurzfristig können sie zudem bei Angstzuständen hilfreich sein, aber auch zu Schläfrigkeit und depressiven Verstimmungen führen.
- **Migränemedikamente:** Zur Behandlung von Migräneanfällen und zur Vorbeugung setzen Ärzte verschiedene Wirkstoffe ein. Müdigkeit zählt zu den häufigen Nebenwirkungen zum Beispiel von Triptanen.
- **Antihistaminika:** Mittel, die gegen Allergien wie Heuschnupfen oder Neurodermitis wirken, machen oft müde. Allerdings kommt dieser Nebeneffekt bei den heute meist eingesetzten Substanzen wie Cetirizin oder Loratadin seltener vor als bei den Mitteln der sogenannten ersten Generation. Dazu gehört zum Beispiel die Substanz Dimenhydrinat, die auch gegen Übelkeit und Erbrechen eingenommen wird.
- **Schmerzmittel:** Müdigkeit und Benommenheit sind häufige Nebenwirkungen der starken Schmerzmittel wie Morphin und andere Opioide aber auch schwächere Mittel wie Tramadol. Auch Entzündungshemmer (NSAR) machen müde.

- **Interferone:** Diese Medikamente regen das Immunsystem an. Sie können unter anderem zu Müdigkeit und Schläfrigkeit führen.
- **Antiarrhythmika:** Einige Medikamente gegen Herzrhythmusstörungen, die zum Beispiel zu den Natriumantagonisten gehören, können vor allem in höheren Dosierungen neben anderen unerwünschten Wirkungen Müdigkeit, Benommenheit und Schwindel hervorrufen.
- **Krebsmittel:** Müdigkeit ist nur eine von vielen möglichen Nebenwirkungen, die etwa die zur Chemotherapie eingesetzten Zytostatika haben können.
- **Parkinsontherapeutika:** Sie haben nicht selten auch Müdigkeit zur Folge.

(Adaptiert nach: www.apotheken-umschau.de/Schlaf/Muedigkeit–Ursachen-Medikamente-119585_7.html)

Leider geben die vorgeschlagenen Laboruntersuchungen nicht immer klare Antworten, z. B. darauf, ob jemand eine Borreliose durchgemacht hat. Es besteht die Gefahr, dass Antikörper im Blut, die auf eine ausgeheilte Infektion hinweisen, als Ursache für die Müdigkeit betrachtet werden und eine Behandlung erfolgt. Dass eine solche unnötige und u. U. nicht ungefährliche Antibiotikakur zumindest vorübergehend wirken kann, ist auf Grund des Placeboeffektes durchaus möglich.

Ähnlich verhält es sich mit einer Vielzahl von anderen Empfehlungen von selbsternannten Fachleuten, die glauben, die Ursache von CFS zu kennen und eine entsprechende Behandlung anbieten. Selbst wer in der wissenschaftlichen Datenbank „PubMed" sucht, findet dazu weit über tausend Publikationen. Die Liste der vermuteten Ursachen ist lang, doch keine dieser – auf offenbar zufälligen Befunden beruhenden – Vermutungen konnte durch weitere unabhängige Studien bestätigt werden. Bei wissenschaftlichen Untersuchungen besteht umso mehr die Gefahr, dass zufällig statistisch signifikante Befunde gefunden werden, je mehr Faktoren untersucht werden. Das Beispiel der Korrelation der Geburtenrate mit der Anzahl der Störche in Norddeutschland ist ein simples Beispiel dafür. Ähnlich können in einer Stichprobe von Müdigkeitspatienten zufällig besonders viele Personen mit überstandenen Zeckenbissen sein, weil sie aus einer bewaldeten Gegend stammen. Entsprechend sind auch erhöhte Blutwerte (Antikörpertiter) nach abgelaufenen Borrelieninfektionen zu erwarten, ohne dass dies das gehäufte Vorkommen von CFS bei diesen Personen belegen muss.

Solche Befunde oder Vermutungen verleiten dazu, die vermeintliche Ursache mehr oder weniger seriös zu behandeln. So wird behauptet, der Serotoninmangel könne mit der Einnahme von Tryptophan behoben werden, was sich aber nicht bestätigt hat. Nicht einmal die Einnahme der sehr wirksamen Serotoninwiederaufnahmehemmer (sogenannte SSRI, eine Gruppe sehr häufig eingesetzter Antidepressiva) kann die Müdigkeit beseitigen, obwohl sie das Serotonin klar erhöhen. Aber auch die Einnahme von Vitaminen und

Spurenelementen wird empfohlen, und dies auch von absolut seriösen Anbietern, obwohl ihre Wirksamkeit gegen Müdigkeit ohne einen nachgewiesenen Vitaminmangel nicht erwiesen ist. Ein Vitaminmangel kann bei Fehlernährung oder gestörter Vitaminaufnahme in der Schwangerschaft und im Alter durchaus vorkommen, und es ist sinnvoll, diesen dann zu behandeln. Bei normaler Ernährung besteht diese Gefahr aber nicht. Die meisten Doppelblindstudien, in welchen die Einnahme von Multivitaminpräparaten und Placebos verglichen wurde, zeigten, dass diese Präparate ebenso wenig Wirkung gegen die Müdigkeit haben wie Placebos (Brouwers 2002). Vonseiten der Vitaminhersteller und in von ihnen veranlassten wissenschaftlichen Artikeln (Huskisson 2007) wird betont, dass keine allgemeine Empfehlung, bei Müdigkeit Multivitaminpräparate einzunehmen, abgegeben werden könne. Eine Indikation bestehe bei Risikopopulationen wie älteren Menschen und Schwangeren, aber auch „jungen Erwachsenen, Frauen allgemein, körperlich sehr aktiven Menschen und Personen mit Mangelernährung". Die Evidenz für diese Empfehlungen ist aber schwach, basieren sie doch auf wenigen Untersuchungen an kleinen Stichproben von Extremsportlern oder jungen Frauen mit Schlankheitsdiät (Huskisson 2007). Daraus eine generelle Empfehlung abzuleiten ist nicht statthaft, zumal die Einnahme von Multivitaminpräparaten auch schädlich sein kann. Zu hohe Dosen von Vitamin D können zu ernsthaften Vergiftungserscheinungen führen, wie ein publizierter Fallbericht zeigt (Manson 2011).

Auch Entgiftungsbehandlungen werden empfohlen, sei es mit einer radikalen Darmreinigung oder sei es durch das Ausschwemmen von Quecksilber, das sich im Körper befinden soll. Keines dieser Verfahren wurde streng wissenschaftlich untersucht (Kriterien dazu in Kap. 5), weshalb entsprechende Erfolgsberichte mit Vorsicht zu genießen sind und große Skepsis am Platz ist. Denn bei der Behandlung schlecht fassbarer Symptome wie Müdigkeit, Schmerz oder Depression können Scheinbehandlungen, die große Hoffnungen wecken, erstaunliche Effekte erzielen, wie in Kap. 5 gezeigt werden wird. Die Symptome kehren aber früher oder später zurück – meist nach ein paar Wochen bis Monaten –, und die Suche nach der Ursache muss von vorne beginnen. Ebenso besteht auch die Gefahr, dass grenzwertig veränderte – d. h. an der unteren Grenze der Norm liegende – Blutwerte wie z. B. reduzierte „Eisenspeicher" oder ein „tiefes" Schilddrüsenhormon als vermeintliche Ursache betrachtet und behandelt werden. Dabei würde eine ganzheitliche Abklärung, die den ganzen Menschen mit seinem Verhalten und seinen Belastungen erfasst, zeigen, dass die Müdigkeit andere Gründe hat. Auf diese Problematik der krampfhaften Suche nach einer vermeintlichen Ursache und den Umgang mit „fehlenden Befunden" wird in Kap. 3 und 9 eingegangen.

1.6 Schlafstörungen als Ursache von Müdigkeit

Eine oft unerkannte Ursache für Müdigkeit ist ein unerholsamer Schlaf. Dabei haben die Betroffenen zwar das Gefühl, gut und genügend zu schlafen, sind aber trotzdem erstaunt, dass sie unausgeruht erwachen und sich tagsüber sehr müde fühlen. Hinweise auf unerholsamen Schlaf sind eine ausgeprägte Tagesmüdigkeit und eine Einschlafneigung am Tag. Geschieht dies nur vor dem Fernseher oder in einem Vortrag, so ist dies meist nicht weiter tragisch, geschieht es aber in einem wichtigen Gespräch, ist es peinlich und beim Autofahren (z. B. bei einer monotonen Fahrt auf der Autobahn) ist es gefährlich. Es gibt Checklisten, die die Einschätzung erlauben, ob eine kritische Tagesmüdigkeit vorliegt, die weiterer Abklärung bedarf (Fragebogen zur Tagesschläfrigkeit: Epworth Sleepiness Scale im Anhang). Werte bis 6 oder 7 auf dieser Skala gelten noch als harmlos, ab 9 oder 10 Punkten wird eine genaue Abklärung empfohlen.

Wichtig ist auch zu unterscheiden zwischen einer Müdigkeit, die eher von Antriebs- und Lustlosigkeit begleitet ist, wie sie für eine depressive Störung typisch ist, und einer effektiven Schläfrigkeit, die die Leistungsfähigkeit beeinträchtigt. Daher ist eine genaue Erhebung des Schlafverhaltens und auch der Alltagsgewohnheiten von großer Bedeutung. Die Art der Schlafstörung, ob Ein- oder Durchschlafstörung und allenfalls frühes Erwachen, liefert Hinweise für die Ursache der Schlafstörung.

Box 1.8: Elemente einer detaillierten Erfassung von Müdigkeit

- Schlafdauer und Schlafqualität: Ein- und Durchschlafstörungen, frühes Erwachen
- Schlafmangel (Schlafdauer am Wochenende, in den Ferien), Mittagsschlaf
- Dauer und Verlauf der Schlafstörung (wechselnd, konstant, Einflüsse auf Müdigkeit?)
- Schlafgewohnheiten (evtl. Tagebuch)
- Schnarchen, Atempausen
- Nykturie (nächtlicher Toilettengang wegen Harndrang)
- Enuresis (Bettnässen wegen Urinabgang im Schlaf)
- Zähneknirschen
- Erschöpfungszeichen, Konzentrationsstörungen
- Einschlafneigung am Tag (Erfassung mit Epworth-Skala)
- Medikamenteneinnahme (wachmachende oder sedierende Medikamente)
- Alkohol- und Drogenkonsum
- Koffein- und Nikotinkonsum
- Ernährungsgewohnheiten, BMI (Body-Mass-Index) als Hinweis für Übergewicht
- Bewegungsverhalten, Fitnesszustand (körperliche Kondition)
- Aktivitäten vor dem Ins-Bett-Gehen

Gemäß Studien in der Normalbevölkerung in den USA klagen 16 % der Erwachsenen über eine Müdigkeit oder Schläfrigkeit, durch welche ihre Tätigkeit täglich oder mehrmals pro Woche beeinträchtigt wird. Weniger als die Hälfte dieser schläfrigen Personen beklagte sich auch über einen deutlich gestörten Nachtschlaf, aber je ca. 60 % über Atempausen im Schlaf bzw. Störung durch unruhige Beine (Restless Legs).

Zwischen 4 und 27 % dieser Befragten räumten ein, dass sie mindestens einmal am Steuer eingeschlafen waren. Dies unterstreicht, dass Müdigkeit und Schläfrigkeit tagsüber nicht nur ein subjektiv störendes Symptom für den Betroffenen darstellt, sondern dass sich daraus auch schwerwiegende individuelle und gesellschaftliche Konsequenzen ergeben.

Die Häufigkeit dieser Beschwerden nimmt ständig zu. Laut *Stressreport Deutschland 2012* (Bundesanstalt für Arbeitsschutz und Arbeitsmedizin) litten 2006 noch 20 % der Befragten unter nächtlichen Schlafstörungen, 2012 waren es bereits 27 %.

Sozial bedingte Schlafstörungen

Auf die Auswirkungen unregelmäßiger Bettgehzeiten und unterschiedlicher Schlafdauer (Störungen des Schlaf-Wach-Rhythmus) wurde unter Abschn. 1.2 schon eingegangen. Ist keine Normalisierung der Schlafgewohnheiten möglich, wie z. B. bei Schichtarbeit oder Jetlag, kann Melatonin am Abend und Lichttherapie am Morgen (auch durch Spaziergang im Freien) helfen, die innere Uhr rascher umzustellen. Schichtarbeiter berichten über einen positiven Effekt, wenn die Schlafmenge auf zwei Tagesportionen aufgeteilt wird, analog einem Nachtschlaf, welcher mit einem kürzeren Mittagsschlaf kombiniert wird. Schlafmittel sind nur eine vorübergehende, sicher aber keine dauerhafte Lösung, da sie den Schlaf langfristig ungünstig beeinflussen und wegen Gewöhnungseffekten an Wirksamkeit verlieren.

Psychische Probleme

Eine häufige Ursache von Müdigkeit ohne eigentliche Schläfrigkeit sind psychiatrische Krankheiten, insbesondere Depressionen. Sie werden in Abschn. 2.4 besprochen. Traumafolgestörungen mit Alpträumen können den Schlaf auch schwer stören. Mehr dazu in Abschn. 2.5.

Schlafapnoe

Eine mögliche Ursache für Müdigkeit ist das sogenannte Schlafapnoesyndrom, das bei Menschen mit starkem Schnarchen auftreten kann. Beim *obstruktiven*

Schlafapnoesyndrom (OSAS) kommt es im Tiefschlaf zu einer Verengung der Atemwege, die zu wiederholten Atemaussetzern und einer Unterbrechung des Tiefschlafs führt. Der Schlaf bringt deshalb keine Erholung, die Betroffenen stehen müde auf. Besteht der Verdacht auf nächtliche Atemaussetzer, so bringt eine Nacht im Schlaflabor Klarheit. Kleine Sensoren messen im Schlaf verschiedene Körperfunktionen, z. B. die Atmung und den Sauerstoffgehalt des Bluts, den Herzrhythmus, die Hirnströme sowie Bewegungen von Beinen und Armen. Mit diesen Daten können eine Atemstörung und/oder die mit dem Schnarchen verbundenen Aufwachperioden erkannt werden. Das Auftreten eines OSAS wird begünstigt durch Übergewicht, Alkoholkonsum oder die Einnahme von Beruhigungsmitteln sowie spezielle anatomische Formen des Nasenrachenraumes. Letzteres bedarf einer sorgfältigen spezialärztlichen Abklärung durch einen Hals-Nasen-Ohren-Spezialisten und eventuell eine chirurgische Korrektur des Nasenrachenraumes.

Mit der geeigneten Therapie kann dem Patienten wieder zu erholsamem Schlaf, Gesundheit und Lebensqualität verholfen werden. Bei der Behandlung der Schlafapnoe steht primär die Behebung der Ursache (Gewichtsreduktion, Verzicht auf Alkohol oder Sedativa) zur Diskussion. Oftmals sind diese Faktoren schwierig zu beeinflussen, so dass sekundär die Überdruckbeatmung mit einer Maske angewendet werden muss. Mithilfe eines sogenannten CPAP-Geräts („Rüssel") wird dabei während des Schlafs der Druck in den Luftwegen so weit erhöht, dass das Atmen mühelos möglich ist und das Schnarchen verschwindet. Bereits nach der ersten Behandlungsnacht erleben die Patienten ihren Schlaf meist als viel erholsamer. Die übrigen Methoden sind Zahnschiene, Lagekonditionierung und Operation (Vorverschiebung des Ober- und Unterkiefers). Letzteres kommt bei jungen Patienten und Personen mit Gesichtsschädelformen, die eine obstruktive Apnoe begünstigen, in Frage. Diese Methoden zeigen allerdings gegenüber der Maskenatmung längerfristig meistens eine schlechtere Wirksamkeit.

Unruhige Beine

Das *Restless-Legs-Syndrom* (RLS) ist relativ einfach zu diagnostizieren auf Grund der Kriterien:

- Bewegungsdrang der Beine mit Missempfindungen,
- Auftreten in Ruhe am Abend (bei längerem Sitzen) oder in der Nacht beim Einschlafen,
- Besserung (Verschwinden) bei Bewegung.

Bis zu 50 % der RLS-Patienten berichten über eine störende Tagesschläfrigkeit und die meisten zumindest über Müdigkeit. Sie lassen sich mit Medikamenten (meist Dopaminagonisten) relativ gut behandeln. Häufige Ursache sind abendlicher Alkohol- und Koffeinkonsum. Auch *Periodische Beinbewegungen im Schlaf* (PLMS) können den Schlaf stören und Tageschläfrigkeit verursachen.

Neurologische Erkrankungen

Wiederholte *epileptische Anfälle* im Schlaf können eine Tagesschläfrigkeit hervorrufen. Frontallappenanfälle treten besonders häufig aus dem Schlaf heraus auf. Diese Anfälle können sehr diskret verlaufen. Oft werden die Anfälle auch als andere Schlafstörung oder als Panikattacke verkannt. Nach schweren *Schädelhirntraumen* (SHT) leiden viele Patienten an Schläfrigkeit, Hypersomnie oder Müdigkeit. Etliche Patienten mit *Morbus Parkinson* klagen im Verlaufe oder besonders zu Beginn der Erkrankung über Tagesschläfrigkeit. Man vermutet, dass einerseits der degenerative Prozess die Wachzentren im Hirnstamm betrifft und andererseits die zur Behandlung eingesetzten Medikamente zu Schläfrigkeit führen (Abschn. 1.5). Bei der *Multiplen Sklerose* steht öfters eine Müdigkeit und Erschöpfbarkeit im Vordergrund und seltener eine eigentliche Schläfrigkeit.

Eigentliche Schlafstörungen (Insomnie) mit Müdigkeit

Patienten, welche primär an einer Schlafstörung leiden, klagen oft über Tagesmüdigkeit, seltener über eigentliche Schläfrigkeit. Ein gesunder Mensch, der zu wenig schläft, wird schläfrig. Wer schlecht schlafen kann, wird zwar müde, kann aber auch am Tag nicht einschlafen. Wenn allerdings die Schlafstörung durch äußere Ursachen oder Krankheiten bedingt ist, wie eine lärmende Umgebung, Schmerzen, OSAS oder RLS, leiden die Betroffenen unter Schläfrigkeit.

Narkolepsie

Die Narkolepsie – eine sehr seltene anfallsweise „Schlaf-Wach-Störung" – lässt sich relativ einfach diagnostizieren, wenn tagsüber eindeutige Kataplexien vorliegen, das heißt eine akute, meistens nur wenige Sekunden dauernde Muskelschwäche, welche durch eine Emotion (Lachen, Ärger etc.) ausgelöst wird. Typisch ist eine Schwäche im Gesicht, indem der Unterkiefer oder der Kopf etwas herunterfällt und das Sprechen verwaschen wirkt. Manche Patienten berichten über eine Schwäche in den Knien, welche sie zum Hinsetzen zwingt. Das Bewusstsein bleibt dabei erhalten.

Narkoleptiker fühlen sich am Morgen in der Regel relativ gut ausgeruht oder erwachen sogar spontan. Die Tagesschläfrigkeit meldet sich aber bereits ein bis zwei Stunden später zurück und führt dann in langweiligen Sitzungen, auf langen Zugfahrten oder vor dem Fernseher ungewollt zum Einschlafen. Unwiderstehliche Einschlafattacken treten aber auch mitten im Gespräch, beim Essen, beim Geschlechtsverkehr oder fatalerweise beim Fahrrad- und Autofahren auf. Schläfchen am Tag sind bei dieser Störung typischerweise erholsam. Die Diagnose kann im Schlaflabor relativ leicht gestellt werden. Zur Behandlung stehen spezielle Medikamente zur Verfügung.

Primäre (idiopathische) Hypersomnie

Es gibt Menschen, die trotz verlängerter Schlafdauer neben einem erhöhten Schlafbedürfnis (über zehn Stunden) über Schwierigkeiten, morgens überhaupt zu erwachen, klagen. Die Krankheit beginnt meistens im jungen Erwachsenenalter und tritt nicht selten in Familien gehäuft auf. Die Betroffenen haben einen Schlafbedarf von über zehn Stunden pro Nacht, und selbst im Morgengrauen kann noch der Tiefschlaf einsetzen, aus welchem sie schlecht weckbar sind. Sie verschlafen unter Umständen trotz mehrerer Wecker und müssen von den Angehörigen geweckt werden. Sie fühlen sich in der ersten Stunde nach dem Aufstehen wie im Halbschlaf oder wie betrunken.

Sekundäre Hypersomnie bei anderen Störungen

Bei psychiatrischen Erkrankungen stehen meist Schlafstörungen im Vordergrund, doch bis zu 40 % der Depressiven klagen nicht nur über Schlaflosigkeit und Müdigkeit, sondern über Tagesschläfrigkeit, wobei dies am häufigsten bei der atypischen Depression (Abschn. 2.4) vorkommt. Aber auch bei leichteren, rezidivierenden depressiven Stimmungsschwankungen (Dysthymie) oder saisonalen affektiven Störungen (Seasonal Affective Disorder, SAD; „Winterdepressionen") kommt gehäuft ein erhöhtes Schlafbedürfnis vor.

2

Störungen mit Müdigkeit, Erschöpfung und Schmerz

Wie Abb. 2.1 zeigt, überschneiden sich eine Reihe von funktionellen (somatoformen) Störungen, welche von Müdigkeit und Erschöpfung sowie körperlichen Schmerzen gekennzeichnet sind, erheblich. Sie werden von Fachleuten dem Spektrum der stressbedingten Störungen, teilweise auch dem Spektrum der affektiven Störungen zugeordnet. Denn bei einer anhaltenden Stressbelastung und zunehmender Erschöpfung treten Symptome auf, welche einerseits in Richtung einer depressiven Störung weisen, andererseits aber auch körperlicher Natur sein können.

Trotz vieler Ähnlichkeiten bestehen auch klare Unterschiede zwischen den erwähnten Krankheitsbildern mit hauptsächlich funktionellen, körperlichen Symptomen wie Schmerzen und Erschöpfung, die zur Gruppe der somatoformen Störungen gehören, und den affektiven Störungen, welche hauptsächlich die Stimmung (meistens gedrückte Stimmung in Form von Depressionen, selten gehobene Stimmung in Form der Manie) betreffen.

Die Kernsymptome der *typischen Depression* „gedrückte Stimmung", „Unfähigkeit, sich zu freuen" sowie „Antriebs- und Lustlosigkeit" fehlen bei den somatoformen Störungen, zumindest zu Beginn. Sie können im Laufe einer besonders schwer und hartnäckig verlaufenden Erkrankung vor allem als Folge der verlorenen Leistungsunfähigkeit (und anderer Verluste) sowie der scheinbaren Ausweglosigkeit der Situation auftreten. Auch entsprechen die Müdigkeit und der Energiemangel nicht einer depressiven Antriebslosigkeit, sondern sind Ausdruck der erhöhten Erschöpfbarkeit. Zudem hat die Schlafstörung eine andere Qualität: Die Schlafdauer ist meist normal oder sogar lang (keine frühes Erwachen wie bei Depressionen), aber der Schlaf ist – wegen oft nicht einmal richtig wahrgenommener Unterbrechungen – unerholsam, weshalb sich die Betroffenen morgens oder tagsüber müde fühlen respektive rasch ermüden.

Eine Zwischenstellung nimmt die *atypische Depression* ein. Sie ist geprägt von einem erhöhten Schlafbedürfnis und einer bleiernen, lähmenden Müdigkeit, wie sie auch für das in Kap. 1 beschriebene Müdigkeitssyndrom (CFS) typisch ist. Dieses wiederum ist mit dem *Fibromyalgiesyndrom* (FMS) eng ver-

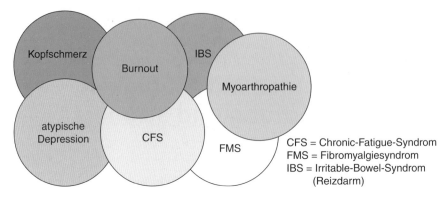

Abb. 2.1   Spektrum stressbedingter (somatoformer) Störungen. (Nach Bradley 2008)

wandt, bei welchem allerdings die ausgedehnten Schmerzen und die hohe Schmerzempfindlichkeit im Vordergrund stehen. Auch werden Kiefergelenk-schmerzen (*Myoarthropathie*) in der Regel von einer Reihe von Fibromyalgie-symptomen begleitet, so dass hier eine Abgrenzung nicht wirklich möglich und nur insofern sinnvoll ist, als die dominanten Beschwerden am Kauappa-rat die Patienten vorerst zum Zahnarzt führen. Näheres dazu in Abschn. 2.2. Die Symptomatik und der Hintergrund *dissoziativer Störungen* ist in der Regel deutlich dramatischer und es liegen aktuelle Belastungen und kein chronischer Stress vor, weshalb diese Störungen nicht zu den stressbedingten Störungen gezählt werden, weiter unten aber trotzdem beschrieben werden. Die ebenfalls weiter unten besprochene *Hypochondrie* wird ebenfalls nicht zur Gruppe der stressbedingten Störungen gezählt, da bei dieser Störung die fast wahnhafte Krankheitsangst auf Grund von vorübergehenden – oft norma-len – Körperzeichen (nicht eigentlichen Beschwerden), die falsch interpretiert werden, im Zentrum steht. Die Übergänge z. B. zum Müdigkeitssyndrom sind allerdings fließend.

Die einzelnen stressbedingten Störungen werden alle im Weiteren detail-liert beschrieben. Da das therapeutische Vorgehen bei diesen Störungen oh-nehin sehr ähnlich ist, ist eine klare Abgrenzung voneinander allerdings nicht sehr bedeutend, da kaum die Gefahr einer Fehlbehandlung besteht. Wichti-ger ist es zu erkennen, welche Zusatzbeschwerden ebenfalls zum jeweiligen oder eventuell übergeordneten Krankheitsbild gehören. So kann sich eine Er-klärung für eine Vielzahl von Beschwerden finden lassen, welche unter Um-ständen zur Konsultation verschiedener Spezialisten geführt haben.

2.1 Burnout: Ausdruck von Erschöpfung

Burnout macht krank: Stufenprozess der Erschöpfung

Burnout ist keine Krankheit, sondern ein Symptomenkomplex, der als Ausdruck einer zunehmenden Erschöpfung infolge beruflicher Überbelastung eintritt. Abb. 2.2 zeigt die Entwicklung der Symptome bei anhaltender Belastung und fehlender Erholung sowie die möglichen Auswirkungen auf das Wohlbefinden und die Leistungsfähigkeit. Die Konsequenzen weisen in drei Richtungen: körperliche Krankheiten, Depression oder Sucht. Eine Alternative neben dem Ausstieg aus dem Beruf ist die innere Kündigung, d. h. eine unengagierte, lustlose Weiterführung der Tätigkeit. Burnout kann also Körper und Seele krank machen.

Die Anfänge der Überforderung, die über mehrere Stufen zur Erschöpfung führen, sind subtil. Gefährdet sind Menschen, die sich beweisen müssen, dass sie gute Leistungen erbringen können und Erfolg haben. Aus einem unbewussten Bedürfnis, sich mit diesen hohen Leistungen jene Liebe und Anerkennung zu verdienen, die sie in ihrer Kindheit offenbar vermisst haben, sind sie ständig bemüht, es noch besser zu machen. Dieses Verhalten führt aber dazu, dass sie einen immer noch höheren Einsatz leisten, was gezwungenermaßen bedeutet, dass eigene Bedürfnisse vernachlässigt werden. So verzichten sie auf Freizeit, um die hohen Ziele erreichen zu können. Erschwerend kommt noch hinzu, dass diese Menschen selbst viel zur Lösung eines Problems beitragen wollen, statt von Anderen eine Leistung zu fordern.

Die langsam einsetzende Erschöpfung mit Reizbarkeit zwingt die Betroffenen, sich zurückzuziehen, zumal ihnen ja auch die Zeit für soziale Aktivitäten fehlt. In dieser Phase findet auch eine emotionale Verflachung statt, da Interesse und Genussfähigkeit abnehmen. Dies verstärkt die Rückzugstendenzen noch.

Es treten beobachtbare Verhaltensänderungen bei den Betroffenen auf: Hilfsangeboten begegnen sie mit Feindseligkeit, weil sie diese als Kritik oder Angriffe erleben. Hilfe anzunehmen wird als Zeichen von Schwäche und Versagen fehlgedeutet. Nicht nur die eigenen Bedürfnisse werden nun verkannt, sondern auch jene von Kunden oder Klienten. Man tritt ihnen gegenüber abgehärtet und unpersönlich auf, als ob man auf Sparflamme geschaltet hätte. Dies hat gezwungenermaßen zur Folge, dass nun die Befriedigung durch die Arbeit ausbleibt, es kommen verstärkte Selbstzweifel auf und es macht sich eine innere Leere breit, eine Depression. Am Ende steht die schwere Erschöpfung.

Abbildung 2.2 zeigt diese Entwicklung bei anhaltender Belastung auf der Ebene der körperlichen und psychischen Symptome. Die verminderte Leis-

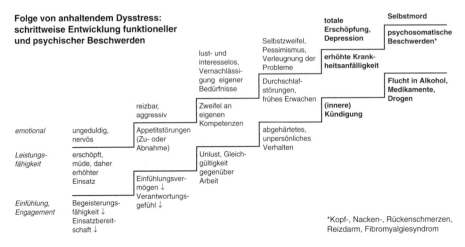

Abb. 2.2 Stufenprozess der Erschöpfung

tungsfähigkeit zeigt sich vorerst als „normale" Zeichen von Erschöpfung und Müdigkeit, oft begleitet von Reizbarkeit und Ungeduld. Früher wurde dieses Beschwerdebild als *hyperästhetisch-asthenisches Syndrom* bezeichnet, was so viel bedeutet wie Überempfindlichkeits- und Kraftlosigkeitssyndrom. Es gilt als Vorstufe der Depression, kann aber auch zu anderen stressbedingten Störungen führen.

Diese Symptome müssten erste Alarmzeichen der Überlastung sein, denn werden sie nicht beachtet oder besteht keine Möglichkeit der Stressreduktion, schreitet die Entwicklung fort, und die Betroffenen laufen Gefahr, in einen heimtückischen Teufelskreis zu geraten, da Erschöpfung und Müdigkeit durch Durchschlafstörungen und frühes Erwachen verstärkt werden können. Das sorgenvolle Grübeln, wenn man wach im Bett liegt, oder angstvolle Träume zeigen meist, welche Probleme als Belastung erlebt werden. Auch die verminderte Leistungsfähigkeit und der Verlust des Einfühlungsvermögens kennzeichnen den Beginn dieses Teufelskreises, weil dadurch die Befriedigung durch den Beruf geringer wird, indem z. B. die Erfolge der beratenden Tätigkeit („dankbare Kunden") unwahrscheinlicher, wenn nicht unmöglich werden, mit negativen Folgen für die emotionale Bilanz. Dies hat bei Burnoutgefährdeten einen gesteigerten Einsatz mit Überstunden, Verzicht auf Pausen und verstärkten Erschöpfungszeichen zur Folge.

Erkennen die Betroffenen die Anzeichen nicht, reagieren sie als Ausdruck der zunehmenden Erschöpfung mit Rückzug und Überdruss und weisen sich (Insuffizienzgefühle) oder anderen (Mitarbeiter, Betrieb, System) die Schuld zu. Nimmt die Belastung weiter zu, kommt es zu einer stärkeren Abnahme der Leistungsfähigkeit (Konzentration, Kreativität, Arbeitstempo) sowie zu einem Abflachen des emotionalen und sozialen Lebens. Dies sind klare Zeichen eines sich anbahnenden depressiven Syndroms. Bei anderen äußert sich die Erschöpfung verdeckt in Form von psychosomatischen Symptomen, welche allerdings oft auch von Erschöpfung begleitet sind, wie z. B. das Fibromyalgiesyndrom. Aber auch Rücken- oder Nackenschmerzen, das Reizdarmsyndrom und ähnliche Störungen sind oft von unerholsamem Schlaf und Müdigkeit begleitet. Auch sind die Übergänge fließend. Ob jemand ausschließlich mit funktionellen Störungen oder zudem mit depressiven Symptomen reagiert, hängt von seiner Persönlichkeitsstruktur und seinen Bewältigungsstrategien ab.

Symptome des Burnouts

Ausbrennen ist charakterisiert durch die drei Symptomgruppen (Trias):

* emotionale Erschöpfung,
* Verlust des Einfühlungsvermögens,
* verminderte Leistungsfähigkeit.

Betreffen die Symptome vorerst nur die Arbeit, so kann sich mit fortschreitender Krise eine generell negative Einstellung zu sich selbst, der Gesellschaft und dem Leben entwickeln. Die Scham des vermeintlichen Versagens ist zu groß. Im Extremfall scheint alles hoffnungslos. Eine schwere Depression stellt sich ein, und einige Betroffene (vor allem Männer) sehen schließlich nur den Selbstmord als Ausweg. Diese Entwicklung trifft eher selbstunsichere Menschen, die mit ihren Leistungen nie zufrieden sind.

Die Überlastung zeigt sich einerseits in den Gefühlen (*emotionale Erschöpfung*), indem die Betroffenen nervös, reizbar, ungeduldig und allenfalls aggressiv sind. Diese Frühsymptome der Erschöpfung werden von den Betroffenen oft ignoriert, oder sie schieben die Schuld dafür anderen in die Schuhe, weil diese zu laut, zu fordernd oder zu langsam sind (Kinder sind oft Opfer von Reizbarkeit und Ungeduld).

Die weiteren Merkmale der emotionalen Erschöpfung zeigen auch klar in Richtung eines depressiven Syndroms: Lust- und Interesselosigkeit nach der Arbeit am Abend oder auch in der Freizeit. Die Batterien sind leer, man ist ausgebrannt. Man mag nichts unternehmen, was auch nur eine leise Anstrengung kostet, höchstens noch sich vom Fernseher berieseln lassen oder sich „verwöhnen" z. B. mit Essen oder Trinken, obwohl sich nachher Schuldgefühle einschleichen. Dies fördert dann Unzufriedenheit und Selbstzweifel, man fühlt sich als Versager, ist bedrückt. Folgen keine Phasen der Erholung an Wochenenden oder in Ferien, geht der Erschöpfungsprozess weiter. Bei der Arbeit treten mit der Zeit ähnliche Gefühle auf verbunden mit Zweifeln an den eigenen Kompetenzen. Dies ist ein kritischer Wendepunkt, weil hier der Teufelskreis der Depression in Gang kommt: Die Selbstzweifel erschweren die Arbeit zusätzlich und verhindern Erfolgserlebnisse. Das quälende Gedankenkreisen lässt die Betroffenen auch nachts nicht in Ruhe. Schlafstörungen treten auf und rauben die dringend notwendige Erholung. Müdigkeit und Erschöpfung nehmen zu. Dies kann zu einer schweren Depression mit völligem Verlust der Leistungsfähigkeit führen.

> **Box 2.1: Emotionale Erschöpfung**
>
> - Reizbar, aggressiv
> - Ungeduldig und nervös
> - Lust- und interesselos
> - Bedrückt und hoffnungslos
> - Selbstzweifel und Pessimismus
>
> **Symptome weisen in Richtung einer *Depression***

Die Erschöpfung kann zu einem *Verlust des Einfühlungsvermögens* führen. Die Betroffenen können und wollen vielleicht mit den Kunden oder Klienten nicht mehr mitfühlen, sie verlieren die Begeisterungsfähigkeit und Einsatzbereitschaft, weil die Energie fehlt. Es treten Unlust und Gleichgültigkeit gegenüber der Arbeit und negative (entwertende) Gefühle gegenüber Kunden oder Mitarbeitern auf. Das Leiden der anderen berührt die Betroffenen nicht mehr. Oftmals reagieren sie unbeteiligt oder gar zynisch auf deren Anliegen, Bedürfnisse, Probleme oder Sorgen. Kunden oder Klienten werden lediglich als lästige, störende Eindringlinge gesehen, die es abzuwimmeln gilt. Die Betroffenen wirken abgehärtet bis herzlos („dicke Haut", „unberührbar"), verrichten die Arbeit routinemäßig, ohne das nötige Verantwortungsgefühl, sie wirken unpersönlich („entpersonalisiert"), roboterhaft.

Dieses Verhalten in Maßen angewendet kann helfen, ein ungesundes Überengagement abzubauen und sich abzugrenzen, doch wenn es zu weit geht, leiden die Qualität der Arbeit und das Verhältnis zu den Klienten sehr. Die Befriedigung wird nur noch aus dem Lohn, der Freizeit und den Ferien gezogen. Die Betroffenen haben innerlich längst gekündigt und warten nur noch auf die Pensionierung. Vielleicht erfolgt eine Entlassung wegen ungenügender Leistung, oder die Betroffenen suchen selbst eine neue Herausforderung durch einen Stellen- oder Berufswechsel.

Box 2.2: Verlust des Einfühlungsvermögens

- Verlust des Mitgefühls
- Verlust von Begeisterungsfähigkeit, Einsatzbereitschaft und Verantwortungs-
  gefühl
- Unlust und Gleichgültigkeit gegenüber der Arbeit
- Negative Gefühle gegenüber Kunden und Mitarbeitern
- Unbeteiligte oder zynische Reaktionen
- Abgehärtetes, unpersönliches Verhalten

Diese Reaktionen dienen den Betroffenen evtl. unbewusst zur *Verringerung ihres*
übermäßigen Engagements

Die Zeichen der *verminderten Leistungsfähigkeit* weisen ebenfalls in Richtung einer Depression – oder einer Somatisierung. Es liegt eine erhöhte
Krankheitsanfälligkeit vor, zum Beispiel gegenüber banalen Erkältungen mit
schlechter Ausheilungstendenz und Neigung zu Komplikationen. Aus einer
banalen, durch Viren bedingten Erkältung wird eine Lungen- oder Nasen-
nebenhöhlenentzündung (Pneumonie, Sinusitis), weil sich Bakterien im entzündeten Gewebe ausbreiten. Dies sind Zeichen einer Beeinträchtigung der
Abwehrkräfte durch den zu großen Stress. Das Immunsystem wird nachweis-
lich durch anhaltenden Stress in seiner Funktion beeinträchtigt. Eine solche
langwierige Infektionskrankheit kann auch „Auslöser" für ein Müdigkeitssyndrom (CFS) sein. Dies ist wohl der Fall, weil ein Mensch, der schon am
Rande der Erschöpfung stand, durch diese zusätzliche Belastung in einen Teufelskreis dauernder Erschöpfung gerät. Die Infektionskrankheit ist sozusagen
der Tropfen, der das ohnehin schon volle Fass zum Überlaufen bringt. Es ist
verständlich, dass Betroffene nur diesen Auslöser sehen können, weil ihnen
die andauernde Überlastung gar nicht bewusst ist.

Der anhaltende Stress kann sich auch in anderen körperlichen und psychischen Symptomen äußern: Appetitstörungen (Zu- oder Abnahme), Verdau-
ungsbeschwerden (z. B. chronische Verstopfung und Reizdarmbeschwerden),
Schlafstörungen, Kopf- oder Rückenschmerzen. Oft treten mit der Zeit mehrere dieser Symptome auf, wenn das Stressniveau weiter steigt: ein Fibromyalgiesyndrom (FMS) mit vielen der erwähnten funktionellen Beschwerden, die
sich gegenseitig negativ beeinflussen.

Box 2.3: Verminderte Leistungsfähigkeit

- Erschöpfung und Müdigkeit
- Zweifel an den eigenen Kompetenzen
- Durchschlafstörungen, frühes Erwachen
- Appetitstörungen (Zu- oder Abnahme)
- Erhöhte Krankheitsanfälligkeit (Beeinträchtigung der Abwehrkräfte)

- Psychosomatische Beschwerden (Kopf-, Rücken-, Bauchschmerzen, Fibromyalgie etc.)

Symptome weisen in Richtung *Depression* oder *Somatisierung* (Entwicklung von funktionellen körperlichen Beschwerden)

Die Zusammenhänge zwischen übermäßigem, langdauerndem Stress und einer Vielzahl von körperlichen Symptomen sind physiologisch erklärbar, wie in Abschn. 4.1 beschrieben wird.

Ursache des Burnouts: Störung der emotionalen Bilanz

Zu einem Verlust des Wohlbefindens in der beruflichen Tätigkeit kommt es, wenn das persönliche Bedürfnis nach Anerkennung bei der Arbeit zu kurz kommt. Wie im finanziellen Bereich muss auch die *emotionale Bilanz* stimmen, d. h. Aufwand und Ertrag (sprich das Verhältnis von *Einsatz* und *Befriedigung*) müssen in einem ausgewogenen Verhältnis stehen (Abb. 2.3). Das Ausbrennen kommt einem seelischen Bankrott gleich.

Beim Aufwand sind der *emotionale* und der *zeitliche* Einsatz zu unterscheiden, emotional in Form von Engagement für die Klienten, Kunden, Mitarbeiter und den Betrieb. Einfühlung verlangen vor allem schwierige Kunden, aber auch die Mitarbeiter. Der zeitliche Einsatz wird durch eigene Ziele oder Erwartungen in Relation zu den realen oder vermuteten äußeren Erwartungen oder Anforderungen bestimmt. Befriedigung geben vor allem der Erfolg der Arbeit mit den Klienten oder Kunden, aber auch andere Formen der Anerkennung (z. B. Selbstverwirklichung in der Helferrolle, Gemeinschaftserlebnis in einer Institution wie Krankenhaus, Betrieb).

Unter einem Mangel an Rückmeldungen und Erfolgserlebnissen leiden z. B. in den medizinischen Berufen vor allem Helfer, die sich um Patienten mit schlechter Prognose kümmern, wie z. B. Onkologen, Psychiater in staatlichen Einrichtungen, Sozialarbeiter, Notfall- und Intensivpflegepersonal. Dieser Mangel entsteht im Krankenhaus dann, wenn die Früchte der Arbeit kaum sichtbar sind, z. B. weil die Patienten trotz des großen Einsatzes sterben oder aus den Augen verloren, d. h. verlegt oder entlassen werden, sobald es ihnen besser geht. Was bleibt, sind oft nur die schwierigen Fälle, z. B. mit Komplikationen, was sehr frustrierend sein kann. Aber auch andere Dienstleistungsberufe können frustrierend sein. Auch hier ist man oft letztlich mit den schwierigen, unangenehmen Problemen konfrontiert, weil die dankbaren Kunden sich nicht mehr melden (müssen).

Ob jemand ausbrennt, hängt nicht allein von Einsatz und Befriedigung ab, sondern auch von den subjektiven und objektiven Anforderungen sowie

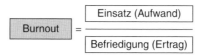

Abb. 2.3   Ursache des Burnouts: Störung der emotionalen Bilanz (Dysbalance)

zusätzlichen Belastungen (Stressfaktoren). Diese sind stark von der Persönlichkeit des Helfers abhängig. Häufig ist der Stress „hausgemacht", wobei es nicht leicht zu unterscheiden ist, welche Anforderungen von außen (Kunden, Klienten, Vorgesetzte etc.) und welche von innen (eigenes Pflichtbewusstsein, Hang zu Perfektionismus etc.) kommen, wie Abb. 2.4 zeigt. Diese eigentlich sehr positiven und von andern sehr geschätzten Persönlichkeitsmerkmale wurden mit verschiedenen Konzepten beschrieben, die in Abschn. 4.2 ausführlich dargestellt werden.

Box 2.4: Stress und Burnout: Modulierende Faktoren

Einsatz und Befriedigung hängen ab von:
- **Erwartungen und Ansprüchen**
  - des Betroffenen („Tendenz zur Selbstüberforderung", „immer allen alles recht machen")
  - der Kunden
  - des Betriebs (bewusste oder unbewusste Ausbeutung: Stress von oben, Sparmaßnahmen)
- **Umgang des Betroffenen mit diesen:**
  - Selbstsicherheit, Durchsetzungs- und Abgrenzungsvermögen
  - Unrealistische Selbsteinschätzung, evtl. wegen Mangel an Anerkennung oder Rückmeldungen und Unterstützung
  - Zufriedenheit mit Arbeit, Lohn etc.

Wer ist besonders anfällig für Burnout?

Burnout wurde um 1970 zuerst bei Sozialarbeitern in Hilfswerken und später bei Pflegefachkräften beobachtet. Das Leiden betrifft vor allem Menschen in Helferberufe im engeren Sinne, wie Krankenschwestern, Pfleger, Sozialarbeiter, aber auch Ärzte, Psychotherapeuten, Zahnärzte, Juristen, Polizisten, Lehrer und Angestellte in Dienstleistungsbetrieben, also allgemein Leute, die mit Klienten, Kunden oder Schülern zu tun haben. Es können aber auch Menschen mit anderen Aufgaben ihr Engagement und ihr Einfühlungsvermögen für Menschen, um die sie sich sorgen müssen, verlieren, so auch Mütter und Väter für ihre eigenen Kinder. Das Ausbrennen trifft oft die älteren Berufstätigen, doch können die Symptome bei hoher Belastung und in schwierigen Situationen schon nach wenigen Jahren Berufstätigkeit auftreten (zum Beispiel in Intensivpflegestationen oder staatlichen Sozialeinrichtungen). Es trifft vor

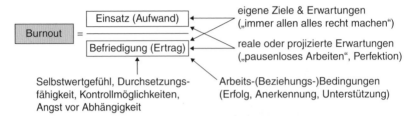

Abb. 2.4 Ursache des Burnouts: Modulierende Faktoren

allem die besonders engagierten, anfangs sehr motivierten Helfer oder Mitarbeiter, was mit ihrem ursprünglich großen Engagement und ihren hohen Zielen (Idealen) zusammenhängt.

Bei der Arbeit mit kranken Menschen ist hoher Einsatz gefordert, um das Leiden rasch lindern zu können. Der Spielraum bei der Festlegung von Ausmaß und Zeitpunkt des Einsatzes ist oft klein. Der medizinische Fortschritt bedingt, dass die Ziele immer höher gesteckt werden: Scheinbar alles kann geheilt oder noch besser durch Prävention verhindert werden. Den Patienten wird in Medien und Werbung vorgegaukelt, ein möglichst langes und durch Schmerz und Leid wenig beeinträchtigtes Leben sei die Norm, und dies ohne Verzicht und Anstrengung. Doch sind es nicht nur die Patienten, die hohe Anforderungen stellen, sondern auch die Helfer selbst mit ihren (unbewussten) inneren Standards. Anderen Berufsgruppen ergeht es ähnlich: Auch die Erwartungen an Lehrer sind gestiegen, unzufriedene Eltern mischen sich rascher ein, erwarten optimale Förderung ihrer Kinder mit allen Mitteln.

Aufgaben, die nicht wirklich zu bewältigen sind oder hoffnungslos scheinen (wie die Behandlung unheilbarer Krankheiten, komplexe psychosoziale Probleme wie Suchtkrankheiten, traumatische Ereignisse wie Verfolgung, Folter etc. bei Flüchtlingen), bei denen Helfer sich überfordert fühlen oder die Arbeit sinnlos scheint, stellen eine besondere Belastung dar. Diese Hilflosigkeit und Ausweglosigkeit zu erkennen und sich und den Klienten einzugestehen, ist eine schwierige Aufgabe, welcher viele Helfer nicht gewachsen sind. Sie versuchen, Unmögliches zu erreichen, zeigen zu hohen Einsatz und spüren nicht, dass dadurch Misserfolge vorprogrammiert sind.

Das Ausbleiben von Erfolgserlebnissen fördert das Gefühl des Versagens und der Unzufriedenheit. Rollenkonflikte (zum Beispiel das Bedürfnis, wohlwollend und verständnisvoll zu sein auf der einen Seite und harte Forderungen stellen zu müssen auf der anderen Seite) oder Rollenambiguität („unmögliche" Aufgabenstellungen) fördern das Ausbrennen ebenfalls, denn auch sie vereiteln Erfolgserlebnisse. Die beschriebenen Situationen lassen auch erkennen, welche bedeutende Rolle die schützenden (salutogenetischen) Persönlichkeitsmerkmale spielen (Abschn. 4.2). Sie reichen aber nicht aus, um in solchen Situationen vor dem Burnout gefeit zu sein, wenn nicht die Ziele und Erwartungen angepasst werden. Unter Umständen mag es aber auch richtig sein, eine solche Aufgabe nicht zu lange auszuüben oder dies nur mit guter sozialer Unterstützung durch Vorgesetzte und Supervision zu tun. Ist man in der Lage, sich mit relativ bescheidenen Zielen zufriedenzugeben, kann auch eine nicht wirklich lösbare Aufgabe sehr befriedigend werden. Oft sind sich die Klienten der Aussichtslosigkeit der Lage genauso bewusst wie die Helfer, sind diesen aber sehr dankbar, wenn sie nicht fallengelassen werden. So ist die Begleitung Sterbender eine einerseits herausfordernde, belastende, aber auch dankbare Aufgabe, wenn es gelingt, das Ziel entsprechend anzupassen. Unrealistisch wäre, dem Sterbenden den Schmerz und die Trauer über den kommenden Tod nehmen zu wollen. Realistisch hingegen ist es, ihn in diesem Prozess zu begleiten, mit ihm über seine Ängste zu sprechen und ihn darin zu unterstützen, von seinen Angehörigen Abschied zu nehmen.

Damit ist schon angeklungen, dass das Ausbrennen seine Wurzeln im Umgang des Einzelnen mit den Belastungen durch die Arbeit hat: Gefährdet sind Menschen, die mit sich – aber nicht mit den anderen – hart und fordernd sind. Sie verlangen viel von sich in Sachen Qualität und Quantität der Leistung, zeigen zu viel Hilfsbereitschaft und Engagement, häufig mangelt es ihnen auch an Abgrenzungsvermögen, so dass sie mit Arbeit überhäuft werden, weil sie sich schlecht wehren können. Sie werden im Gegensatz zu den depressiv Reagierenden auf Grund ihrer Leistungen geschätzt, sind nützlich für die anderen und begehrt. Oft sind sie überzeugt, dass nur sie bestimmte Leistungen erbringen können und fühlen sich unentbehrlich. Diese Menschen sind nie zufrieden mit sich oder bekommen dies von niemandem (Vorgesetzte, Auftraggeber, Kunden) vermittelt. Hilfe von andern zu erbitten fällt ihnen schwer, oft weil sie überzeugt sind, dass sie keine Hilfe bekommen würden. Das *Fallbeispiel Tamara* (Abschn. 1.2) illustriert dies. Diese Menschen zeichnen sich also durch eine *Tendenz zu Selbstüberforderung* aus.

Die Frage, ob Menschen, die einen Helferberuf wählen, bestimmte Persönlichkeitszüge (eine Helferpersönlichkeit) aufweisen, wird immer wieder gestellt. Gewiss kann man dies nicht allgemein behaupten, doch ist für diese Berufswahl in manchen Fällen das Mitgefühl entscheidend. Zu professionellen Helfern (wie auch zu Laienhelfern) werden daher oft Menschen, die schon früh gelernt haben, für andere da zu sein, und dabei anderen jene Zuwendung zu geben, die sie selbst vermisst hatten. Vielfach spielt auch ein ausgeprägter Gerechtigkeitssinn eine Rolle dabei, dass Menschen sich für einen Beruf entscheiden, in welchem sie benachteiligten Menschen helfen können. Sich um schwache und kranke Menschen zu kümmern, kann aber auch den unbewussten Vorteil bringen, dass diese Menschen von einem abhängig sind und man von ihnen daher auch nicht verlassen wird. Solche Motive spielen auch in der Tierliebe von Menschen oft eine Rolle. Auf Grund eines fehlenden Vertrauens in die Menschen, welches auf schweren Enttäuschungen beruht, bevorzugen sie es, eine Beziehung zu einem Hund oder einer Katze aufzubauen. Oft ist ihnen bewusst, dass sie die Treue, aber auch die Abhängigkeit und Feinfühligkeit eines Tieres schätzen, weil sie sich somit auf das Tier ganz verlassen können. Es stört sie nicht, dass sie durch das abhängige Tier in ihren Freiheiten eingeschränkt werden, sondern sie sind im Gegenteil froh über diese Beziehung, die ihnen jene Sicherheit gibt, die sie bei einem menschlichen Partner nicht erfahren könnten.

In den Lebensgeschichten von ausgebrannten Helfern finden sich oft Konstellationen, die sie im positiven wie negativen Sinn auszeichnen: Hilfsbereitschaft bis hin zu überbehütendem Verhalten und Selbstüberforderung, oft verbunden mit der Unfähigkeit, Forderungen an andere zu stellen und Wünsche anderer abzuweisen, sowie eine Tendenz, aggressiven Konflikten aus dem Wege zu gehen. Dazu kommt oft die Anforderung an sich selbst, es besser zu machen als andere, perfekt zu sein und allen helfen zu wollen. Diesen hohen Ansprüchen an sich selbst stehen Schwierigkeiten gegenüber, eigene Schwächen einzugestehen und Hilfe zu beanspruchen, sowie eine geringe Fähigkeit, Lob und Anerkennung anzunehmen. Diese Persönlichkeitseigenschaften, die sie daher einerseits dazu prädestinieren, gute, engagierte Helfer zu sein, sind andererseits für ihre schwachen und verwundbaren Seiten verantwortlich, und führen leicht zu einer Selbstüberforderung und damit zur Erschöpfung. Können sie dies nicht erkennen, weil sie trotz Überforderung immer mehr von sich verlangen, geraten sie in eine immer tiefere Erschöpfung. Statt zu erkennen, dass sie an die Grenzen ihrer Leistungsfähigkeit gekommen sind, fordern sie von sich selbst immer noch mehr und fühlen sich als Versager, wenn sie nicht allen gleichermaßen helfen können. Gerade weil Helfer oft in Situationen arbeiten, in denen ungenügende Ressourcen vorhanden sind, oder mit Situationen konfrontiert sind, in welchen es keine gute Lösung gibt, also zum Beispiel bei der Arbeit mit unheilbar Kranken, ist die Gefahr des Ausbrennens und der Entwicklung einer depressiven Störung besonders groß.

Maßnahmen gegen Burnout

Die Maßnahmen, die verhindern, dass man ausbrennt, entsprechen den Techniken, mit welchen der Tendenz zur Selbstüberforderung begegnet werden kann, die in Abschn. 7.4 erläutert werden. Einige davon sind spezifisch für die berufliche Überforderung und werden deshalb hier speziell besprochen. Aus den geschilderten Zusammenhängen ergeben sich verschiedene Ansatzpunkte für Interventionen, die einerseits direkt an der belastenden Situation ansetzen oder andererseits indirekt bei den Betroffenen selbst.

Box 2.5: Aktive Maßnahmen gegen Burnout

Direkt:
- Ziele, Engagement überprüfen
- Ärger und Frustrationen vermeiden
- Kommunikation, Organisation verbessern
- Konflikte bewältigen
- Erfolgserlebnisse schaffen
- Humor und Abwechslung bei der Arbeit

Indirekt:
- soziale Unterstützung (fachlich, emotional) → Kollegen, Freunde, Weiterbildung, Supervision
- Ausgleich, Entspannung suchen → Familie, Freizeit, Sport, Fitness
- Abwechslung schaffen → „Diversifikation" der Aufgaben

Aktive, direkte Maßnahmen

Um eine zu große Belastung abzubauen, kann es helfen, übermäßiges Engagement zu verringern und klare Grenzen zu ziehen. Den Klienten gegenüber sind dazu Veränderungen in der Helferrolle vorzunehmen. Für den Helfer bedeutet dies, seine begrenzten Möglichkeiten offenzulegen und dabei ehrlich zu sein. Dazu muss er eine mögliche Angst, als Versager dazustehen, ablegen, eine Schwierigkeit, die mit der erwähnten Persönlichkeitsstruktur, besonders dem Gefühl, allen Menschen helfen zu müssen, zusammenhängt. Auf der anderen Seite beinhaltet dies, klare Erwartungen an den Klienten zu formulieren und von ihm Eigenleistungen (aktive Mitarbeit) zu fordern respektive ihm dies auch zuzutrauen. In Kap. 7 und 9 wird dies ausführlicher dargestellt.

Die Helfer sollten auch lernen, gegenüber neuen und zusätzlichen Belastungen nein zu sagen und hohe Ziele (Perfektionismus, „immer allen alles recht machen") zu revidieren. Solche Veränderungen stehen aber in klarem Konflikt mit den eigenen und den – scheinbar – von außen herangetragenen Erwartungen. Letztere zu hinterfragen, ist daher wichtig. Oft sind es mehr die eigenen, auf die Umwelt übertragenen Erwartungen, die belasten. Ein Zusammenhang zu einer lebensgeschichtlichen Prägung durch Elternfiguren ist oft erkennbar und muss aufgearbeitet werden. Unter Umständen können sich Betroffene nur durch Verkürzung der Arbeitszeit, Stellen- oder Berufswechsel der Belastung entziehen.

Regelmäßige Ursachen von Ärger und Frustrationen sollen angegangen werden. Dabei helfen organisatorische Maßnahmen mit dem Ziel, z. B. Konflikte abzubauen, Kommunikation und Aufgabenzuteilung sowie Arbeitsabläufe zu verbessern und Bürokratie abzubauen (allerdings schwierig in Anbetracht der Flut von Zeugnissen, Gesuchen, Gutachten). Ein gezieltes Kommunikations- und Konfliktlösungstraining kann helfen. Bestimmte Patienten können weniger belastend werden, wenn es gelingt, durch Supervision, Intervision oder Weiterbildung neue Therapie- oder Betreuungsansätze zu entdecken oder zu erkennen, dass auch andere in solchen Fällen hilflos wären.

Auf der anderen Seite sollte versucht werden, die Befriedigung durch die Arbeit zu verbessern. Erfolgserlebnisse und positive Rückmeldungen sind wichtig. Daher sollen sich Ärzte und andere Helferpersonen – wenn möglich – gestatten, auch Patienten auszuwählen und sich nicht mit hoffnungslosen Situationen zu überlasten. Solches „Rosinenpicken" dient der eigenen Psychohygiene. Rückmeldungen z. B. durch Qualifikationsgespräche müssen u. U. speziell eingefordert werden. Erfolgserlebnisse können auch durch die Verwirklichung von besonderen Fähigkeiten, Kenntnissen und Interessen („Spezialisierung") geschaffen werden (Weiterbildung).

Schließlich sollen Humor und Abwechslung in der Arbeit Platz finden, auch wenn sie scheinbar der Ernsthaftigkeit des Berufes widersprechen.

Box 2.6: Veränderungen in Helferrolle

- Rolle des „allmächtigen" (omnipotenten) Helfers aufgeben
- Eigene Grenzen (Gefühle) kennen und zeigen (Echtheit!), trotzdem wohlwollend und einfühlsam bleiben
- Eigene Angst zu enttäuschen ablegen, Nein sagen gegenüber Klienten

Erwartungen an Klienten
- Klare Abmachungen (Erwartungen klären, Ziele definieren, Vertrag)
- Eigenverantwortung fördern (Selbstreflexion), Eigenleistungen verlangen (Hausaufgaben)
- Übertriebene Hilflosigkeit aufdecken, überwinden helfen („ja, aber")

Aktive, indirekte Maßnahmen

Lässt sich die Belastung nicht verändern, so hilft es zumindest, sich darüber mit anderen Betroffenen auszusprechen, aber auch mit verständnisvollen Angehörigen und Freunden, sei dies unstrukturiert in Pausen und Freizeit oder gezielt in einer Supervision, einem Qualitätszirkel oder einer Selbsterfahrungsgruppe. Die soziale Unterstützung kann v. a. in Zuhören, fachlicher und emotionaler Unterstützung und geteilter, sozialer Realität (Beurteilungshilfe, Vergleichsmöglichkeit, Erfahrungsaustausch) bestehen durch Arbeitsteam, Vorgesetzte, Fachkollegen, Angehörige oder Freunde.

Die Einstellung zur Belastung lässt sich verändern, wenn es gelingt, die eigenen Ziele zu revidieren und einen übermäßigen Helferwillen abzubauen. Stress und fehlende Befriedigung in der Arbeit kann teilweise durch angenehme Tätigkeiten in der Freizeit ausgeglichen werden, sei es in Familie, Verein oder Politik. Geeignet sind befriedigende Erlebnisse durch Hobbys oder sportliche Betätigungen, die zusätzlich entspannend und gesundheitsfördernd sind und zu gesellschaftlichen Kontakten führen können. Dadurch werden auch Überstunden und eine ungesunde ausschließliche Konzentration auf die Arbeit vermieden. Die Symptome von Burnout sind als Warnsignal zu verstehen und können helfen, trotz Zielkonflikt mehr Rücksicht auf sich selbst zu nehmen. Dazu müssen die Symptome aber ernst genommen werden.

Der Raum für eine Veränderung der Belastung scheint für Ärzte oder Pflegeberufe klein. Sie haben auf Grund ihrer Spezialisierung oder ihres Einsatzbereiches nur begrenzt Möglichkeiten, die Arbeit weniger belastend zu machen, da sie sich die Patienten nicht oder nur begrenzt aussuchen können. Doch auch kleine Veränderungen können hilfreich sein, z. B. die Konfrontation von wenig kooperativen, konsumierenden Patienten mit ihrem Verhalten oder gar die Beendigung von erfolglosen, frustrierenden Behandlungen. Wichtig kann sein, die eigene Hilflosigkeit in schwierigen Fällen (Therapieresistenz, sterbende Patienten) auszuhalten und sich nicht zu immer neuen Abklärungs- oder Behandlungsversuchen hinreißen lassen. Eine gewisse Vielfalt der Tätigkeit (Zusatzaufgaben wie Unterrichtstätigkeit, Kommissionsarbeit etc.) kann eine andere Form der Befriedigung und angenehme Kontakte ermöglichen. Weiterbildung und Intervision sind nicht unangenehme Pflicht, sondern können Auffrischung und stimulierende Herausforderung bedeuten.

Passive, direkte Reaktionen

Wer die aktive Auseinandersetzung mit der Belastung scheut, kann diese nur zu ignorieren versuchen, ihr gegenüber gleichgültig werden, ihr ausweichen oder sie leugnen. Er kann Patienten ohne Engagement und Mitgefühl „abfertigen", auf den Feierabend, die nächsten Ferien oder die Pensionierung hoffen. Damit verbunden ist ein gefährlicher Verlust von Begeisterungsfähigkeit und Einfühlung. Es kann sich kaltschnäuziges, zynisches, latent sadistisches Verhalten den Patienten (und Mitarbeitern) gegenüber entwickeln. Pauschale Vorurteile bestimmten Patientengruppen (z. B. Gastarbeitern) oder Kollegen gegenüber sind Ausdruck solcher Entwicklungen. Dies kann der Betreuungsqualität sehr schaden, denn Einfühlung und positive Wertschätzung sind zentrale Elemente für den Aufbau einer Vertrauensbeziehung. Abgrenzung ist zwar wichtig, aber die Balance zwischen hilfreicher und ungesunder Distanz muss gefunden werden.

Passive, indirekte Reaktionen

Wer sowohl die Belastung als auch die eigenen Möglichkeiten der Veränderung leugnet, kann sich mit der Situation nicht bewusst auseinandersetzen.

Er lässt sich von der Belastung überwältigen, statt sie zu bewältigen. Die anhaltende Belastung findet dann ihren Ausdruck in Erkrankung (vor allem psychosomatische Störungen), psychischem Zusammenbruch (Depression, Selbstmord) oder Flucht in eine Sucht (in Medikamente, Alkohol oder Drogen).

2.2 Fibromyalgie: Schmerzen mit Müdigkeitssyndrom

Musterbeispiel einer Stresskrankheit ist die *Fibromyalgie*. Auch sie kommt durch das Zusammenspiel verschiedener Faktoren zustande und neben den ausgedehnten Schmerzen am Bewegungsapparat und in anderen Körperregionen (bedingt durch eine hohe Schmerzempfindlichkeit) stehen Müdigkeit, unerholsamer Schlaf und Konzentrationsstörungen im Vordergrund. Die langjährige Suche nach den Ursachen der scheinbar mysteriösen Störung – mysteriös auf Grund des bunten Beschwerdebildes und dem Fehlen fassbarer körperlicher Veränderungen – hat zur Erkenntnis geführt, dass es sich um eine Stresskrankheit handelt, wobei neben aktuellen Belastungen ähnlich wie bei Burnout eine Tendenz zur Selbstüberforderung und eine reduzierte Stresstoleranz bestehen. Diese haben mit häufig unerkannten lebensgeschichtlichen Belastungen zu tun.

Bezeichnung der Krankheit und Beschwerdebild

Die Bezeichnung „Fibromyalgie", die erstmals 1976 von Hench verwendet wurde, ersetzte den irreführenden Begriff „Fibrositis", denn die Endung „-itis" wird in der Medizin für die Bezeichnung entzündlicher Krankheiten verwendet (z. B. Meningitis für Hirnhautentzündung, Arthritis für Gelenkentzündung). Fibrositis suggerierte demnach eine Entzündung von Faser- oder Bindegewebe. Im deutschen Sprachbereich wurde auch der Begriff „generalisierte Tendomyopathie" verwendet, der besagt, Sehnen- und Muskelgewebe sei verändert („-pathie"), was lange vermutet wurde – da diese Strukturen druckempfindlich sind –, aber nie nachgewiesen werden konnte. Das Wort „Fibromyalgie" ist eine Kombination aus dem lateinischen Wort *fibra* (= Faser) sowie den beiden griechischen Wörtern *myos* (= Muskel) und *algos* (= Schmerz). Wörtlich übersetzt bedeutet Fibromyalgie demnach „Faser-Muskel-Schmerz". Der Ausdruck bezeichnet damit ein Hauptsymptom, könnte aber suggerieren, dass Schädigungen an diesen Strukturen vorliegen, was aber – wie viele Untersuchungen gezeigt haben – nicht der Fall ist. Gefundene Veränderungen an Muskelfaserzellen sind entweder Folgeerscheinungen des Leidens auf Grund der schmerzbedingten Schonung oder Zufallsbefunde, die nicht in weiteren Untersuchungen bestätigt werden konnten. Entsprechend ist es aber nicht verwunderlich, dass viele Theorien über die Ursache der Störung – und entsprechende Behandlungsmöglichkeiten – kursieren. Und auf Grund von Placeboeffekten zeigt auch manches vorerst Wirkung (Kap. 5).

Da das Beschwerdebild durch eine Kombination von Symptomen definiert ist, wird seit ein paar Jahren dem Begriff *Fibromyalgiesyndrom* (FMS) der Vorzug gegeben. Obwohl das Krankheitsbild in den letzten 20 Jahren in der Forschung auch bei Fachleuten viel Beachtung gefunden hat, gibt es weiterhin Klärungsbedarf. Auch wird, auf Grund des häufigen gleichzeitigen Auftretens (Komorbidität) von weiteren funktionellen Schmerzerkrankungen (z. B. Kiefergelenk- oder Temporomandibularschmerz, Reizdarmsyndrom, Spannungskopfschmerz, Chronic-Fatigue-Syndrom), die Frage gestellt, ob hinter all diesen Störungen nicht eine gemeinsame, übergeordnete Ursache (pathophysiologische Grundlage) stecke und das Fibromyalgiesyndrom bloß eine Ausdrucksform (Manifestationsvariante) einer zentral (d. h. im Gehirn und Rückenmark) bedingten Schmerz- und Stressstörung sei. Zudem fehlen noch immer klare Kriterien, die das Krankheitsbild eindeutig erfassen, so dass es sich von verwandten Störungen abgrenzen ließe. Wie Abb. 2.1 zeigt, überschneiden sich die funktionellen (somatoformen) Störungen erheblich. Sie werden von manchen Forschern dem Spektrum der affektiven Störungen zugeordnet, doch trotz vieler Ähnlichkeiten mit depressiven Störungen bestehen auch klare Unterschiede, da z. B. die wichtigen Symptome der typischen Depression „gedrückte Stimmung", „Unfähigkeit, sich zu freuen" sowie „Antriebs- und Lustlosigkeit" beim FMS primär fehlen. Die Müdigkeit und der Energiemangel entsprechen nicht einer depressiven Antriebslosigkeit, sondern sind Ausdruck der erhöhten Erschöpfbarkeit und die „depressiven" Gefühle von Wertlosigkeit kommen erst sekundär auf, als Folge der verlorenen, früher meist extrem hohen – und daher mit Stolz berichteten – Leistungsfähigkeit. Auch die Schlafstörung ist eine andere: Das Einschlafen macht keine Probleme, und die Schlafdauer ist meist normal, oft sogar lang, die Betroffenen wachen nicht zu früh auf wie bei Depressionen, aber ihr Schlaf ist auf Grund von oft nicht einmal wahrgenommenen Unterbrechungen unerholsam, weshalb sie sich schon beim Erwachen oft nicht ausgeruht, sondern müde und „zerschlagen" fühlen. Entsprechend ist die klare Abgrenzung vom Chronic-Fatigue-Syndrom (CFS), welches, wie in Kap. 1 ausgeführt, weitgehend der Neurasthenie entspricht, oft nicht möglich. Die Zusatzsymptome des CFS „chronische Muskelschmerzen", „Spannungskopfschmerzen und Schlafstörungen" nebst den Kernsymptomen „gesteigerte Ermüdbarkeit nach geistiger Anstrengung" oder „körperliche Schwäche und Erschöpfung nach geringsten

Anstrengungen" gehören auch zum Krankheitsbild des FMS. Das Gleiche gilt für die Myoarthropathie, welche neben dem Hauptsymptom „Kiefergelenksschmerzen", die das Kauen und eventuell das Reden erschweren, in der Regel von einer Reihe von Fibromyalgiesymptomen begleitet ist, so dass eine Abgrenzung nicht wirklich möglich (und sinnvoll) ist. Da das therapeutische Vorgehen bei diesen Beschwerden weitgehend identisch ist, ist eine Abgrenzung dieser Störungen ohnehin nur Formsache.

Diagnostische Kriterien für Fibromyalgie

In der Internationalen Klassifikation der Krankheiten der WHO ist die Fibromyalgie mit M79.70 in der Untergruppe „Weichteilrheuma" der „Krankheiten des Muskel-Skelett-Systems und des Bindegewebes" zu finden. Neben der Fibromyalgie finden sich in dieser Gruppe auch entzündliche Muskelerkrankungen wie z. B. die Polymyalgie (eine Muskelentzündung) oder andere Reizzustände von Sehnen und Muskeln (wie z. B. der Tennisellbogen, der durch eine Entzündung des Sehnenansatzes am Ellbogen verursacht ist).

Erst im Jahre 1990 veröffentlichte das Amerikanische Kollegium für Rheumatologie (ACR) klare – aber inzwischen überholte – Kriterien, die für die Diagnose eines FMS für die Vereinheitlichung von Forschungsarbeiten empfohlen wurden. Gemäß diesen Kriterien ist ein FMS definiert durch einen „chronischen (seit mindestens drei Monaten andauernden) Schmerz in mehreren Körperregionen" (*chronic widespread pain*, CWP). Für die Ausdehnung wurde festgelegt, dass die Schmerzen das Achsenskelett betreffen müssen (Hals-, Brust- oder Lendenwirbelsäule) sowie beide Körperhälften ober- und unterhalb der Gürtellinie. Zudem müssen an mindestens 11 von 18 definierten Tenderpoints bei Palpation (Abtasten des Körpers) mit einem Druck von 4 kg/cm^2 Schmerzen angegeben werden. Im Weiteren wurden fakultative Zusatzbefunde wie Müdigkeit, unerholsamer Schlaf, Reizdarmbeschwerden, vegetative Symptome (z. B. kalte Hände und Füße, niedriger Blutdruck) aufgelistet. Diese Zusatzbefunde sind aber für das Krankheitsbild sehr typisch, weshalb es ein großer Vorteil ist, dass sie inzwischen Eingang in die neuen Kriterien gefunden haben. Zudem wurde der „Ausschluss einer entzündlichen oder anderen Krankheit, welche die Symptome erklären kann", gefordert. Die Kriterien waren mit mathematisch-statistischen Verfahren ermittelt worden, um die Fibromyalgie möglichst zuverlässig einheitlich erfassen zu können. Die Kriterien sind daher frei von Überlegungen zu Ursachen und Behandlungsmöglichkeiten entstanden, und die Auswahl der Kriterien war einer gewissen Willkür unterworfen.

Entsprechend wurden die Kriterien auch kritisiert, weil sie wichtige andere Befunde und Phänomene nicht erfassen, sondern die veränderte Schmerzwahrnehmung ganz ins Zentrum stellen. Daher wurde der diagnostische Wert der Untersuchung der Druckschmerzpunkte zunehmend angezweifelt, sowohl bezüglich Durchführbarkeit (umständlich, schmerzhaft und aufwendig) als auch bezüglich Zuverlässigkeit (unterschiedliche Ergebnisse je nach Untersucher, Tagesform etc.). Fehldiagnosen, v. a. ein Nichterfassen eines FMS mangels erfüllter Kriterien, traten häufig auf.

Auf Grund der beschriebenen Probleme hat das ACR 2010 neue (derzeit noch vorläufige) Kriterien formuliert (Wolfe 2010). Doch auch wenn die Untersuchung der Druckschmerzpunkte (Tenderpoints) gemäß diesen neuen Kriterien nicht mehr erforderlich ist, wird sie im Rahmen einer gründlichen rheumatologischen Diagnostik v. a. zum Ausschluss anderer rheumatischer Erkrankungen weiterhin empfohlen. Entscheidend für die Diagnose ist nun aber eine Kombination des Widespread Pain Index (WPI) mit der Schweregradskala (Symptom Severity Scale, SS). Ein FMS liegt vor, wenn drei Bedingungen erfüllt sind:

1. Schmerzen in mindestens sieben definierten Körperarealen sowie einige Zusatzsymptome *oder* Schmerzen in nur drei bis sechs Körperarealen, dafür jedoch besonders viele, stark ausgeprägte Zusatzsymptome.
2. Die Beschwerden bestehen seit mindestens drei Monaten.
3. Der Patient hat keine fassbare Krankheit, welche die Schmerzen erklären könnte.

Für die Schweregradskala sind „nichterholsamer Schlaf" und „Müdigkeit respektive erhöhte Ermüdbarkeit" sowie „Konzentrations- und Merkfähigkeitsstörungen" besonders wichtige Begleitsymptome. Sind alle drei Symptome stark ausgeprägt, sind die geforderten 5 Punkte des Schweregradindexes bereits erfüllt. Eine große Zahl von weiteren Begleitsymptomen wird mit drei weiteren Punkte gewertet. Unter diesen ist die *Reizdarmsymptomatik* besonders häufig (ca. 80 % der Betroffenen) sowie die – in der Liste allerdings fehlenden – *Gelenkschmerzen* (85 %), auf Grund welcher die Betroffenen oft fürchten, an Polyarthritis erkrankt zu sein. Hilfreich ist es auch, die Betroffenen darauf hinzuweisen, dass der trockene Mund und die trockenen Augen ebenfalls charakteristisch für das FMS und zudem pathophysiologisch erklärbar sind. Die neuen Diagnosekriterien vereinfachen die Untersuchung und fördern eine umfassende Befunderhebung, wodurch sich die Betroffenen mit ihren vielfältigen Beschwerden ernst genommen fühlen. Zudem lässt sich daraus die Hypothese der Stresskrankheit anschaulich ableiten.

Die 19 möglicherweise schmerzhaften Körperareale sind (jeweils links/rechts separat gezählt): der Schulterbereich (2), Kiefer (2), Rücken (2), Hüften, Gesäß (2) und Extremitäten, Letztere unterteilt in oberer und unterer

Bereich (8), sowie Hals (1), Brustbereich (1) und Abdomen (1). Der Gesamt-score bewegt sich demnach zwischen 0 und 19 Punkten.

Box 2.7: Allgemeine somatische Begleitsymptome des FMS

(Kursiv besonders häufige Begleitsymptome, in eckigen Klammern weitere häufig beobachtete Symptome aus anderen Publikationen)
- *Muskelspannung, Muskelschmerz*
- [*Gelenkschmerzen* evtl. nur bei Druck, Schwellungsgefühl an den Händen]
- *Kopfschmerz* (Migräne)
- Globusgefühl (Kloßgefühl, Engegefühl im Hals beim Schlucken oder Sprechen), Reizmagen, Oberbauchschmerzen, Übelkeit, Appetitverlust, Erbrechen
- *Reizdarm, Bauchkrämpfe, Verstopfung, Durchfall*
- Nervosität, Depressivität, Ängstlichkeit
- Brustschmerzen, Kurzatmigkeit, Herzschmerzen
- Fieber, [häufiges Schwitzen]
- Trockene Mundschleimhaut, trockene Augen
- Raynaud-Phänomen (Durchblutungsstörung einzelner Finger), kalte Akren (Hände, Füße)
- [Dermografismus (Buchstabenhaut), rote Hautflecken]
- Ohrgeräusche, Hörprobleme, Lärmempfindlichkeit
- Schwindel, [orthostatische Hypotonie (Blutdruckabfall beim Aufstehen)]
- Geschmacksstörungen
- Häufiges und/oder schmerzhaftes Wasserlassen
- Schlaflosigkeit

Handelt es sich bei Fibromyalgie um eine Stresskrankheit?

Ist die Diagnose eines FMS anhand obiger Befunde gestellt, lassen sich die vielfältigen Beschwerden als Folge einer – oft nicht wahrgenommenen – erhöhten Stressbelastung erklären. Denn das gleichzeitige Vorliegen von unerholsamem Schlaf und Müdigkeit sowie ausgedehnten Muskel-, Kopf- und Bauchschmerzen kann dadurch einleuchtend begründet werden. Es ist für die Betroffenen auch erleichternd zu erfahren, dass die vielfältigen und teilweise beängstigenden Symptome zum gleichen Krankheitsbild gehören. Ähnlich ist die Situation bei den verwandten Störungen, wie beim Müdigkeitssyndrom oder beim Reizdarm. Allerdings beharren die Betroffenen oft hartnäckig auf einer vermeintlich vorhandenen oder noch zu findenden somatischen Ursache, wobei auch Teilursachen (z. B. Verwachsungen im Bauch, Eisenmangel, degenerative Veränderungen an der Wirbelsäule) vorhanden sein können, die allerdings das Ausmaß und das Andauern der Beschwerden trotz durchgeführter Behandlungen nicht erklären können. Dies ist eine Kernproblematik der somatoformen Störungen und wird im nächsten Kapitel ausführlich behandelt.

Es gibt auch Hinweise auf das Vorliegen einer erblichen Komponente, welche ein erhöhtes Entwicklungsrisiko eines FMS zur Folge hat. Genetische

Anomalien können Veränderungen im Neurotransmitterhaushalt (u. a. Serotoninstoffwechsel) zur Folge haben und so das Erkrankungsrisiko bei familiärer Belastung (Vorkommen von FMS in der Familie) erhöhen.

Das Erkrankungsrisiko ist ebenfalls erhöht, wenn jemand unter einer entzündlichen rheumatischen Krankheit, wie rheumatoide Arthritis oder systemischer Lupus erythematodes, leidet.

In zwei prospektiven Studien über zwei Jahre war das Risiko, an FMS zu erkranken, bei Angestellten, die unter Stress oder Mobbing am Arbeitsplatz litten, zwei- bis vierfach erhöht. Anzeichen für eine anhaltend hohe Stressbelastung konnten sowohl durch Untersuchungen des Cortisoltagesverlaufes als auch der (Hypo-)Reagibilität des vegetativen Nervensystems gezeigt werden. Der Hypercortisolismus ist vermutlich die Erklärung für die Schlafstörungen (häufiges nächtliches Erwachen oft mit Schweißausbrüchen, unerholsamer Schlaf mit Tagesmüdigkeit), welcher zudem einen Mangel an Wachstumshormon zur Folge haben kann, was beim FMS häufig festgestellt wird. Die drei Phänomene Hypercortisolismus, vegetative Hyporeagibilität und Wachstumshormonmangel können die scheinbar bunten Symptome des FMS zu einem großen Teil erklären.

Untersuchungen an Tieren zeigten, dass eine anhaltende Stressbelastung durch die erhöhte Cortison- und Adrenalinausschüttung zu einer Schmerzsensibilisierung der freien Nervenendigungen führen und eine Hyperalgesie induzieren kann. Zudem konnte inzwischen auch belegt werden, dass die erhöhte Stressanfälligkeit einen Zusammenhang mit Kindheitsbelastungen hat, wobei die eindrücklichen Befunde aus Tierversuchen auf den Menschen übertragbar sind und teilweise replizierbar waren.

Wer ist besonders anfällig für Fibromyalgie?

Zu den Kindheitsbelastungen von FMS-Patientinnen liegen vor allem retrospektive Studien vor, welche sich auf die – zudem stark von Verdrängungsprozessen beeinflussten – Erinnerungen dieser Patientinnen verlassen. In Abschn. 4.6. wird zudem über die Rolle von Kindheitsbelastungen bei körperlichen und psychischen Erkrankungen allgemein und auch über prospektive Studien berichtet. Sie stimmen mit den Forschungsergebnissen bei FMS überein. Am häufigsten wird von emotionaler Vernachlässigung berichtet, gefolgt von emotionalem, körperlichem und sexuellem Missbrauch, entsprechend auch das *Fallbeispiel Verena, Schuhverkäuferin mit Fibromyalgie*. Als Folge der frühen Traumatisierungen wurden Veränderungen im Gehirn beobachtet, welche eine verringerte Stressresistenz zur Folge haben können. Auch wird die Entwicklung von Beziehungs- und Bindungsstörungen als Folge dieser Traumen angenommen, indem die Betroffenen aus Angst vor Bindungsverlust einen möglichst hohen Grad der Unabhängigkeit zu bewahren versuchen und sich gleichzeitig in Beziehungen übermäßig anpassen, wie in Abschn. 4.6. ebenfalls ausführlicher dargestellt. Diese Verhaltensmuster können den erhöhten Dauerstress, die Erschöpfung und auch die Entwicklung der Schmerzüberempfindlichkeit (Hyperalgesie) teilweise erklären.

Fallbeispiel Verena, Schuhverkäuferin mit Fibromyalgie

Eine 52-jährige Filialleiterin eines Schuhgeschäfts litt nach einer erfolgreichen Diskushernienoperation an der Lendenwirbelsäule weiterhin unter ausstrahlenden Schmerzen vom Gesäß ins rechte Bein, v. a. beim Stehen. Sie bemerkte eine Zunahme der Schmerzen bei psychischem Tief, fragte nach psychologischer Hilfe. Beim Konsiliarpsychiater klagte sie neben den Schmerzen über eine Vielzahl von zusätzlichen Beschwerden, wie sie für die Fibromyalgie typisch sind, insbesondere Schlafstörungen, Müdigkeit und Reizdarmbeschwerden, zudem Globusgefühl, Nervosität, Reizbarkeit und Unruhe. Sie fühlte sich auch bedrückt und wertlos, hatte Angst, keine neue Arbeitsstelle zu finden, da ihr die bisherige wegen ihrer Krankheit gekündigt worden war.

Sie erschien skeptisch zur Untersuchung, hatte Vorbehalte gegenüber einem Mann als Therapeut („schlechte Erfahrungen mit Männern"), konnte sich aber gut ins Gespräch einlassen und gewann Vertrauen. Sie wirkte bedrückt, leidend, sprach mit monotoner Stimme, fühlte sich in ihrer jetzigen Lebenssituation hilflos. Sie hatte einerseits Angst vor Abhängigkeit und andererseits vor dem Alleinsein, sowohl zu Hause als auch nachts auf der Straße.

Sie lebte unglücklich in zweiter Ehe mit einem zehn Jahre älteren Mann, der zwar sehr fürsorglich, aber auch dominant und einengend war. Sie hatte sich mehrfach von ihm getrennt, war aber wieder zu ihm zurückgekehrt, weil sie vor dem Alleinsein Angst hatte, aber auch aus Mitleid mit ihm und nicht zuletzt aus finanziellen Gründen (eine gemeinsame Wohnung war günstiger).

Die Lebensgeschichte ergab, dass sie als viertes von fünf Kindern in einer Muss-ehe unter schwierigen Bedingungen aufgewachsen war. Erst zehn Jahre alt, musste sie sich viel um ihre kleine Schwester kümmern, da die Mutter depressiv war. Zudem war sie wiederholtem sexuellen Missbrauch durch den Vater hilflos ausgeliefert, weil ihre Klagen von der Mutter nicht ernst genommen wurden. Achtzehnjährig heiratete sie einen alkoholkranken Mann, harrte den Kindern zuliebe trotz seiner Gewaltausbrüche 17 Jahre bei ihm aus.

Auf Grund des Schmerz- und Beschwerdebildes wurde eine Fibromyalgie diagnostiziert, zudem rezidivierende depressive Episoden, eine Klaustrophobie und abhängige Persönlichkeitszüge.

Nach Teilnahme an einem zwölfwöchigen integrierten Gruppenbehandlungsprogramm (Information über Krankheit, Schmerz- und Stressbewältigung, Entspannungsverfahren und Gymnastikübungen), wurde eine psychodynamische Einzeltherapie eingeleitet. Die sexuellen Traumatisierungen und die daraus re-

sultierenden Minderwertigkeitsgefühle sowie die Überanpassung in Beziehungen konnten aufgearbeitet werden. Sie zog wieder in eine eigene Wohnung. Ihre Ängste vor dem Alleinsein sowie ihre Schuldgefühle ihrem Ehemann gegenüber führten aber dazu, dass sie nach über einem Jahr der Trennung wieder zu ihm zurückkehrte, weil er erkrankt war. Er erholte sich rasch und begann, sie wieder zu terrorisieren. Sie geriet in eine bedrohliche suizidale Krise. Während einer psychiatrischen Hospitalisation schaffte sie es, sich definitiv von ihm zu trennen. Seit Abschluss des Scheidungsverfahrens geht es ihr deutlich besser. Die Schmerzen gingen zurück von einer mittleren Stärke von 4.3 (1.5–7.5), auf 3.3 (2–5), die Beschwerden von 58 auf 34 Punkte.

Sie bezieht nun eine halbe Invalidenrente und arbeitet stundenweise (6–8 Std./ Woche) in der Betreuung von behinderten Betagten. Neue Versuche, eine Partnerschaft einzugehen, führten sie wiederholt in ähnliche Situationen, indem sie sich erneut von Männern in unbefriedigenden, einengenden Beziehungen ausbeuten ließ, wobei sie diese Männer auffallend schnell bei sich aufnahm.

Das Vorliegen einer Überempfindlichkeit für Schmerzreize (Hyperalgesie) oder gar unterschwellige Reize (Allodynie) sowie einer allgemeinen Überempfindlichkeit für unangenehme Reize wie Schmerz, Kälte, Nässe, Lärm und Licht bei FMS-Patienten ist inzwischen wissenschaftlich belegt: Mit der Messung des spinalen nozizeptiven Flexorreflexes (Abb. 2.5) oder mittels funktionellem MRT konnten Störungen der Schmerzwahrnehmung nachgewiesen werden.

Patienten mit Fibromyalgie empfinden im Vergleich zu Gesunden im Durchschnitt einen elektrischen Reiz an der Wade bereits bei geringerer Intensität (Stromstärke) als schmerzhaft und reagieren automatisch mit einer Ausweichbewegung (Rückzug des Beines). Für diese veränderte Empfindlichkeit des Nervensystems scheint vor allem eine verringerte deszendierende (aus dem Stammhirn ins Rückenmark absteigende) Schmerzhemmung verantwortlich zu sein. Bei dieser erhöhten Schmerzempfindlichkeit handelt es sich um ein körperliches Phänomen, was belegt, dass bei der Fibromyalgie strukturelle Veränderungen vorliegen. Weshalb ein Teil der Patientinnen eine ausgeprägte Überempfindlichkeit für Schmerz und andere Reize entwickeln (es finden sich große Unterschiede), kann erst vermutet werden, doch ist bekannt, dass lang andauernder Stress und anhaltende starke Schmerzreize zentrale Sensibilisierungsprozesse und Veränderungen der Schmerzwahrnehmung in Gang setzen können. Das Konzept der Avoidance-Endurance (ähnlich der Tendenz zu Selbstüberforderung), d. h. des stoischen Aushaltens von Schmerzen, ist eine mögliche Erklärung dafür und entspricht der oben erwähnten Persönlichkeitsstruktur.

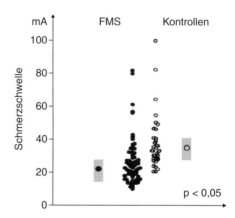

Abb. 2.5   Schmerzschwelle des nozizeptiven Flexorreflexes bei Patienten mit FMS und einer Kontrollgruppe. Die „objektive" Schmerzschwelle wurde durch elektrische Simulation der Wade (N. suralis) und Registrierung der EMG-Reaktion über dem Oberschenkel (M. biceps femoris) ermittelt. Die grauen Bereiche stellen das Interquartilsintervall dar, die Kreise in den grauen Bereichen den Median. (Quelle: Demeules et al. 2003)

Verwandte und sich überschneidende Krankheitsbilder (Komorbiditäten)

Auf die starken Überschneidungen verschiedener mit Müdigkeit, Erschöpfung und Schmerz einhergehender Krankheitsbilder wurde am Anfang dieses Kapitels schon hingewiesen. In Anbetracht der ähnlichen belastenden Hintergründe (Traumatisierungen, Stressbelastungen) erstaunt es nicht, dass das FMS auch mit psychiatrischen Erkrankungen bzw. vermehrten psychischen Symptomen einhergeht.

Besonders häufig sind depressive Störungen (in 30–80 % der Fälle je nach Definition, meist aber Folge und nicht etwa Ursache des FMS) und posttraumatische Belastungsstörungen (in 30–60 % der Fälle). Auch kommen Angst- und Essstörungen, Substanzmissbrauch sowie v. a. Borderlinepersönlichkeitsstörungen gehäuft gleichzeitig vor.

Die beim FMS beobachteten typischen zentralnervösen Symptome (Hyperalgesie, Konzentrationsstörungen, Müdigkeit, Depressionsneigung, Reizbarkeit) finden sich auch bei anderweitigen funktionellen somatischen Schmerzsyndromen, so z. B. dem Reizdarmsyndrom (32–70 %), Spannungskopfschmerzen (22–60 %), Migräne (22–48 %), Kiefergelenkschmerz (Temporomandibularschmerz, 24–75 %), Menstruationsschmerzen (Dysmenorrhoe, 45–55 %). All diese Störungen haben eine Überempfindlichkeit (Hypersensiblität) des Nervensystems gemeinsam, was zur erwähnten veränderten Wahrnehmung sehr vieler unangenehmer Reize führt. Möglicherweise kann auch die Überempfindlichkeit für bestimmte Nahrungsmittelbestandteile, wie Laktose und Gluten, Medikamente (häufige Entwicklung von starken Nebenwirkungen), andere Chemikalien (z. B. in Gebäuden), Umwelteinflüsse (z. B. Luftdruckschwankungen, Hitze, Kälte) und elektromagnetische Wellen („Elektrosmog"), damit erklärt werden (Beweise stehen allerdings aus).

Behandlung der Fibromyalgie

Die Behandlung ist weitgehend die gleiche wie bei anderen somatoformen Störungen, welche in Kap. 7 ausführlich besprochen wird. Neben Gymnastikübungen oder sportliche Aktivitäten zur Verbesserung von Beweglichkeit, Kraft und Ausdauer haben Schulungsprogramme einen wichtigen Stellenwert. Sie geben Informationen über die Symptomatik und die Ursachen des FMS, erleichtern so den Einstieg in den Therapieprozess und helfen, Ängste, katastrophale Erwartungen und Fehlinformationen abzubauen. Zudem klären sie über die Krankheit und das Erlernen von Schmerz- und Stressbewältigungsstrategien auf. Damit kann vermieden werden, dass sich Patienten mit Trainingsprogrammen überfordern und diese rasch abbrechen, sobald eine Schmerzzunahme zu verspüren ist. Die Übungen sollten maßvoll mit vielen Wiederholungen bei kleinen Belastungen unterhalb der Schmerzgrenze (70 % der maximal möglichen Leistung) durchgeführt werden. Wassergymnastik hat sich als besonders wirksam erwiesen und wird als angenehm erlebt (auch wegen der Wärme), kann aber auch zu einer vorübergehenden Schmerzzunahme führen, weil das warme Wasser dazu verleitet, sich mir zu bewegen.

Box 2.8: Ziele von Schulungsprogrammen

- Informationen über Symptomatik und Ursachen des FMS
- Erkennen von Zusammenhängen zwischen Symptomen und Belastungen
- Erlernen von Techniken der Schmerz- und Stressbewältigung
- Abbauen von Belastungen durch Anleitung zu Verhaltensänderung
- Erhalten oder Verbessern der körperlichen Funktions- bzw. Leistungsfähigkeit (Belastbarkeit) mithilfe von physiotherapeutischen Übungen, Kraft- und Ausdauerverbesserung
- Erhalten oder Verbessern der Lebensqualität (Genussfähigkeit, Lebensfreude, Entspannung)

Psychotherapie in der Gruppe und einzeln

Generell wird Psychotherapie im Rahmen einer multimodalen Gruppentherapie im ambulanten Setting empfohlen. Eine gezielte Einzelberatung kann, wie im obigen *Fallbeispiel Verena*, bezüglich Verhaltensänderungen und Aufarbeitung der Hintergründe weiterführen (siehe Kap. 7) oder ohnehin nötig sein, wenn Gruppenangebote fehlen. Sie kann manchmal – wie im *Fallbeispiel Tamara* (Abschn. 1.2) – in wenigen Stunden erstaunliche Fortschritte bringen. Dank einer besseren Bewältigung des Alltags und seiner Probleme gelingt im Idealfall eine Anpassung an die (reduzierten) Beschwerden, d. h., es ist möglich, ein zufriedeneres Leben trotz fortbestehender Beschwerden zu führen. Im Idealfall werden diese zu einem hilfreichen Wegweiser und Schutz vor erneuter Überforderung.

Für die psychotherapeutischen Verfahren liegt eine Vielzahl von Studien, einschließlich Metaanalysen (Übersichtsarbeiten zur Beurteilung der Wirksamkeit), vor. Hauptsächlich untersucht wurden die, allerdings meist nur wenig wirksamen, kognitiv-verhaltenstherapeutischen Verfahren, die meist in Gruppen und kombiniert mit anderen Behandlungselementen zur Anwendung kommen. Zur Wirksamkeit von aufdeckender Einzeltherapie liegen kaum Studien vor, einzelne Erfahrungen belegen aber deren Wirksamkeit, wie das obige Fallbeispiel zeigt. Eine Beratung und Begleitung der Betroffenen und eventuell ihrer Partner auch bezüglich der sozialen Auswirkungen (Arbeitsunfähigkeit) kann hilfreich sein, ebenso der Besuch gut geführter Selbsthilfegruppen. Wichtig ist, dass sich hier Patienten nicht nur zusammenfinden, um sich gegenseitig vorzujammern, sondern dass sie sich gegenseitig unterstützen und dazu animieren, aktiv gegen die Krankheit vorzugehen. Auch kann ein Informationsaustausch unter den Betroffenen stattfinden, wobei allerdings auch Gefahr besteht, dass wenig hilfreiche Ratschläge oder Empfehlungen für unwirksame oder gar gefährliche Behandlungsmaßnahmen weitergeben werden. In Anbetracht der wenigen und nur bescheiden wirksamen Behandlungsmöglichkeiten ist es allerdings auch verständlich, dass Betroffene nach jedem Strohhalm greifen.

Medikamentöse Behandlungen

Analgetika oder Antidepressiva stehen bei der Fibromyalgie im Vordergrund. Für Paracetamol, welches in einer Dosis von 1000 mg maximal viermal täglich oft eine gute Wirkung gegen die Schmerzen hat, liegt beim FMS kein wissenschaftlicher Wirksamkeitsnachweis vor (es wirkt laut Studien nicht besser als Placebo). Das Gleiche gilt für die nichtsteroidalen Antirheumatika (Entzündungshemmer; NSAR), von deren Gebrauch wegen des erhöhten Risikos von Nebenwirkungen im Magen-Darm-Trakt (v. a. Blutungen, Leberschäden) und im Herz-Kreislauf-System allerdings eher abgeraten wird. Ein zeitlich begrenzter Einsatz eines vom Patienten gut vertragenen NSAR bei allenfalls gleichzeitiger Gabe eines Protonenpumpenblockers („Magenschoner") ist individuell bei früheren positiven Erfahrungen sinnvoll.

Von den starken Schmerzmitteln ist nur die Wirksamkeit von Tramadol (allenfalls in fixer Kombination mit Paracetamol) in Placebo-kontrollierten Studien einigermaßen nachgewiesen.

Die Wirksamkeit der Antidepressiva ist gut belegt, allerdings bescheiden. Antidepressiva wirken bei einem FMS oft nicht nur antidepressiv, sondern bereits in niedrigen Dosierungen auch schmerzmodulierend, anxiolytisch und schlafregulierend. Am besten untersucht sind die (alten, nichtselektiven) trizyklischen Antidepressiva (v. a. Amitriptylin) sowie Duloxetin (selektiver Noradrenalin- und Serotoninwiederaufnahmehemmer, also ein auf zwei Rezeptoren wirkendes selektives Antidepressivum; mehr dazu in Kap. 8).

Zu Venlafaxin, welches ein ähnliches Wirkungsspektrum hat, liegen keine kontrollierten, sondern nur offene Studien vor. Keines dieser Mittel ist allerdings in Europa für diese Indikation zugelassen. In den USA sind Duloxetin und Pregabalin für die Behandlung der Fibromyalgie jedoch zugelassen.

Komplementäre und alternative Verfahren

Zu diesen sehr unterschiedlichen Behandlungsverfahren liegen wenige qualitativ hochstehende Studien vor, da die Stichproben oft klein sind oder Verlaufs- und v. a. (bestätigende weitere) Replikationsstudien fehlen. Meist sind die Verfahren (z. B. Akupunktur) Placebo kaum oder leicht überlegen. Aktivierende Verfahren, wie z. B. Tai Chi oder Qigong, scheinen wirksam zu sein. Entspannungsverfahren bilden einen wichtigen Bestandteil multimodaler Programme, sind allein eingesetzt aber nicht wirksam. Diätmaßnahmen (z. B. Verzicht auf laktose- oder glutenhaltige Produkte) werden auf Grund von positiven Einzelerfahrungen oft empfohlen, sind aber in ihrer Wirksamkeit nicht belegt. Zur Homöopathie bei verschiedenen psychischen Störungen (inklusive Fibromyalgie) liegt eine neuere, ebenfalls kritische Metaanalyse vor.

2.3 Rückenschmerzen: Störung mit körperlichen und psychischen Ursachen

(Ausführlichere Angaben zu Rückenschmerzen und Literaturhinweise in: Eckardt 2011).

Fallbeispiel Massimo, der zu fleißige Mechaniker

Ein 38 Jahre alter angelernter Betriebsmechaniker bei einem Maschinenhersteller für Präzisionsteile litt seit Jahren unter wiederholten Episoden von Rückenschmerzen. Umfangreiche Abklärungen hatten nur geringe degenerative Veränderungen ergeben, die das Ausmaß der Beschwerden nicht erklären konnten.

Er arbeitete seit 18 Jahren in der gleichen Firma, wo er sehr geschätzt wurde. Er war verheiratet, hatte zwei Kinder im Alter von sieben und elf Jahren. In seiner Freizeit war er ein aktiver, guter Fußballspieler, nahm an Meisterschaften teil.

Die Schmerzen besserten sich anfangs mit Physiotherapie und Einnahme von Schmerzmedikamenten (Ibuprofen etc.), auch eine vierwöchige Intensivbehandlung in einer Rehabilitationsklinik half vorübergehend, und der Patient führte die erlernten Gymnastikübungen und das Krafttraining zu Hause weiter. Wegen zunehmender Schmerzen konnte er schließlich nur noch den halben Tag arbeiten.

Anfangs gelang es ihm zwar, unter Einfluss einer vorwiegend kognitiv-verhaltenstherapeutisch orientierten Psychotherapie (Information, Schmerz- und Stressbewältigung) seine übermäßige Hilfsbereitschaft und sein berufliches Überengagement abzubauen (auch wenn er immer noch die Tendenz hatte, trotz zunehmender Schmerzen halbtags krampfhaft weiterzuarbeiten) und seinen Schmerz, die wachsende Behinderung sowie die wechselnde Arbeitsleistung mit weniger Angst als etwas Vertrautes anzusehen, eine weitere Zunahme der Schmerzen konnte aber – auch durch erneute somatische Interventionen mit Medikamenten, Infiltrationen, Physiotherapie – nicht verhindert werden. Immer öfter musste er bereits nach wenigen Stunden den Arbeitsplatz verlassen, um sich zu Hause hinlegen zu können.

Die später eingeleitete psychodynamische Psychotherapie deckte die tragische Kindheitsgeschichte mit wiederholter „Verstoßung" durch die Eltern und die anschließenden Ersatzeltern (Großmutter, Tante) auf und damit die Hintergründe des hartnäckigen Durchhaltens trotz zunehmender Schmerzen: Die Eltern waren aus Süditalien in die Schweiz ausgewandert und hatten ihn zweijährig bei seiner Großmutter gelassen. Als diese krank wurde, brachte man den Vierjährigen zu einer Tante, die bereits fünf Kinder hatte. Diese fühlte sich mit ihm zunehmend überfordert, weshalb er im Alter von neun Jahren von seinen Eltern in die Schweiz geholt wurde, zu seinen vier anderen Geschwistern. Auch hier gab es wenig Platz für ihn, sowohl am Esstisch als auch im Familienauto. Aus dauernder Angst, erneut verstoßen zu werden, entwickelte er sich zu einem sehr hilfsbereiten, überangepassten, mit sich selbst harten Menschen, der bloß niemandem zur Last fallen wollte. Am Arbeitsplatz machte er aus Angst vor Stellenverlust versteckt Erholungspausen auf der Toilette, wenn die Schmerzen unerträglich wurden. Er leistete unbezahlte Überstunden für Arbeitsvorbereitung oder Aufräumen, um sicherzustellen, dass man mit seinen Leistungen zufrieden war. Nur noch halbtags arbeitsfähig, fürchtete er dauernd die Entlassung und wagte angebotene Entlastungen von Schwerarbeit nicht anzunehmen.

> *Für ihn völlig unerwartet tauchten Eheprobleme auf: Seine Frau hatte seit einem Jahr eine außereheliche Beziehung gehabt, und trennte sich abrupt von ihm, als er dies entdeckte. Sie brach den Kontakt zu den Kindern, die beim Patienten bleiben wollten, auf herzlose Weise ab. Erst rückblickend erkannte der Patient wie kühl, egoistisch und unehrlich seine Frau gewesen war. Die Aufarbeitung dieser Erlebnisse sowie seines Verhaltens als alleinerziehender Vater den Kindern gegenüber half ihm auch seine eigene tragische Lebensgeschichte und seinen früheren Umgang mit sich selbst besser zu verstehen und endlich- allerdings leider erst nach Eintreten der vollen Berufsunfähigkeit – neue Verhaltensmuster (Abgrenzung, Hilfe beanspruchen, Perfektionsmus ablegen) zu erproben.*
>
> *Er würde gerne wieder eine Teilzeittätigkeit aufnehmen (z. B. als Betagtenbetreuer), doch scheiterte dies bisher an der Unberechenbarkeit seiner Beschwerden und der geringen körperlichen Belastbarkeit (er könnte keinen Rollstuhl für längere Zeit schieben).*

Diagnostische Kriterien: körperliche und psychische Faktoren

Rückenschmerzen sind wohl das beste und häufigste Beispiel für eine Krankheit, bei welcher sowohl körperliche (somatische) als auch psychische Faktoren in der Regel eine Rolle spielen. Psychiatrisch werden sie bei den somatoformen Störungen eingeordnet, F45 im WHO-Katalog, wobei dort zwischen der anhaltenden somatoformen Schmerzstörung (F45.40) und der Schmerzstörung mit somatischen und psychischen Faktoren (F45.41) unterschieden wird. Während die chronische Schmerzstörung mit somatischen und psychischen Ursachen ihren Ausgangspunkt in einem physiologischen (körperlichen) Prozess hat, fehlt dieser bei der anhaltenden somatoformen Schmerzstörung. Hier liegt ein schwerer und quälender Schmerz vor, der durch einen physiologischen Prozess nicht hinreichend erklärt werden kann und der in Verbindung mit emotionalen Konflikten oder psychosozialen Belastungen auftritt, denen die Hauptursache für Beginn, Schweregrad, Exazerbation oder Aufrechterhaltung der Schmerzen zukommt. Aber auch bei der Schmerzstörung mit somatischen und psychischen Ursachen sollen emotionale Konflikten oder psychosoziale Belastungen für Schweregrad, Exazerbation oder Aufrechterhaltung der Schmerzen verantwortlich sein.

Doch die Liste der Beschwerdebilder mit sowohl somatischen als auch psychischen Ursachen kann deutlich verlängert werden: Auch Kopfschmerzen und Migräne, das Reizdarmsyndrom, Kiefergelenkschmerzen, das Magengeschwür sowie Unfall- oder Operationsfolgen (u. a. das Schleudertrauma) können dazu gezählt werden.

Welche Bedeutung ein körperlicher Befund wie degenerative Veränderungen von Bandscheiben effektiv haben, ist sehr umstritten. Allzu oft werden harmlose degenerative Veränderungen als vermeintliche Ursache von Beschwerden angenommen und die psychischen Faktoren übersehen. Ebenso gibt es die Tendenz, ein eher unbedeutendes Unfallereignis ohne sichtbare Folgen (wie ein harmloses Schleudertrauma) als Ursache für einen ganzen Strauß von Beschwerden verantwortlich zu machen und die psychischen Belastungen zu ignorieren. Auf der anderen Seite versuchen vor allem Unfallversicherungen, die Bedeutung von nicht fassbaren Unfallverletzungen körperlicher und psychischer Art herunterzuspielen, um einen Fall abzuwälzen. So kann ein Schleudertrauma eine milde traumatische Hirnschädigung zur Folge haben, welche sich allerdings nicht nachweisen lässt, aber zu Konzentrations- und Gedächtnisstörungen sowie erhöhter Ermüdbarkeit und Erschöpfung führen kann.

Häufigkeit und Verlauf von Rückenschmerzen

Schmerzen im Kreuz- oder Lendenwirbelbereich (lumbale Rückenschmerzen) sind ein sehr häufiges Symptom. In vielen Industrieländern berichten etwa zwei Drittel der Erwachsenen beiderlei Geschlechts von mindestens einer Rückenschmerzperiode im Jahr vor der entsprechenden Umfrage, so in einer finnischen Studie (76,3 % der Männer und 73,3 % der Frauen). Zum Zeitpunkt der Befragung gaben bis zu 40 % der Befragten an, aktuell unter Rückenschmerzen zu leiden, und 80 % erinnerten sich an entsprechende Beschwerden irgendwann in der Vergangenheit. Auch bei einer Befragung der Allgemeinbevölkerung des Kantons Tessin (Schweiz) hatten 65 % der befragten Erwachsenen im letzten Jahr unter Rückenschmerzen gelitten und 48 % waren deshalb zum Arzt gegangen. Chronische Beschwerden (drei Monate und länger anhaltend, fast täglich) gaben 30 % der Frauen und 24,4 % der Männer an. Neben weiblichem Geschlecht waren u. a. niedrigere soziale Schicht und höheres Alter sowie andere gesundheitliche Beeinträchtigungen mit einer erhöhten Prävalenz (Häufigkeit des Vorkommens) verknüpft.

Laut einem internationalen Expertenkomitee (Quebec Task Force) kehren ca. 93 % der Patienten mit akuten Beschwerden innerhalb von sechs Monaten wieder an die Arbeit zurück, bei den restlichen Patienten kann trotz intensiver Abklärungen in der Regel kein klarer Grund für die Persistenz der Beschwerden gefunden werden. Obwohl bedeutende organische Faktoren bei anhaltenden Beschwerden so selten eine Rolle spielen und in einer gründlichen klinischen Untersuchung meist leicht erfasst werden können, wird aber meist sehr lange intensiv und kostspielig nach einer organischen Einzelursache gefahndet. Dies entspricht vielfach auch den Erwartungen der Patienten, die überzeugt sind, dass eine körperliche Ursache gefunden werden müsse.

Ein chronischer Verlauf ist prozentual betrachtet zwar selten (in einer prospektiven Untersuchung über drei Jahre waren nur 2,8 % der Angestellten eines Verpackungsbetriebes chronische Fälle), in Anbetracht der Häufigkeit des Leidens ergibt dies trotzdem eine beträchtliche Zahl chronischer Verläufe. Die Krankheiten des Bewegungssystems, wozu auch die Rückenschmerzen gezählt werden, sind in industrialisierten Ländern die häufigste Ursache für eine vorzeitige Berentung.

Der Großteil der durch Rückenschmerzen verursachten Kosten wird durch diesen kleinen Prozentsatz von Betroffenen mit chronischen Beschwerden verursacht, wobei die durch den Arbeitsausfall und vorzeitige Berentungen anfallenden Kosten jene für die medizinischen Maßnahmen weit übersteigen und zu einer großen Belastung für die Sozialversicherungen geworden sind.

Ursachen von chronische Rückenschmerzen

Grund für diese Misere ist, dass Rückenschmerzen als körperliches Leiden gelten, obwohl – wie erwähnt – nur bei einer Minderheit der Fälle mit akuten Rückenschmerzen überhaupt eine organische Ursache gefunden werden kann (10–30 % „fassbare" Ursachen je nach Definition). Zudem handelt es sich bei vielen dieser Befunde um harmlose, altersbedingte Abbauerscheinungen (degenerative Veränderungen) oder unbedeutende Fehlhaltungen, wie sie auch bei beschwerdefreien Personen gefunden werden. Zudem erlauben diese meist nur eine symptomlindernde, selten jedoch (etwa 1 % der Fälle) eine ursächliche Behandlung (z. B. wegen Nervenwurzelkompression oder einer Instabilität), die zu einer anhaltenden Beschwerdefreiheit führen könnte (was aber durchaus nicht immer der Fall ist).

Die Schwierigkeiten bei der Abklärung und Behandlung sind aber gerade in der Tatsache begründet, dass bei persistierenden Rückenschmerzen meist keine kausal behandelbare Einzelursache gefunden werden kann. Entsprechend werden lediglich die Symptome behandelt, in der Hoffnung, sie zum Verschwinden zu bringen: Zur Schmerzstillung werden Medikamente eingesetzt (oft Entzündungshemmer) sowie Massagen, Wärmeanwendungen (Fango) und andere physiotherapeutische Maßnahmen. Auch wird vorübergehende oder andauernde Schonung empfohlen (Vermeidung von Schwerarbeit, v. a. Bücken, Heben und Tragen von Lasten), später wird ein Muskelaufbau mit Übungen durchgeführt. Diese Maßnahmen können in Anbetracht des grundsätzlich gutartigen Verlaufs des Leidens anfänglich Schmerzlinderung bringen. Rückfälle sind aber häufig, da das versteckte Problem ja nicht behoben wurde. Mit der Zeit können die Schmerzen und die Einschränkungen trotz Therapie zunehmen.

Erst dann wird eine psychische Ursache in Form eines belastenden Konflikts vermutet, doch besteht bei vielen dieser Patienten – wie auch bei anderen somatoformen Störungen (Kap. 3) – kein entsprechendes Problembewusstsein. Da sie sich nicht psychisch krank fühlen und ihnen der entsprechende Leidensdruck fehlt („keine anderen Probleme außer Schmerz"), sträuben sie sich gegen die Überweisung zu einem Psychotherapeuten oder das Gespräch dort bleibt unergiebig. Das psychosomatische Drama (Box 9.1) spielt sich ab. Denn ein fehlendes Problembewusstsein und die Unfähigkeit, belastende Gefühle wahrzunehmen, machen es Patienten mit funktionellen Beschwerden schwer, psychosomatische Zusammenhänge zu erkennen.

Die Beschwerden kommen durch das komplexe Zusammenspiel einer Reihe von körperlichen, psychischen und sozialen Faktoren zustande, sind also multifaktoriell bedingt und können nicht auf eine Einzelursache zurückgeführt werden. Neben den altersbedingten Verschleißerscheinungen an der Wirbelsäule und ihren Bandscheiben (degenerativen Veränderungen, Arthrose), denen wir alle schon recht früh unterworfen sind, spielen hauptsächlich psychosoziale Faktoren eine Rolle. Das Auftreten und vor allem der Verlauf von Rückenschmerzen wird durch dieses Zusammenspiel von schützenden und belastenden Faktoren bestimmt. Das Stress-Vulnerabilitäts-Modell verdeutlicht, wie auf Grund dieses Zusammenspiels gleiche Vorbedingungen oder Belastungen bei verschiedenen Personen nicht zu den gleichen Beschwerden führen müssen. Neben pathogenen Faktoren finden damit auch Protektoren (Ressourcen) Beachtung. Dazu gehört auch das Gefühl der Selbstkontrolle, welches eine aktive Krankheitsbewältigung begünstigt (Abb. 2.6).

Zwar sind diese Faktoren durch Untersuchungen an Rückenschmerzpatienten, oft allerdings erst rückblickend, ermittelt worden, doch können sie im Einzelfall keinen eindeutigen Zusammenhang von Ursache und Wirkung aufzeigen, ggf. nur eine erhöhte Wahrscheinlichkeit, Rückenschmerzen zu entwickeln. Auch mit den Ergebnissen von prospektiven Studien, bei welchen untersucht wurde, wer innerhalb von ein oder zwei Jahren aus einer akuten Episode anhaltende Beschwerden entwickelt, verhält es sich ähnlich. Es scheint aber, dass Leute, die zum Zeitpunkt des Auftretens der Rückenschmerzen bereits unter Stress gelitten hatten, besonders gefährdet sind, behindernde Rückenschmerzen zu entwickeln. Dies wird bestätigt durch die Beobachtung, dass anhaltender Stress zu Erschöpfung im Sinne von Burnout und in der Folge zu körperlichen Beschwerden wie Rückenschmerzen führen kann (Abb. 2.7).

Schwerarbeit, als unangenehm erlebte Arbeit und geringe Arbeitszufriedenheit sind weitere Risikofaktoren, wobei diese zudem gehäuft in den unteren sozialen Schichten bei geringer Bildung und fehlender beruflicher Qualifikation verrichtet werden muss. Dies ergibt eine Kumulation von Risikofaktoren bei gleichzeitig geringer Zahl an schützenden Faktoren, wie Abb. 2.6 deutlich macht. Daher sind ungelernte Bauarbeiter oder Reinigungsangestellte z. B. viel häufiger betroffen als z. B. Verwaltungsangestellte oder Physiotherapeu-

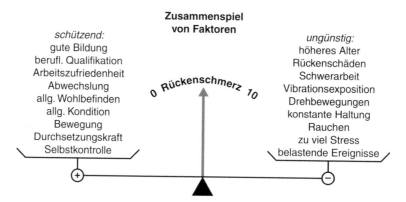

Abb. 2.6 Risiko des Auftretens von Rückenschmerzen durch das Zusammenspiel von körperlichen, psychischen und sozialen Faktoren (Faktoren geordnet nach Beeinflussbarkeit: oben = nein, unten = ja)

ten. Spitzensportler bleiben trotz schweren Verletzungen oder Bandscheibenschäden meist weiterhin sportlich aktiv.

Die psychosozialen Faktoren, welche den chronischen Verlauf unspezifischer Rückenschmerzen begünstigen, werden gerne in Anlehnung an das Fußballspiel als *yellow flags* (weichere Warnzeichen) bezeichnet, im Gegensatz zu den härteren *red flags*, die Warnzeichen für eine spezifische Ursache sind. Daneben werden noch *blue flags* und *black flags* (sowie neuerdings *orange flags*) differenziert (Abb. 2.8).

Während die *yellow flags* eher beeinflussbare psychologische Risikofaktoren, wie Einstellungen und Verhalten, beinhalten, *red flags* organische Krankheiten umfassen (und psychische Begleitkrankheiten wie Angst oder

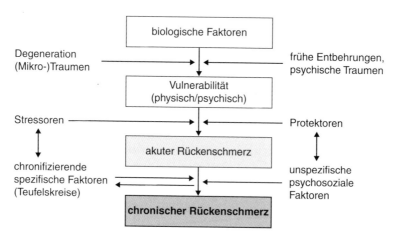

Abb. 2.7 Modell der Chronifizierung von unspezifischen Rückenschmerzen

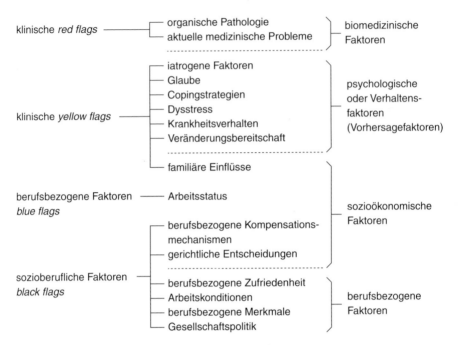

Abb. 2.8 Risikofaktoren für die Chronifizierung von Rückenschmerzen. (Aus Keel et al. 2007)

Depression in die Kategorie *orange* fallen), betreffen die *blue flags* die subjektive Wahrnehmung der Arbeitssituation und die *black flags* die objektiven Arbeitsbedingungen, welche einen Einfluss auf die Behinderung durch Rückenschmerzen haben. Dabei werden noch zwei Unterkategorien unterschieden: Kategorie I betrifft den Arbeitgeber und das Versicherungssystem, ist also nur bedingt modifizierbar, und Kategorie II die körperlichen Anforderungen der Arbeit (v. a. Schwerarbeit) sowie andere Merkmale, welche ein potenzielles Risiko darstellen (wie z. B. Schichtarbeit, Zeitdruck). Dabei kann nicht immer klar zwischen primär verursachenden (kausalen) Faktoren und sekundären Folgeerscheinungen oder unspezifischen allgemeinen Risikofaktoren unterschieden werden. Ebenso ist nicht immer klar, ob ein Faktor effektiv die Wahrscheinlichkeit des Auftretens von Rückenschmerzen (Prädisposition) erhöht (wie z. B. ein Bandscheibenvorfall) oder lediglich das Andauern (Persistenz) der Beschwerden begünstigt (wie z. B. eine körperlich einseitig belastende Arbeitssituation) oder aber die Krankheitsbewältigung erschwert (z. B. geringe berufliche Qualifikation oder eine sehr pessimistische Einstellung).

Der Einfluss von anhaltenden Alltagsbelastungen respektive von Dysstress (oder Disstress) im privaten oder beruflichen Alltag sowie von Unzufriedenheit im beruflichen Alltag auf die Entwicklung chronischer Rückenschmerzen konnte nachgewiesen werden. Ein negativer Einfluss von Dysstress am Arbeitsplatz bzw. von geringer Arbeitszufriedenheit wurde auch in prospektiven Studien belegt. Auf muskulärer Ebene wird angenommen, dass anhaltender bzw. repetitiv auftretender emotionaler Dysstress mit einer Erhöhung der muskulären Aktivität der lumbalen Rückenstreckermuskulatur einhergeht. Ein solcher Zusammenhang konnte in Laborstudien gezeigt werden: Persönlich relevante, alltägliche Belastungssituationen hatten einen Einfluss auf die Anspannung der lumbalen Rückenstreckermuskulatur im Oberflächen-EMG (Elektromyogramm zur Messung der Muskelspannung). Die – allerdings beschränkte – Wirksamkeit muskelrelaxierender Maßnahmen (Medikamente, Entspannungsverfahren, Physiotherapie) spricht auch für diese Befunde. Die Auswirkungen von Stress auf die Hormone und das vegetative Nervensystem wurden bereits in Abschn. 2.2 erläutert.

Wie gehen Betroffene mit den Rückenschmerzen um?

Andauernde Schmerzen und zunehmende Schwierigkeiten, den gewohnten Tätigkeiten nachzugehen, sind für viele Patienten bedrückend, weil es für ihr Selbstwertgefühl wichtig ist, tüchtig zu sein. Sind sie nicht mehr in der Lage, die gewohnten Leistungen zu erbringen, oder gar auf die Hilfe anderer angewiesen, so fühlen sie sich nutzlos und fürchten, ihren Mitmenschen zur Last zu fallen oder verstoßen zu werden (*Fallbeispiel Massimo*).

Zusätzlich leiden sie unter ihrer Reizbarkeit und der Unzufriedenheit mit sich selbst und ziehen sich zurück. Die depressiven Symptome sowie Angst vor Schmerzprovokation durch körperliche Belastung und entsprechendes Vermeidungsverhalten verstärken die Schmerzwahrnehmung und fördern die Chronifizierung. Eine depressive Stimmungslage kann – ähnlich wie bei Burnout – Folge lang anhaltender, d. h. nicht bewältigter Belastungen im beruflichen oder privaten Alltag sein, Folge einer chronischen körperlich oder mentalen Überforderung (Arbeitsanforderungen mit Hektik und Zeitnot), Folge eines aktuellen, lebensverändernden Ereignisses (z. B. der Verlust eines nahen Angehörigen), aber auch Folge bereits bestehender Schmerzen bzw. einer spezifischen, ungünstigen Form der Schmerzbewältigung. Zukunftsangst, depressive Verstimmungen und schlechtes Allgemeinbefinden mit Zusatzbeschwerden wie Kopf- oder Bauchbeschwerden und Schlafstörungen gehen mit längerer Dauer der Schmerzen einher, sind also ebenso sehr Folge wie Ursache des chronischen Verlaufes. Vor allem der Verlust der Leistungsfähigkeit und der Arbeitsstelle fördern laut Studien vermutlich die Entwicklung von Depressionen und umgekehrt.

Unter den schmerzbezogenen Kognitionen wiesen zahlreiche Studien den ungünstigen Effekt subjektiver Interpretationen im Sinne des Katastrophisierens, der Hilf- bzw. Hoffnungslosigkeit und der Schmerzangst auf. Letztere hat ein auf Ängsten vor Schmerzzunahme bei körperlichen Belastungen begründetes Schon- und Vermeidungsverhalten (Fear Avoidance Beliefs; FAB) für körperliche Aktivitäten und die Arbeitstätigkeit zur Folge. Die Vermeidung körperlicher Aktivitäten umfasst sportliche, soziale und berufliche Aktivitäten. Das Vermeiden sozialer Aktivitäten führt zu einer Reduktion sozialer Kontakte, indem ein Patient z. B. weder Gäste einlädt noch Freunde und Bekannte besucht oder mit ihnen ins Konzert, Kino etc. geht, weil er z. B. nicht mehr als 30 Min. sitzen kann. Hier spielen latente Minderwertigkeitsgefühle und damit eine Angst, andere mit der Behinderung zu belasten, eine wichtige Rolle, wie die Erfahrung aus Psychotherapien zeigt.

Aber nicht alle chronischen Patienten vermeiden Anstrengungen. Im Gegenteil versucht eine nicht unbedeutende Untergruppe schon im akuten oder subakuten Stadium trotz Schmerzen und z. B. erfolgter Bandscheibenoperation krampfhaft ihre Leistungsfähigkeit aufrechtzuerhalten, wie dies auch bei *Massimo* der Fall war. Hier überwiegt die Angst vor dem Verlust der Anerkennung und des Arbeitsplatzes. Diese Patienten zeigen trotz starker Schmerzen ausgesprochenes Durchhalteverhalten: Begleitet von Äußerungen wie z. B. „ein Indianer kennt keinen Schmerz" beißen sie die Zähne zusammen und bleiben trotz Schmerzen weiter aktiv, oder es gelingt ihnen, die Schmerzen während einer Tätigkeit auszublenden. Wie in Trance arbeiten sie krampfhaft weiter und nehmen die Schmerzen erst nachher und dafür umso stärker wahr. Die Betroffenen sind es nicht gewohnt, Pausen bzw. Phasen der Entspannung in ihre Tätigkeiten einzubinden, sondern wollen Aktivitäten unbedingt zu Ende führen. Es wird angenommen, dass die häufige Wiederholung schmerzauslösender Aktivitäten Prozesse der neuronalen Sensitivierung anstoßen, die den Weg in die Chronifizierung auf neurophysiologischer Ebene bahnen.

Verschiedene Untersuchungen zeigten, dass das Vermeidungs- (Avoidance) und Durchaltemuster (Endurance) bereits bei akuten bis subakuten Rückenschmerzen identifiziert werden kann. Triebfeder für dieses hartnäckige Aufrechterhalten hoher Leistungen trotz zunehmender Schmerzen ist vermutlich ein ängstlich-unsicheres Bindungsverhalten auf Grund dessen die Patienten versuchen, Abhängigkeit zu vermeiden und sich weiter sozial erwünscht zu verhalten. Eine Reihe von Hinweisen für einen Zusammenhang zwischen Bindungsverhalten und chronischem Schmerz liegen vor. Darauf wird in Abschn. 4.6 näher eingegangen.

Welche Rolle spielen die Arbeitsbedingungen?

Chronische Verläufe von muskuloskelettalen Beschwerden sind trotz des Fortschrittes in Diagnostik und Therapie sowie erleichterter Arbeitsbedingungen immer häufiger zu verzeichnen, wobei dieses Phänomen weitgehend auf hochindustrialisierte Länder beschränkt bleibt, wie internationale Vergleiche zeigen. Was belastet, sind nämlich nicht so sehr die objektiven Arbeitsbedingungen, sondern vielmehr deren subjektive Wahrnehmung und Bewältigung. Diese bestimmen die Beeinträchtigung und die daraus resultierende Behinderung. Prospektive Studien haben mehrfach gezeigt, dass geringe Arbeitszufriedenheit und das Gefühl, die Rückenschmerzen seien durch die (zu schwere) Arbeit verursacht worden, die Rückkehr zur Arbeit am stärksten behindern. Neuere Untersuchen belegen die große Bedeutung einer belastenden Arbeits- oder Lebenssituation, wobei diese oft schon vor Beginn der Rückenbeschwerden bestanden hatte. Gerne wird das schon erwähnte englische Sprichwort vom Kamel verwendet, welches schon überladen (gestresst) war, so dass es dann nur noch einen Strohhalm brauchte, um es unter seiner Last ganz zusammenbrechen zu lassen. In der deutschen Sprache ist der Ausdruck des Tropfens, der das Fass zum Überlaufen brachte, üblich. Beide Sprichwörter wollen zum Ausdruck bringen, dass es nur noch einen scheinbar banalen Auslöser, z. B. ein sogenanntes Verhebetrauma (Heben einer schweren Last löst einen akuten Rückenschmerz, den „Hexenschuss", aus), brauchte, der akute Rückenschmerzen in Gang setze, die dann scheinbar ohne ersichtlichen Grund chronisch wurden. In Wirklichkeit war der Mensch bereits von Stresssymptomen geplagt und stand unter großer Spannung, welche ihn für einen akuten Rückenschmerz anfällig (vulnerabel) machten, wie Abb. 2.7 illustriert. Oft gehen allerdings dieser letzten entscheidenden Episode schon mehrere Episoden von Rückenschmerzen voraus, die jedoch wieder abklangen. Dieser Prozess der zunehmenden Erschöpfung, welcher in körperlichen oder psychischen Beschwerden münden kann, wurde bereits in Abschn. 2.1 ausführlich beschrieben.

Die mangelnde Verfügbarkeit geeigneter Arbeitsplätze für unqualifizierte Hilfskräfte hat aber auch einen negativen Einfluss auf diese Entwicklung: Zunehmend verschwinden solche Stellen in Produktionsbetrieben, weil Roboter diese Tätigkeiten verrichten können oder Betriebe ins Ausland mit tieferem Lohnniveau verlagert werden. Übrig bleiben anspruchsvollere Tätigkeiten im Dienstleistungssektor, die von unqualifizierten Kräften nicht übernommen werden können. Dies macht unqualifizierte, schlecht integrierte Hilfsarbeiter mit Rückenbeschwerden zu Teilinvaliden oder Sozialfällen ohne Aussicht auf Wiedereingliederung, wenn sie auf Grund ihrer Beschwerden nicht fähig sind (oder als nicht fähig betrachtet werden), ihre frühere Schwerarbeit zu verrichten. Allerdings lässt sich die Rolle von Arbeitszufriedenheit, von Stress am Arbeitsplatz und von (eventuell iatrogenen) übertriebenen Ängsten vor einer Schädigung durch die Arbeit kaum auseinanderhalten. In der Arbeitswelt ist aber auch eine markante Zunahme von stressbedingten Gesundheitsstörungen zu beobachten.

Negative Behandlungsfolgen bei Rückenschmerzen

Die Zunahme chronischer Verläufe von Rückenschmerzen ist zusätzlich mit weiteren gesellschaftlichen und medizinische Risikofaktoren verknüpft (Abb. 2.8). Es sind dies einerseits die erwähnten Veränderungen in der Arbeitswelt, aber auch medizinische (iatrogene) Faktoren. Eine repräsentative Befragung in den USA hat bestätigt, dass sich der Gesundheitszustand der Betroffenen trotz der um 65 % gestiegenen Gesundheitskosten für diese Patienten (von 4695 $ im Jahre 1997 auf 6096 $ im 2005) im gleichen Zeitraum nicht verbesserte. Die Kosten waren etwa 1,7-mal höher als bei Personen ohne Rückenprobleme. Die höheren Kosten wurden durch häufigere und teurere Abklärungen (kostenintensive Bildgebung und diagnostische Infiltrationen) und Behandlungen verursacht, bei stark gestiegenen Preisen für die eingesetzten Medikamente, wie z. B. Gabapentin oder retardierte Opiate, und teureren chirurgischen Verfahren (Verwendung von Implantaten wie z. B. künstliche Bandscheiben). In einer anderen Studie wurde untersucht, welche Auswirkungen der verfrühte Einsatz einer Magnetresonanzuntersuchung bei frisch aufgetretenen, harmlosen Rückenbeschwerden hat. Gemäß Leitlinien sollte eine solche Untersuchung erst geschehen, wenn die Beschwerden innerhalb von vier bis sechs Wochen nicht abgeklungen sind. Wurde trotzdem eine solche Untersuchung durchgeführt, hatte dies zur Folge, dass die Patienten 27,5-mal häufiger operiert wurden und die Kosten auf das fast Achtfache anstiegen. Auch die Arbeitsunfähigkeit dauerte fast sechsmal länger an (133,6 statt 22,9 Tage). Diese Studie (Webster und Cifuentes 2010) weist deutlich auf die Gefahren hin, die eine einseitig somatische orientierte Medizin mit sich bringt, welche den Einfluss psychosozialer Belastungsfaktoren vernachlässigt. Die einseitige Suche nach einer körperlichen Ursache richtet unter Umständen großen Schaden an, der mit einer abwartenden Haltung hätte vermieden werden können. Die größere Dichte von medizinischen Einrichtungen, d. h. mehr Ärzte und Therapeuten sowie mehr diagnostische Mittel, verursachen Mehrkosten und machen die Patienten u. U. kränker statt gesünder, weil z. B. eine Rückenoperation neue Beschwerden zur Folge haben kann.

Dieser mögliche schädliche Einfluss medizinischer Maßnahmen bei somatoformen Beschwerden ist inzwischen allgemein anerkannt. Entsprechend spielt in der Prävention chronischer Verläufe die Anwendung von Leitlinien, die auf wissenschaftlichen Untersuchungen möglichst mit Placebo-kontrollierten Studien beruhen, eine wichtige Rolle. Diese Leitlinien betonen die Bedeutung des frühen Einsatzes edukativer und psychotherapeutischer Maßnahmen bei gleichzeitiger Zurückhaltung mit passiven somatischen Maßnahmen. Auf die Behandlungsstrategien, welche aus diesen Konzepten und Überlegungen resultieren, wird in Kap. 8 eingegangen.

2.4 Depression: wenn der Antrieb und die Lust fehlen

Symptome der typischen Depression

Das Leiden „Depression" wird oft mit Trauer und Traurigkeit verwechselt. Natürlich können schwere Verluste nicht nur traurig machen, sondern auch in eine Depression führen. Doch diese ist hauptsächlich von gedrückter, pessimistischer Stimmung geprägt, besonders ausgeprägt beim Erwachen (Morgentief). Die Betroffenen fühlen sich antriebs- und lustlos. Sie haben Angst, die Herausforderungen des Tages nicht bewältigen zu können. Zudem haben sie für nichts mehr Interesse, können sich an nichts mehr freuen und auch nicht lustig sein oder lachen. Ihre Gefühle sind wie abgestorben, so empfinden sie auch keinen Schmerz und keine Trauer. Mit der Antriebsschwäche geht Müdigkeit bzw. eine erhöhte Ermüdbarkeit einher und verstärkt diese noch. Daher ist der Übergang von einer überlastungsbedingten Erschöpfung, wie sie bei Burnout vorkommt, zur Depression fließend, wie auch Abb. 2.1 zeigt.

Suchen die Betroffenen die Schuld bei sich selbst, statt bei den zu hohen Anforderungen, geraten sie in den Strudel der Depression, indem sie an sich zu zweifeln beginnen und sich als Versager fühlen. Müdigkeit, Erschöpfung und Lustlosigkeit lähmen den Antrieb („nicht in die Gänge kommen"), was die Betroffenen daran hindert, eine Arbeit zu beginnen oder überhaupt aus dem Bett aufzustehen. Sie haben das Gefühl, vor einem riesigen, unbezwingbaren Berg zu stehen, der durch ihr Schwarzmalen meist größer scheint, als er ist. Sind sie einmal daran, den Berg abzubauen, wirkt dieser schon nicht mehr so groß, und es geht unter Umständen schon wieder leichter, wenn sie kleine Fortschritte sehen.

Box 2.9: Symptome der typischen Depression

Hauptsymptome:
- Depressive Stimmung
- Verlust von Interesse und Freude
- Erhöhte Ermüdbarkeit

Zusatzsymptome:
- Verminderte Konzentration und Aufmerksamkeit
- Vermindertes Selbstwertgefühl und Selbstvertrauen
- Schlafstörungen (Durchschlafstörung, frühes Erwachen)
- Verminderter Appetit, allgemeine Lustlosigkeit (verminderte Libido)
- Verstopfung
- Gefühle von Schuld und Wertlosigkeit
- Gedankenkreisen um negative und pessimistische Zukunftsperspektive (nächster Tag, weitere Zukunft)
- Suizidgedanken, -pläne und/oder -handlungen

Im Kasten sind neben den Hauptsymptomen auch die typischen Zusatzsymptome der Depression aufgelistet. Der Verlust von Interesse und Freude gehört zwar zu den Hauptsymptomen, sind zusätzlich aber auch wichtige Körperfunktionen betroffen, so ist dies ein Zeichen für eine schwere Depression. Typischerweise geht dann auch die Lust auf das Essen und auf die (auch körperliche) Liebe zurück, auch auf Grund der Gefühllosigkeit. Der Appetitverlust führt häufig zu einer Gewichtsabnahme. Als weitere körperliche Symptome sind eine hartnäckige Verstopfung („es geht nichts mehr") und schwere Schlafstörungen typisch. Obwohl die Depressiven sich müde und erschöpft fühlen, können sie oft schlecht einschlafen, erwachen nachts mehrfach und liegen am Morgen bereits früh wach im Bett, gequält vom typischen Gedankenkreisen um ihr tatsächliches oder vermeintliches Versagen, ihre Unfähigkeit, Dinge in Angriff zu nehmen, die Unlust aufzustehen und um mögliche Schwierigkeiten in der Zukunft mit oft katastrophalen, pessimistischen Erwartungen. Dies verstärkt das Gefühl, dass der neue Tag eine Last sei und wiederum in einer Katastrophe enden werde, da es nicht gelingen wird, die anstehenden Dinge zu erledigen. Dies verstärkt die Gefühle von Schuld und Wertlosigkeit, nagt am ohnehin schwachen Selbstwertgefühl und untergräbt das Selbstvertrauen.

Wohl bedingt durch das ständige Gedankenkreisen und eine gewisse Sprunghaftigkeit des Denkens sind auch Konzentration und Aufmerksamkeit eingeschränkt. Die Betroffenen haben Mühe, bei einer Sache zu bleiben und diese zu Ende zu führen, weil sie einerseits daran zweifeln, ob sie es schaffen werden, und andererseits sich schon eine andere Idee, was auch noch zu tun wäre, einschiebt. Entsprechend sind die Tage von Depressiven entweder geprägt von totaler Passivität, indem sie kaum das Bett verlassen und allenfalls im Schlafanzug in der Wohnung herumsitzen, vor sich hin starren oder allenfalls sinnlos Fernsehen schauen, oder von einer hektischen, aber chaotischer Aktivität, indem sie viele Dinge beginnen, aber nicht zu Ende führen. In dieser Stimmung ist es verständlich, dass alles sinnlos scheint, und die Betroffenen einfach Ruhe haben möchten, sei es, indem sie lange schlafen, oder aber, indem sie ihrem Leben ein Ende setzen wollen, vor allem dann, wenn die Gefühle des Versagens und der Minderwertigkeit vorherrschend sind. Es ist vor allem das Gefühl, den anderen nur noch eine Last zu sein, welches sie in den Selbstmord treiben kann.

Der Abschiedsbrief einer jungen Frau – sie nahm eine, zum Glück nicht tödliche, Überdosis von Schlaftabletten – die an einer hartnäckigen Bulimie (Ess-Brech-Sucht) litt und auch depressiv war, zeigt diese Stimmung deutlich.

Box 2.10: Abschiedsbrief einer depressiven Frau mit Bulimie

Lieber Franz,
ich habe das, was ich soeben getan habe, reichlich überlegt und ich glaube, es ist richtig. Ein Versager braucht nicht weiterzuleben und einer, der dazu noch frisst und kotzt, erst recht nicht. Ich hätte Dir eine Entlastung sein sollen, doch habe ich es lediglich zur Belastung gebracht. Zusätzliche Sorgen kannst Du wirklich nicht brauchen. Ich liebe Dich und trotzdem quäle ich Dich. Wieso, weiß ich nicht, wie ich für so vieles keine Erklärung habe. Du hättest eine Frau ohne Problemhaufen verdient.
In Liebe
Deine Margarita

Franz war sehr überrascht und bestürzt über den Suizidversuch. Er war erleichtert, dass seine Freundin überlebt hatte und sehr hilfsbereit, denn er schätzte sie sehr. Er hatte nichts gewusst von ihrer verheimlichten Essstörung und sie als sehr tüchtig und hilfsbereit erlebt. Die Bulimie kann auch zu den Defensivhandlungen gezählt werden, die in Abschn. 2.5 erläutert werden. Die Betroffenen befinden sich in einer Art Trancezustand, wenn sie sich mit Essen so vollstopfen, dass sie sich nachher durch Erbrechen erleichtern müssen. Das eigentlich absurde Verhalten ist auch eine Reaktion auf heftige, unaushaltbare Gefühle (Leere, Wut, Trauer, Selbsthass), wie in Kap. 7 dargestellt wird.

Behandlung der typischen Depression

Diese erfolgt einerseits psychotherapeutisch mit den in Kap. 7 beschriebenen Verfahren, wobei die Wirksamkeit der kognitiven Verhaltenstherapie gut belegt ist. Häufig müssen aber ähnlich wie bei Schmerz und Erschöpfung, die der Symptomatik zugrundeliegenden Denk- und Verhaltensmuster mit aufdeckenden Verfahren bearbeitet werden. Bei mittelschweren und schweren

Formen ist zudem eine Behandlung mit Antidepressiva indiziert. Von den in Kap. 8 aufgelisteten Medikamenten sind es vor allem die SSRI und SNRI, die gute antidepressive Eigenschaften bei wenig Nebenwirkungen haben. Zusätzlich können zur Stabilisierung der Stimmung Neuroleptika (z. B. Quetiapin), Antiepileptika (z. B. Pregabalin) oder Lithium eingesetzt werden.

Symptome der atypischen Depression

Nicht alle Depressiven zeigen das Vollbild der Depression, es gibt eine leichtere Forum, die sogenannte atypische Depression, welche schon in Kap. 1 im Zusammenhang mit Müdigkeit angesprochen wurde. Denn die atypische Depression ist geprägt von einem erhöhten Schlafbedürfnis und einer bleiernen, lähmenden Müdigkeit, wie sie auch für das Müdigkeitssyndrom typisch ist. Die Stimmung ist bei dieser Sonderform der Depression wechselhaft betrübt bis ausgeglichen, wenn nicht sogar übermäßig gut. Auch ist der Appetit bei den Betroffenen nicht vermindert, sondern sogar angeregt. Auch ihr Schlaf ist nicht durch Wachliegen und frühes Erwachen gestört, sondern die Betroffenen schlafen im Gegenteil übermäßig viel, sind aber tagsüber trotzdem müde. Es ist anzunehmen, dass ihr Schlaf nicht erholsam ist. Man vermutet daher auch eine Nähe dieser Störung zu den manisch-depressiven Erkrankungen oder eher zur sogenannten Zyklothymie, einer Persönlichkeitsstörung mit häufig wechselnden Stimmungen. Die Stimmung wechselt abhängig von Umwelteinflüssen sehr rasch von „himmelhoch jauchzend" zu „zu Tode betrübt", wobei eine allgemeine Überempfindlichkeit in Beziehungen (rasch aufkommendes Gefühl der Ablehnung) eine Rolle spielen dürfte.

Die atypische Depression wird in Familien gehäuft beobachtet. Die Behandlung erfolgt mit Antidepressiva, die antriebssteigernd sind, wie z. B. selektiven MAO-Hemmern (z. B. Moclobemid), oder mit selektiven Serotoninwiederaufnahmehemmern (SSRI) (näheres dazu in Kap. 8).

Box 2.11: Symptome der atypischen Depression

- Wechselhafte Stimmung (Bedrückung lässt sich aufhellen)
- (Umgekehrte) neurovegetative Symptome
  - Zunahme des Appetits
  - Erhöhtes Schlafbedürfnis (10 Std.)
  - Bleierne, lähmende Müdigkeit
  - Allgemeine Überempfindlichkeit in Beziehungen (Gefühl der Ablehnung)
- Keine Merkmale der schweren Depression, Nähe zu manisch-depressiven (bipolaren) Störungen
- Fragliche genetische Prädisposition (atypische Depression in der Familie)
- Erstes Auftreten in jungen Jahren (ca. 20 Jahre), Frauen viermal häufiger betroffen als Männer
- Gutes Ansprechen auf selektive MAO-Hemmer oder SSRI

2.5 Dissoziative Störungen: Abwehr bis zur Lähmung

Fallbeispiel Liselotte, Lähmungen ohne Befund

Eine 32-jährige Patientin klagte über zeitweise auftretende Lähmungen der Arme und der Beine. Diese hatten sie wiederholt daran gehindert, das Haus zu verlassen, meist wenn sie etwas hatte besorgen wollen. Sie wollte wieder zu arbeiten beginnen, nachdem der Sohn jetzt 15 Jahre alt war. Allerdings hatte sie keine Ausbildung, da sie nur die Sonderschule hatte besuchen können.

Sie fühlte sich auch schwach und energielos. Die neurologischen Abklärungen brachten keine klaren Befunde. Die Patientin fürchtete, an einem Hirntumor oder multipler Sklerose zu leiden, und suchte daher immer neue Ärzte auf, von welchen sie nach anfänglicher Begeisterung meist bald enttäuscht war. Sie war bereit, zu einem Psychiater zu gehen, und berichtete diesem ausführlich von ihren vielfältigen Problemen (schwierige Kindheit, gescheiterte Ehe, bedrückende Partnerbeziehung). Trotzdem beharrte sie darauf, dass ihre Lähmungen körperlich bedingt seien.

Die Psychotherapie konnte nach einiger Zeit den Zusammenhang zwischen ihren Lähmungs- und Schwächegefühlen und einem belastenden Konflikt aufdecken. Bedingt durch ihre schwierige Kindheit (Scheidung und Armut der Eltern, zeitweise Unterbringung in Heimen und bei Pflegeeltern) war die Patientin faktisch Analphabetin geblieben. Sie konnte nur mangelhaft schreiben und hatte auch Mühe mit dem Lesen. Zudem schämte sie sich, weil sie mit Fremdwörtern nicht vertraut war. Sie hatte aber Wege gefunden, dieses Problem zu verbergen, indem sie z. B. nie vor anderen Leuten schrieb. Nicht einmal ein Formular füllte sie aus vor den Augen anderer. Daher machte ihr die Stellensuche Angst, weil sie jeweils fürchtete, bei einem Bewerbungsgespräch mit einem potenziellen Arbeitgeber ein Formular ausfüllen zu müssen oder auf andere Art und Weise „ertappt" zu werden. Die Lähmungen traten jeweils auf, wenn sie zu einem Vorstellungsgespräch unterwegs war. Sie zwangen sie zur Umkehr und zum Absagen des Termins. Erst als ihr dieser Zusammenhang klar war, verschwanden die Symptome. Mit Hilfe einer Sozialarbeiterin begann sie dann einen Alphabetisierungskurs und übte sich in Lesen und Schreiben. In der Psychotherapie erkannte sie, dass sie sich nicht mit falschen Federn schmücken musste, indem sie Fremdwörter verwendete, gleichzeitig aber auch ihre Schwäche beim Verstehen solcher Begriffe zeigen konnte, ohne gleich als dumm hingestellt zu werden. Dank des Umstands, dass sie handwerklich begabt und vor allem sehr kreativ war, fand sie durch Vermittlung dieser Sozialarbeiterin eine Stelle in einer Behindertenwerkstatt. Dort musste sie geistig Behinderte bei Bastelarbeiten anleiten und mit ihnen handwerkliche Produkte herstellen, die verkauft werden konnten. Hier musste sie ohnehin weniger Angst haben, als dumm hin gestellt zu werden, und schaffte es zudem, sich sehr bald viel Ansehen bei der Werkstattleitung und den Mitarbeitern zu verschaffen.

Das Beispiel zeigt anschaulich, wie ein unbewusster psychischer Konflikt sich in einer körperlichen Störung äußern kann, welche ein unbewusstes Problem scheinbar aus der Welt schafft, dann aber selbst zum Problem wird. Zwar war die Patientin unbewusst erleichtert, dass sie es wegen ihrer Krankheit nicht mehr schaffte, zu Vorstellungsgesprächen zu gehen, litt aber unter ihren unheimlichen Symptomen und der Angst, an einer schwerwiegenden Krankheit wie z. B. multipler Sklerose zu leiden. Zudem fühlte sie sich in der Krankheit ähnlich abgelehnt wie damals als Kind, so dass der vermeintliche Gewinn viel kleiner als der Verlust war. Dies war gleichzeitig ihre Motivation, ihr Leiden zu überwinden und sich in eine Psychotherapie zu begeben, obwohl sie anfänglich eine psychische Ursache ihrer Störung vehement ablehnte.

Geschichte der dissoziativen Störungen

Der Begriff „dissoziative Störungen" ist relativ neu. Der alte Begriff „Hysterie" war in Verruf gekommen, weil er mit auffälligem theatralischem und Aufmerksamkeit heischendem Verhalten („hysterisch") gleichgesetzt wurde. Die Bezeichnung stammt aus dem Griechischen, und die Krankheit war auch bereits den alten Griechen bekannt. Die Theorie der alten Griechen war, dass „die Gebärmutter (altgriechisch *hystera*), wenn sie nicht regelmäßig mit Samen (Sperma) gefüttert werde, im Körper suchend umherschweife und sich dann am Gehirn festbeiße" (http://de.wikipedia.org/wiki/Hysterie). Dies führe dann zum typischen „hysterischen" Verhalten. Die Tatsache, dass die Symptome oft verschwanden, wenn die betroffene Frau schwanger wurde, diente wohl als Beweis für diese Theorie. Vermutlich trat die Krankheit auch hauptsächlich bei jungen noch ledigen Frauen auf, wie es auch später der Fall war. Wie es Frauen mit der Krankheit im Mittelalter und in späterer Zeit erging, können wir nur vermuten. Möglicherweise wurde manche von ihnen als Hexe betrachtet und zur Strafe auf dem Scheiterhaufen verbrannt. Oder aber man dachte, diese Frauen seien vom Teufel besessen, und führte an ihnen Teufelsaustreibungsrituale durch, wie dies auch in der Gegenwart noch zeitweise geschieht und in mehreren Filmen (u. a. *Der Exorzismus von Emily Rose* aus dem Jahr 2005), die auf wahren Geschichten beruhen, dramatisch dargestellt worden ist.

Bereits in Abschn. 1.3 wurde erwähnt, dass es der Psychiater Charcot war, der im 19. Jahrhundert die psychischen Zusammenhänge der Hysterie mittels der Hypnose entdeckte. Seine theatralisch inszenierten Behandlungen waren einerseits sehr überzeugend und hatte unter anderem auch Sigmund Freud dazu bewegt, zu ihm zu reisen, doch gerieten seine Theorien, obwohl sie von anderen Forschern (z. B. Pierre Janet) aufgenommen und weiterentwickelt wurden, bald wieder in Vergessenheit. Freud gewann mit seinen Theorien Oberhand und er kam zur Überzeugung, dass die Symptome hysterischer Frauen durch die Umwandlung psychischer Energien bedingt seien und nicht wirklich auf traumatischen Erfahrungen beruhen würden. Entsprechend entwickelte er den Fachbegriff „Konversion", der z. T. heute noch angewandt wird. Dieser bedeutet, dass ein psychisches Problem, welches verdrängt werden müsse, auf diese Weise in körperliche Symptome umgewandelt werde. Freud blieb damit letztlich den Ideen der alten Griechen treu, die ebenfalls daran glaubten, dass sich in der Hysterie eine unbewusste Störung äußere. Erst später wurde erkannt dass die Verhaltensweisen hysterischer Frauen durch den Prozess der Dissoziation, d. h. durch eine Spaltung oder ein Auseinanderdriften des Bewusstseins, zustande kommt.

Dissoziation oder die Trennung von linker und rechter Hirnhälfte

Moderne Erkenntnisse der Gehirnphysiologie kamen diesen Vermutungen entgegen: Die Erkenntnis, dass die linke und rechte Hirnhemisphären für unterschiedliche psychische Funktionen verantwortlich waren, half, die Phänomene der Dissoziation besser zu verstehen. Es wurde erkannt, dass bei Rechtshändern die linke Hemisphäre sozusagen Sitz des bewussten Erlebens und Denkens ist, während in der rechten Hemisphäre unbewusste Prozesse ablaufen, welche wir normalerweise im Wachzustand gar nicht wahrnehmen respektive nicht in unser Bewusstsein dringen. Einzig in den Träumen erhalten wir Einblick in die scheinbar chaotischen Prozesse der rechten Hemisphäre. In der Dissoziation und offenbar ähnlich auch in psychotischen Zuständen wie bei der Schizophrenie brechen aber die Inhalte der rechten Hemisphäre durch. Dies wird möglich, weil die koordinierende Funktion des Zwischenhirns unter bestimmten Umständen versagt.

Das Phänomen der Dissoziation ist im Tierreich als sogenannter Totstellreflex bekannt. Wird ein wildes Tier von einem Raubtier verfolgt und merkt, dass es demnächst vom Raubtier gefasst werden wird, so stellt es sich reflexartig tot. Genauer gesagt fällt es in einen dissoziativen Zustand, in welchem die bewusste Körperwahrnehmung ausgeschaltet ist. So kann es vermeiden, den Schmerz des Gepackt- und Getötetwerdens wahrzunehmen, indem es diese Gefühle ausblendet, wobei dieser Reflex unter Umständen für das Tier auch lebensrettend sein kann, weil das Raubtier möglicherweise von ihm ablässt, da es keine toten Tiere fressen will.

Das gleiche Phänomen ist von Menschen bekannt, die einer schweren Bedrohung ausgesetzt sind und in diesem Moment ebenfalls scheinbar aus ihrem Körper heraustreten und wie aus der Ferne beobachten, was diesem geschieht. (Die Körperwahrnehmung wird abgespalten oder eben dissoziiert.) Ein häufig berichtetes Beispiel ist jenes von Kindern, die von einem Elternteil geschlagen werden. Sie lernen mit der Zeit, die Schläge gar nicht mehr wahrzunehmen und vor allem nicht zu weinen und schreien, weil sie erfahrungsgemäß sonst noch heftiger geschlagen werden. Sie haben oft die Worte des Peinigers in den Ohren: „Schrei nur, ich werde dich noch heftiger schlagen, damit dir das Schreien vergeht." Diese Unempfindlichkeit für Schmerz kann sich im späteren Leben scheinbar als hilfreich, letztlich aber als schädlich erweisen.

Ein noch tragischeres Beispiel ist jenes von Menschen, die Opfer einer Vergewaltigung oder einer anderen schweren Körperverletzung (z. B. durch einen Unfall) wurden. So nehmen sie den Schmerz der Vergewaltigung (oder des Aufpralls bei einem schweren Unfall) nicht wahr, allerdings zu dem Preis, dass sie später in ähnlichen Situationen wehrlos ausgeliefert sind. Entsprechend sind traumatisierte Menschen auch besonders gefährdet, erneut missbraucht zu werden, weil sie in einer Bedrohungssituation reflexartig in einen dissoziativen Zustand geraten. Die Eindrücke von diesen Ereignissen sind aber im Unterbewussten durchaus gespeichert, allerdings nicht als geordneter Ablauf, sondern als fetzenartige Bilder, Gerüche, Körpergefühle oder als Bruchstücke von Szenen. Diese Eindrücke dringen als sogenannte Flashbacks plötzlich wieder in die Erinnerung zurück, wenn die Betroffenen durch einen Reiz (Sinneseindruck, Trigger) an das traumatisierende Ereignis erinnert werden. In Abschn. 7.6 wird noch einmal auf diese Phänomene eingegangen.

Ist dieses Einzelphänomen mit bestimmten weiteren Symptomen verknüpft, so handelt es sich um eine eigenständige psychische Störung von erheblichem Krankheitswert, die sogenannte posttraumatische Belastungsstörung (PTBS). Sie wird im Folgenden beschrieben.

PTBS: Sonderform der Dissoziation nach psychischen Traumen

Als psychisch schwer traumatisierende Erlebnisse, die anhaltende Symptome (Störungen) zur Folge haben können (nicht müssen) gelten traumatische Ereignisse, bei welchen die folgenden Kriterien erfüllt sind:

- Die Person war mit ein oder mehreren Ereignissen konfrontiert, die den tatsächlichen oder drohenden Tod bzw. eine ernsthafte Verletzung der eigenen Person oder anderer Personen beinhaltete.

- Die Reaktion der Person umfasste intensive Furcht und Angst sowie Hilflosigkeit oder Entsetzen.
- Weitere emotionale Reaktionen auf das Trauma können Schuld- und Schamgefühle, starke Wut und Reizbarkeit oder Gefühlsabstumpfung sein.

Die auffälligste Reaktion nach einem traumatischen Erlebnis ist das Gefühl, dass Gefahr droht. Die Betroffenen leben dauernd in Angst oder machen sich Sorgen, oft ohne zu wissen, weshalb, weil sie das Trauma mittels Dissoziation abgespalten haben. Sie erleben das Gefühl, dass Gefahr droht, vor allem auf zwei Arten: einerseits – wie eben beschrieben – durch ungewolltes, plötzlich einschießendes Wiedererleben von Teilen des verdrängten traumatischen Ereignisses, meist in Form von einzelnen Bildern, sogenannten Flashbacks (blitzartigen Rückblenden), aber auch quälenden Alpträumen und andererseits durch körperliche Unruhe oder Schmerzen, Schreckhaftigkeit und erhöhte Wachsamkeit. Da die Alpträume den Schlaf stören, sind die Betroffenen erschöpft.

Diese Gefühle der Gefahr haben zwei Quellen. Zum einen sind sie direkte Folge davon, dass die Betroffenen direkt oder indirekt einer gefährlichen, u. U. lebensbedrohlichen Situation ausgesetzt waren. Wenn bestimmte Auslöser oder Reize sie an das traumatische Erlebnis erinnern, taucht automatisch ein Gefühl der Bedrohung auf, verbunden mit Bildern von den Erlebnissen und/oder entsprechenden körperlichen Reaktionen, als ob ihnen der Schmerz erneut zugefügt würde (z. B. Schmerzen im Unterbauch nach einer Vergewaltigung). Bei manchen Reizen ist dies offensichtlich, weil sie stark an das ursprüngliche traumatische Ereignis erinnern (z. B. wenn die Betroffenen zum Ort zurückkehren, an dem das traumatische Erlebnis passiert war). Andere Eindrücke jedoch mögen unsinnig erscheinen und erinnern nur vage an das traumatische Erlebnis (z. B. das Aufblitzen einer bestimmten Farbe, ein gewisser Geruch, eine Licht- oder Temperaturveränderung, der Klang einer Stimme). Solche Reize sind oft schwer als Auslöser (Trigger) von Erinnerungen zu erkennen und scheinen aus heiterem Himmel zu kommen. Wenn die Betroffenen die Auslöser erst einmal erkannt haben, können sie die automatischen Reaktionen besser verstehen und sie abbauen lernen. Dies ist eines der Ziele einer entsprechenden Traumatherapie (mehr dazu in Abschn. 7.6).

Zum anderen entsteht das Gefühl der Gefahr dadurch, dass die Betroffenen die Welt nach einem traumatischen Erlebnis anders betrachten. Sie haben ein verändertes Empfinden davon, was sicher ist und was nicht, und es dauert oft einige Zeit, ehe sie sich überhaupt wieder sicher fühlen. Sie haben das Gefühl, dass das Leben voller Gefahren ist und dass man nie weiß, wann wieder ein Unglück passiert. Dieses erhöhte Gespür für Gefahr kann teilweise daher kommen, dass das traumatische Erlebnis sie für echte Gefahren aufmerksamer gemacht hat. Es kommt jedoch auch häufig vor, dass auf Grund der Angst, die das Trauma ausgelöst hat, Gefahren überschätzt werden bzw. harmlose Situationen gefährlich erscheinen und daher vermieden werden (z. B. geschlossene Räume, jegliche körperliche Nähe, alle Fahrzeuge).

Fallbeispiel Susanne, die Jurastudentin mit dem Motorradunfall

Susanne hatte als Beifahrerin einen schweren Motorradunfall erlitten. Ihr langjähriger Freund verlor auf einer abgelegenen Bergstraße in einer Kurve die Kontrolle über ihr Motorrad. Sie gerieten ins Schleudern, prallten gegen die Leitplanke, wobei sie sich beide Beine brach. Sie konnte wegen der langwierigen komplizierten Behandlung und Rehabilitation über ein Jahr nicht mehr zur Universität gehen. Bei der Wiederaufnahme des Studiums, musste sie bei der ersten Vorlesung fluchtartig den Hörsaal verlassen, weil sich eine große Angst bedingt durch starkes Herzklopfen und ein Engegefühl im Hals einstellten. Sie fürchtete zu ersticken.

Seit dem Unfall hatte sie sich allgemein zurückgezogen und war nur noch in Begleitung ihres Freundes oder ihrer Mutter – meist abends – aus dem Haus gegangen, hatte oft draußen vor Einkaufsläden gewartet und die Mutter oder den Freund die Einkäufe erledigen lassen, weil sie sich in den Läden nicht wohlfühlte und Herzklopfen bekam.

Medizinische Abklärungen förderten keine abnormen Befunde zutage. Wegen Verdacht auf eine psychische Ursache (Panikstörung) wurden eine psychiatrische Abklärung und eine kognitive Verhaltenstherapie eingeleitet. Die über gut ein Jahr dauernde Therapie brachte zwar vorübergehend Fortschritte, doch traten immer wieder stark behindernde Attacken auf, die sie abhielten, an die Universität zu gehen.

Die Unfallversicherung verlangte daher eine Begutachtung, die ich durchführen musste. Bei der Untersuchung berichtete Susanne, dass sie Gespräche über den Unfall vermeide, da sie jeweils ein mulmiges Gefühl bekomme. Sie sagte zudem scherzhaft, dass sie seit dem Unfall „alle Gefährte mit zwei Rädern" meide. Sie erzählte mir nur mit Widerstand davon, da sie fürchtete, in Tränen auszubrechen, war aber schließlich erleichtert.

Im Laufe der Untersuchung stellte sich heraus, dass sie damals beim Unfall fürchtete, ihr weit schwerer verletzter Partner könnte sterben: Wegen ihrer eigenen Verletzungen konnte sie an der Unfallstelle nicht zu ihm gehen, während sie auf Hilfe warteten, und auch anschließend war sie einen Tag lang im Ungewissen über seinen Zustand, da er in ein anderes Krankenhaus als sie gebracht worden war. Somit war sie lange Zeit einer schrecklichen Todesangst um ihren geliebten Freund ausgeliefert, was für sie sehr traumatisierend war. Bedenklich, aber nicht ungewöhnlich ist, dass ihre Traumatisierung selbst von

Psychiatern übersehen worden war. Dies ist darauf zurückzuführen, dass sie selbst das Gespräch über das Unfallereignis vermieden hatte und ihre eigenen Unfallverletzungen nicht sehr dramatisch schienen. Da sie ihre schrecklichen Erlebnisse niemandem berichten konnte, kam offenbar trotz der Angstsymptomatik und des Vermeidungsverhaltens niemand auf die Idee, dass ein psychisches Trauma vorliegen könnte. Allerdings war lediglich das Meiden von „Gefährten mit zwei Rädern" für den Unfall typisch, ihre Angst vor geschlossenen Räumen oder größeren Menschenansammlungen war unspezifisch.

Das Fallbeispiel zeigt, dass unklare körperliche Symptomen und insbesondere Schlafstörungen mit Alpträumen auch Folgen einer psychischen Traumatisierung sein können. Dies nicht nur bei Unfallopfern, sondern auch bei Opfern von Gewalt in Form von politischer Verfolgung, Krieg, Terror oder auch sexuellem Missbrauch. Dabei können diese Ereignisse durchaus viele Jahre zurückliegen und durch ein scheinbar unbedeutendes neues Ereignis plötzlich reaktiviert werden.

> *Ein in seiner Studentenzeit verfolgter Mann aus der Türkei hatte in der Schweiz 25 Jahre lang tüchtig gearbeitet, bis er wegen Rückenschmerzen arbeitsunfähig wurde. Als der Arbeitgeber ihm nicht glaubte, dass er völlig arbeitsunfähig sei, und ihm nachzuspionieren begann, fühlte er sich erneut verfolgt und seine Erinnerungen an die Verfolgung in der Türkei wurden reaktiviert. Nach außen zeigte er aber lediglich seine Schmerzsymptome und eine auffällige Reizbarkeit und Empfindlichkeit. Da auch er im Gespräch das Thema der damaligen Verfolgung vermied, blieb lange Zeit unentdeckt, dass er an einer posttraumatischen Belastungsstörung litt. Seine Symptomatik wurde erst dann deutlich, als er für Ferien in sein Heimatland reiste und sich sehr unwohl fühlte, als er dort mit Militärpersonen oder Polizisten konfrontiert war. Erst jetzt wurde ihm klar, weshalb Nachrichten am Fernsehen über Verfolgung schwacher Menschen ihn schon lange so belastet hatten, dass er stets den Raum fluchtartig verlassen musste und sehr nervös wurde.*

Symptome der dissoziativen Störungen

Es gibt eine ganze Reihe von psychischen Phänomenen, die Ausdruck von Dissoziation sein können. Macht ein Mensch mehrfach traumatische Erfahrungen mit und gerät in dissoziative Zustände, so kann sich dieses Verhalten sozusagen automatisieren und tritt in Zuständen der Bedrohung oder auch solchen, die lediglich an die Bedrohung erinnern, reflexartig wieder auf. Dieses reflexartige Auftreten von dissoziativen Zuständen kann dann – ähnlich wie in einem Trancezustand – auch den Ausfall von Körperfunktionen bedingen im Sinne einer Rückkehr auf frühere unreifere Funktionszustände. Anstelle einer totalen Bewusstlosigkeit kommt es lediglich zu einer partiellen

Lähmung oder aber zu einem partiellen Ausfall von bestimmten Sinnesfunktionen wie Sprechvermögen, Gehör, Gedächtnis oder Sehen. So können z. B. auch die Körperempfindungen in bestimmten Körperteilen wegfallen, d. h. diese werden unempfindlich für Schmerz oder ganz gefühllos.

Es können aber nicht nur Funktionen wegfallen (negative Symptome), sondern auch Verhaltensweisen auftreten, die unbewusst ausgeführt werden (positive Symptome), wie z. B. Fluchtreaktionen oder das Wahrnehmen von Stimmen, Gerüchen, Bildern, wie es für die Schizophrenie typisch ist. Dissoziation ist unter Umständen auch nicht klar von dieser schweren psychischen Krankheit abgrenzbar.

Im Kasten „Kategorisierung der dissoziativen Symptome" sind die positiven und negativen körperlichen sowie psychischen Symptome der Dissoziation aufgelistet.

Box 2.12: Kategorisierung der dissoziativen Symptome

Negative Symptome
Psychoform
- Gedächtnisverlust: dissoziative Amnesie (fehlende Erinnerungen)
- Depersonalisierung (sich selbst als fremd erleben) in Verbindung mit einer Spaltung zwischen dem erlebenden und dem beobachtenden Persönlichkeitsanteil
- Verlust der Gefühle (Affekte): emotionale Unempfindlichkeit
- Verlust von Charakterzügen

Somatoform
- Verlust des Empfindungsvermögens: Anästhesie (betrifft alle Sinnesmodalitäten)
- Verlust der Schmerzempfindlichkeit: Analgesie
- Verlust motorischer Aktivitäten: Verlust der Fähigkeit, sich zu bewegen (z. B. in Form von Katalepsie, also einer totalen anfallsartigen Lähmung), zu sprechen, zu schlucken usw.

Positive Symptome
Psychoform/somatoform
- Von „außen" eindringende (psychotische) Wahrnehmungen (Intrusionssymptome), z. B. Stimmenhören, „gemachte" (von außen eingegebene) Emotionen, Gedanken und Ideen bzw. Empfindungen und Körperbewegungen (z. B. in Form von Tics), Pseudokrampfanfälle (Epilepsie)
- Wiedererleben traumatisierender Ereignisse, z. B. bestimmter visueller und auditiver Wahrnehmungen, Gefühle und Ideen bzw. Empfindungen und Körperbewegungen
- Wechseln zwischen verschiedenen dissoziierten Persönlichkeitsanteilen
- Dissoziative Psychose (schwere psychische Störung mit veränderter Wahrnehmung der Realität), d. h. eine Störung, bei der es zu einer relativ langfristigen Aktivierung eines psychotischen dissoziierten Anteils kommt

Erschöpfende Defensivhandlungen bei dissoziativen Störungen

Weitere Phänomene, die mit dissoziativen Mechanismen im Zusammenhang stehen, sind die unbewussten Abwehrmechanismen oder Defensivhandlungen, welche als Schutz gegen das Auftreten dissoziativer Phänomene dienen, ihrerseits aber mit negativen Konsequenzen für den Alltag verbunden sind. Typischstes Beispiel ist zwanghafte Sauberkeit im Haushalt, bei den Kleidern und am eigenen Körper, wie im *Fallbeispiel Angela mit ihrem erschöpfenden Waschzwang* dargestellt.

Der Kasten „Defensivhandlungen zur Abwehr von unangenehmen Gefühlen aus der Vergangenheit" zeigt einige dieser Verhaltensmuster, auf welche teilweise in Abschn. 2.4 bereits eingegangen wurde. Zwischen den eigentlichen dissoziativen Symptomen und diesen Defensivhandlungen bestehen fließende Übergänge. Gemeinsam ist diesen Verhaltensweise, dass sie zu einer Überforderung und damit zur Erschöpfung führen können, oft begleitet von körperlichen Schmerzen und unerholsamem Schlaf. In Abschn. 7.4 und 7.5 wird aufgezeigt, wie wichtig es ist, diese Hintergründe zu erkennen, weil sonst alle Bemühungen, die erschöpfenden Verhaltensweisen aufzugeben, scheitern.

Box 2.13: Defensivhandlungen zur Abwehr von unangenehmen Gefühlen aus der Vergangenheit

- Zwanghafte Verhalten (pausenloses Arbeiten, extreme Ordnung und Sauberkeit)
- Ausblenden von Schmerz und Erschöpfung während solcher Leistungen
- Selbstschädigendes Verhalten wie sich schneiden oder verbrennen
- Substanzmissbrauch (Alkohol, Medikamente, Drogen), um unangenehme Gefühle zu dämpfen („sich zudröhnen")
- Ausblenden von „gefährlichen" Gefühlen und Bedürfnissen (Hunger, Schlafbedürfnis)

Fallbeispiel Angela, mit ihrem erschöpfenden Waschzwang

Eine 40-jährige Patientin kam wegen ausgedehnter Schmerzen und ausgeprägter Müdigkeit und Erschöpfung zu mir. Im Laufe der Behandlung stellte sich heraus, dass sie ein enormes, zwanghaftes Sauberkeitsbedürfnis hatte, indem nicht nur die Wohnung immer sauber geputzt sein musste, sondern sie und ihre drei Familienmitglieder (Ehemann und zwei Söhne) auch jeden Tag komplett frisch gewaschene Kleider anziehen mussten, weil sie überzeugt war, dass die Kleider sonst unangenehm riechen würden. Ich konfrontierte sie mit der großen Arbeit, die sie sich damit verursachte, was sie zwar einsah, aber nicht ändern konnte. Schließlich konnte sie die Hintergründe ihrer zwanghaften Sauberkeit erkennen: Sie war in

> *sehr armen Verhältnissen mit einer alkoholkranken Mutter aufgewachsen. Diese hatte den Haushalt und das Waschen vernachlässigt, so dass sie als Kind oft in schmutzigen Kleidern zur Schule gehen musste und dort kritisiert und ausgelacht wurde. Um dies zu vermeiden, hätte sie manchmal unterwegs am Dorfbrunnen die gröbsten Flecken aus den Kleidern notdürftig ausgewaschen. Das Aufdecken dieser traumatischen Erfahrungen half mir, ihren Waschzwang zu verstehen, und ihr, das energieraubende Verhalten langsam abzulegen.*

Das Beispiel zeigt, dass hinter Schmerz und Müdigkeit oft erschöpfende, übertriebene Verhaltensweisen stecken, die aber eine vermeintliche Schutzfunktion haben respektive hatten. Therapeutisch gilt es, diese Zusammenhänge aufzudecken und die Patientinnen zu unterstützen, die Verhaltensmuster abzulegen, vorausgesetzt, dass diese ihnen überhaupt bewusst sind bzw. sie bei deren Ausübung nicht in einem dissoziativen Zustand sind. Nicht selten treten bei sexuell missbrauchten Frauen solche Waschzwänge im Zusammenhang mit sexuellen Belästigungen oder intensiven Erinnerungen an den Missbrauch auf, und sie müssen sich mehrfach waschen oder duschen, um den vermeintlichen Schmutz abzuwaschen. Sie befinden sich dabei oft in einem tranceähnlichen Ausnahmezustand und spüren nicht, wie sie mit dem häufigen und intensiven Waschen ihre Haut schädigen. Sie bemerken auch nicht, dass sie sich gerade eben frisch geduscht haben und wiederholen dies daher innerhalb weniger Stunden mehrfach. Sie putzen unter Umständen auch das Badezimmer erneut, obwohl es absolut sauber ist, nachdem sie es kurz vorher bereits geputzt hatten.

Andere Zwänge, sauber und ordentlich zu sein, wurden durch das Verhalten der Eltern, vor allem der Mütter, provoziert, welche hohe Ansprüche bezüglich Sauberkeit an ihre Kinder stellten, so dass die Kinder es ihnen nie recht machen konnten. Ein weiteres Fallbeispiel soll dies illustrieren:

> ### Fallbeispiel Klara, die ordentliche Hausfrau
>
> *Eine 42-jährige Hausfrau und Mutter zweier erwachsener Töchter, die wegen Fibromyalgie und starker Erschöpfung in Behandlung war, berichtete, dass der Waschtag jeweils für sie eine große Belastung sei, weil sie sich gezwungen fühle, die gesamte Wäsche am gleichen Tag zu waschen, zu trocknen, zu bügeln und einzuräumen. Als ich sie fragte, warum sie sich unter einem derartigen Druck setze, antwortete sie, dass sie den Anblick der ungebügelt herumliegenden Wäsche nicht aushalten können. Es könnte ja jemand zu Besuch kommen und die nicht aufgeräumte Wäsche sehen. Da ich aber ahnte, dass sie in ihrem Haus ein separates Wäschezimmer hatte, fragte ich, ob denn die Wäsche im Wohnzimmer herumliege, was sie lachend verneinte. Ich fragte dann, ob denn ihre Gäste ihr Wäschezimmer*

> *inspizieren würden, was sie ebenfalls verneinte. Sie bemerkte, dass dieses Gefühl der Unordnung im Wäschezimmer sie allein belastete, und sie schaffte es schließlich, den Waschtag auf zwei Tage zu verteilen. Ihre belastete Kindheit gab die Erklärung für dieses Verhalten. Als uneheliches Kind einer sehr jungen Mutter hatte sie unter der Ablehnung durch die Großeltern gelitten. Sie hatte dauernd versucht, es diesen recht zu machen und ein pflegeleichtes, ordentliches Kind zu sein, was sie aber nie schaffte, da sie für immer ein unerwünschtes Kind blieb.*

Unerholsamer Schlaf durch Alpträume

Das Phänomen der Dissoziation hilft uns auch die Vorgänge, die bei Müdigkeit und Erschöpfung eine Rolle spielen, besser zu verstehen. Wie schon angedeutet, sind Träume ebenfalls ein Ausdruck von Dissoziation, da im Schlaf sich das wirre Denken und Erleben der rechten Hirnhemisphäre darstellt. Typisch für das Denken der rechten Hemisphäre ist das symbol- und bildhafte Erleben, die fehlende Logik, das sprunghafte, scheinbar unzusammenhängende Denken und der Ausdruck von Gefühlen in den Traumhandlungen. Normalerweise träumen wir zwar jede Nacht phasenweise, können uns aber an die Träume nicht erinnern. Nur wenn wir aus einem Traum erwachen, wie dies gegen Morgen oft der Fall ist, sind Erinnerungen da, verschwinden aber meist rasch wieder, es sei denn, wir würden den Traum oder Teile davon aufschreiben.

Ist ein Traum besonders angsterzeugend, so kann die körperliche Reaktion uns ebenfalls aus dem Schlaf reißen, und wir erwachen dann mit Herzklopfen und Schwitzen aus diesem Alptraum, was auf die durchgemachte Angst hinweist. Unter Umständen reagieren wir gar mit lautem Schreien oder Abwehrbewegungen, schlagen beispielsweise um uns. Wenn der Schlaf häufig durch Alpträume gestört wird, ist dieser unerholsam, besonders, wenn wir vor lauter Angst nicht wieder einschlafen können. Aber selbst wenn wir von den Alpträumen nicht erwachen, können diese den Erholungswert des Schlafes mindern. Wir erwachen unausgeruht und erinnern uns eventuell vage, dass wir eine anstrengende Nacht hatten.

Die Partner berichten oft von sehr unruhigem Schlaf mit den erwähnten Abwehrbewegungen und verbalen Äußerungen. Der in Abschn. 4.4 geschilderte Traum von *Tamara* ist ein relativ harmloses, aber vielsagendes Beispiel solcher Träume. Auch sie erwachte anderntags unausgeruht.

2.6 Hypochondrie: Angst als Symptomverstärker

Die Hypochondrie wird in der psychiatrischen Klassifikation ICD-10 als eigenständige Störung aufgeführt, doch handelt es sich eigentlich um ein Verhaltensmuster, welches für die ganze Gruppe der somatoformen Störungen mehr oder weniger typisch ist. Zudem finden sich Überschneidungen mit den eigentlichen Angststörungen, die in der ICD-10 mit F41 eine eigene Gruppe bilden. Der Begriff stammt aus dem Griechischen und soll bezeichnen, dass die Betroffenen unter (*hypo*) den Rippen (*chondros*, eigentlich „Knorpel") eine Störung vermuteten, d. h. im Brustkorb oder auch im Oberbauch, wo eine Vielzahl von funktionellen Beschwerden lokalisiert sein können. Denn die Krankheitsangst wird typischerweise durch verschiedene Symptome ausgelöst, die eigentlich normale Körperreaktionen sind, wie Herzklopfen, Schwitzen, Hitzegefühle oder normalerweise harmlose Symptome, wie Spannungskopfschmerzen, Herzstolpern (unregelmäßiger Puls), Atemnot, Schwächegefühle (vielleicht bei niedrigem Blutdruck), Völlegefühle, saures Aufstoßen sowie ein Stechen oder schmerzhaftes Ziehen im Bauch. Die Betroffenen betrachten diese Symptome ängstlich, was zu einer Verstärkung der Symptome führen kann, wenn es sich dabei ohnehin um den physiologischen Ausdruck von Angst handelt, wie Herzklopfen, Magenkrämpfe oder ein Stechen auf der Brust.

> **Box 2.14: Körperliche Symptome von Angst**
>
> - Pupillenerweiterung
> - Erhöhte Herzfrequenz („Herzklopfen"), Blutdruckanstieg
> - Mundtrockenheit, Blässe
> - Kalter Schweiß, Zittern
> - Engegefühl im Hals (Kloßgefühl, Globusgefühl)
> - Appetitverlust, Magenkrämpfe
> - Harndrang, Durchfall (verbunden mit Bauchgrimmen)
> - Erhöhter Muskeltonus (Muskelverspannung)

Die Krankheitsangst kann sehr ausgeprägt sein, so dass immer wieder der Arzt aufgesucht wird, um sich untersuchen zu lassen, und dessen normale Befunde keine Beruhigung bringen können. Auch die Tatsache, dass die Symptome schon seit langer Zeit bestehen, zwischenzeitlich verschwunden und nun erneut aufgetreten sind, können die Betroffenen nicht beruhigen. Genährt wird die Hypochondrie nicht selten durch eine unvorsichtige Äußerung eines Arztes, dass sich im Blut oder im Röntgenbild eine Anomalie finde, die allerdings ohne Bedeutung sei. Wie es für somatoforme Störungen typisch ist, lassen sich die Betroffenen durch solche Erklärungen nicht beruhigen, weil ihnen das nötige Vertrauen in den Arzt fehlt. Auch sträuben sie sich dagegen, eine psychische Ursache dieser Beschwerden zu akzeptieren, weil sie sich mit ihren Symptomen nicht ernst genommen und als Simulanten abgestempelt fühlen. Sie beharren darauf, dass das Symptom Zeichen einer körperlichen Krankheit und nicht eingebildet sei. Ein Fallbeispiel soll dies verdeutlichen:

Fallbeispiel Sekretärin mit Angst vor einem Hirntumor

Eine 45-jährige Sachbearbeiterin litt zunehmend an hartnäckigen Kopfschmerzen. Sie fürchtete, einen Hirntumor zu haben, und begab sich zum Arzt. Sie beharrte darauf, dass dieser ein MRT des Kopfes durchführen müsse, welches aber keinen Befund zeigte. Trotzdem war sie nicht beruhigt und begab sich daher zu einem zweiten und schließlich zu einem dritten Spezialisten. Da diese sich jeweils auf die Untersuchungen und vor allem die Bilder der Voruntersucher stützten, verlor sie rasch das Vertrauen. Sie hatte den Eindruck, die Ärzte würden sie gar nicht ernst nehmen und sorgfältig untersuchen, sondern einfach die Beurteilung der anderen Ärzte übernehmen. Sie hatte den Eindruck, alle würden unter einer Decke stecken und sich gegenseitig schützen, statt ihr zu glauben. Dieses Gefühl verstärkte ihre Angst, an einem Hirntumor zu leiden, und diese Angst wiederum führte vermutlich über eine erhöhte Muskelspannung zur Zunahme ihrer Spannungskopfschmerzen. Mit ihrer Verzweiflung und ihrem hartnäckigen Festhalten an ihrer Überzeugung, an Krebs zu leiden und nicht ernst genommen zu werden, belastete sie mit der Zeit auch ihre Angehörigen, die sich von ihr zurückzuziehen begannen. Die Kopfschmerzen führten auch zu einer Einschränkung der Arbeitsfähigkeit auf Grund von Konzentrations- und Schlafstörungen, so dass sie schließlich auch noch die Arbeitsstelle verlor.

Das Fallbeispiel zeigt, dass eine hypochondrische Störung mit einem zunehmenden Misstrauen den Ärzten gegenüber einhergehen kann, worauf in Kap. 9 vertieft eingegangen wird. Wenn Patienten wiederholt Abklärungen verlangen und sich von der Harmlosigkeit der Beschwerden nicht überzeugen lassen, so kann auch von einer Somatisierungsstörung gesprochen werden, vor allem, wenn die Patienten verschiedene Symptome vorbringen und daher – abwechselnd oder gleichzeitig – Krankheiten in mehreren Organsystemen befürchten, wobei die Störung zudem wie im Fallbeispiel über mehrere (mindestens zwei Jahre) besteht.

Teufelskreis der Angst: wenn die Angst vor der Angst zum Problem wird

Da Angst selbst eine Reihe von körperlichen Symptomen auslöst, wie Herzklopfen, Schwitzen, Zittern und Schwächegefühle, kann ein gefährlicher Teufelskreis entstehen, da die Angst die Symptome verstärkt und diese wiederum die Angst verstärken. Nicht immer sind die Symptome allerdings derart hartnäckig und bedrohlich, wie das folgende Fallbeispiel zeigt:

> ### Fallbeispiel Frau Hartmann mit der Angst, nicht schlucken zu können
>
> *Frau Hartmann war Ehefrau eines leitenden Angestellten eines Großbetriebes. Ihr Ehemann brachte häufig geschäftlich Gäste zum Essen nach Hause. Sie kochte sehr gerne und gut für diese Gäste. Häufig bekam sie aber beim Essen plötzlich ein Engegefühl im Hals und konnte nicht mehr schlucken. Dies war ihr sehr peinlich, und sie gewöhnte sich an, in solchen Momenten unter einem Vorwand in die Küche zu gehen und dort etwas Wasser zu trinken, was den Krampf in der Regel löste. Insofern war sie beruhigt, dass die Krämpfe nicht Zeichen einer gefährlichen Krankheit sein konnten, trotzdem waren ihr die Symptome peinlich, weil sie oft mitten in einem Gespräch vom Tisch weglaufen musste. Meine Information über den Zusammenhang zwischen den Schlundkrämpfen und der Angst, dass diese auftreten könnten („Angst vor der Angst"), konnte sie überzeugen. Auch erkannte sie, dass die Symptome vor allem dann auftraten, wenn sie durch viele Gäste und aufwendiges Kochen besonders gestresst war. Hilfreich war für sie die Vermittlung der Strategie, sich von ihrer Angst, die durch das Symptom ausgelöst wurde, abzulenken, indem sie sich mit ihrem Tischnachbarn ausgiebig unterhielt und so auch eine kleine Pause beim Essen einlegte. Sehr bald verspürte sie eine Entspannung, wenn sie das Symptom gelassen nehmen konnte, und entsprechend schwand auch ihre Angst, dass das Symptom sie zwingen würde, in die Küche zu eilen und sich vor den Gästen zu blamieren.*

Das Beispiel zeigt, dass es wichtig war, dass Frau Hartmann den Zusammenhang zwischen ihrem Symptom „Schlundkrampf" (auch Globus- oder Kloßgefühl genannt) und ihrer Angst, nicht schlucken zu können, erkennen konnte und dass sie dadurch in den typischen Teufelskreis von zunehmender Angst und zunehmenden Symptomen geriet.

Abbildung 2.9 zeigt diese sich gegenseitig aufschaukelnden Symptome: Die Angst verstärkt das Symptom (z. B. Herzklopfen) und dieses wiederum die Angst, was zur Eskalation der Beschwerden führen kann. (Eigentlich müsste man von einer Angstspirale sprechen, denn die Angst setzt sich auf einer höheren Ebene fort und es kommt zu einer Steigerung der Symptome.) Zudem findet mit der Zeit ein Lernprozess statt, indem die befürchtete Eskalation immer wieder eintritt und schon nur der Gedanke daran, man könnte Angst haben, Angstsymptome auslösen kann. Die somit bedrohlicher werdenden Symptome stürzen die Betroffenen in eine Panik. Es kommen katastrophale Befürchtungen auf, wie die Angst, bewusstlos zusammenzubrechen und zu sterben, weil „das Herz zerspringt" (Angst, einen Herzschlag zu erleiden), oder aber durchzudrehen und z. B. „wie verrückt" herumzuschreien. Die Angst, verrückt zu werden, kann mit der Angst, die Kontrolle zu verlieren, einhergehen. Eine mögliche Befürchtung ist, sich in diesem Zustand das Le-

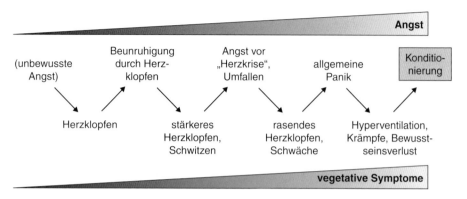

Abb. 2.9 Teufelskreis der Angst. Die Symptome schaukeln sich gegenseitig auf

ben zu nehmen (z. B. sich aus einem Fenster oder von einer Brücke in die Tiefe zu stürzen, wie es für die Höhenangst typisch ist).

Diese Ausführungen machen deutlich, dass zwischen der Hypochondrie, den somatoformen Funktionsstörungen und den Angststörungen fließende Übergänge bestehen. Für die Betroffenen ist wichtig, dass sie einen Arzt finden, der sie mit ihren Symptomen ernst nimmt, ihnen geduldig zuhört und ihnen überzeugende und verlässliche Erklärungen dafür gibt, statt sie mit unvorsichtigen Bemerkungen oder voreiligen Beruhigungsversuchen („Sie haben nichts") mehr zu verunsichern. Insofern haben die in Kap. 6 beschriebenen Grundprinzipien der Arzt-Patienten-Beziehung besondere Bedeutung. Hilfreich ist es, wenn es dem Arzt gemeinsam mit dem Patienten gelingt, das Auftreten der Symptomatik überzeugend mit einer aktuellen Belastungssituation in Zusammenhang zu bringen. Dies braucht aber ein geduldiges Ohr und gute Beobachtung durch den Arzt, da ja die Belastungen den Patienten in der Regel nicht bewusst sind oder sie aus anderen Gründen den Zusammenhang nicht herstellen können oder wollen. Auch anhaltende Müdigkeit kann zu einer hypochondrischen Störung führen, wenn die Betroffenen fürchten, dass diese Ausdruck einer unentdeckten körperlichen Krankheit ist.

3

Symptome ohne Befund: Was hinter Krankheiten ohne fassbare Ursache steckt

3.1 Nicht sichtbare Beschwerden

Beschwerden ohne klar fassbare Ursache sind einer der häufigsten Gründe für Arztkonsultationen. Sehr häufig sind es Schmerzen, die den Rücken im Kreuzbereich, den Schulter-Nacken-Bereich und den Kopf sowie den Bauch betreffen. Aber auch Brustschmerzen, die ein Herzleiden befürchten lassen (wie in Abschn. 2.6 beschrieben), Herzklopfen und Atemnot gehören dazu. Box 3.6 zeigt, dass es in jedem medizinischen Fachgebiet unklare Beschwerden gibt.

Die Betroffenen vermuten und befürchten, dass eine körperliche Störung vorliegt, und wünschen entsprechende Untersuchungen. Oft lassen sich auch nicht sehr ausgeprägte körperliche Befunde und im Bereich des Rückens degenerative Veränderungen finden. Dies führt dazu, dass vorerst eine reine Symptombekämpfung mit schmerzstillenden oder entspannenden (eventuell krampflösenden) Medikamenten sowie allenfalls Physiotherapie eingeleitet wird.

Erst wenn die Beschwerden trotz dieser Maßnahmen bestehen bleiben oder zurückkehren, wird wegen der körperlich nicht (ausreichend) erklärbaren Schmerzen in der Regel ein Psychiater oder Psychologe hinzugezogen. Dieser geht dann von einer *anhaltenden somatoformen Schmerzstörung* (Box 3.1) oder einer *chronischen Schmerzstörung mit somatischen und psychischen Faktoren* (Box 3.2) aus. Beiden Definitionen ist gemeinsam, dass psychischen Faktoren eine wichtige Rolle für den Schweregrad und die Zunahme (Exazerbation) oder Aufrechterhaltung der Schmerzen beigemessen wird, unabhängig davon, ob diese ihren Ausgangspunkt in einem physiologischen Prozess bzw. einer körperlichen Störung hatten oder nicht durch einen solchen Prozess erklärt werden können, sondern offenbar rein in Verbindung mit emotionalen Konflikten oder psychosozialen Belastungen aufgetreten sind.

Box 3.1: Anhaltende somatoforme Schmerzstörung (F45.40)

- Die vorherrschende Beschwerde ist ein andauernder, schwerer und quälender Schmerz, der durch einen *physiologischen Prozess oder eine körperliche Störung nicht hinreichend erklärt werden kann.*
- Er tritt in Verbindung mit *emotionalen Konflikten oder psychosozialen Belastungen* auf, denen die Hauptrolle für Beginn, *Schweregrad, Exazerbation oder Aufrechterhaltung der Schmerzen* zukommt.
- Die Folge ist meist eine beträchtlich gesteigerte persönliche oder medizinische Hilfe und Unterstützung.

Box 3.2: Chronische Schmerzstörung mit somatischen und psychischen Faktoren (F45.41)

- Im Vordergrund [...] stehen seit mindestens 6 Monaten bestehende Schmerzen in einer oder mehreren anatomischen Regionen, die ihren *Ausgangspunkt in einem physiologischen Prozess oder einer körperlichen Störung* haben.
- Psychischen Faktoren wird eine wichtige Rolle für Schweregrad, Exazerbation oder Aufrechterhaltung der Schmerzen beigemessen, jedoch nicht die ursächliche Rolle für deren Beginn.
- Der Schmerz verursacht in klinisch bedeutsamer Weise Leiden und Beeinträchtigungen in sozialen, beruflichen oder anderen wichtigen Funktionsbereichen.

Zudem spielen psychologische Faktoren auch bei vielen körperlichen Krankheiten eine Rolle. Oft tritt ein Bandscheibenvorfall, ein Magengeschwür oder ein Herzinfarkt eben gerade in einer Phase hoher körperlicher und psychischer Belastung auf, weshalb es auch bei diesen Erkrankungen wichtig wäre, auch die psychologischen Aspekte zu betrachten und das Erkrankungsrisiko mittels Stressabbau zu verringern.

Das *Fallbeispiel Massimo, der zu fleißige Mechaniker mit Rückenschmerzen* (Abschn. 2.3) und das unten folgende *Fallbeispiel Birgit mit Reizdarm und Erschöpfung* (Abschn. 3.4) illustrieren dies. In beiden Fällen fanden lange Zeit und intensiv körperliche Abklärungen und Behandlungen statt, da die Beschwerden Verdacht auf eine körperliche Ursache weckten respektive auch Anzeichen für solche bestanden (Verwachsungen im Bauch bzw. Bandscheibenschäden). Die beiden Fälle zeigen auch auf, wie problematisch diese Situation und somit die Krankheitsdefinition ist, weil die emotionalen Konflikte den Patienten meist nicht bewusst sind und die psychosozialen Belastungen von ihnen verleugnet respektive als normal betrachtet werden. Vielfach wird – wie in den erwähnten Beispielen – erst im Laufe einer längeren Therapie klar, welche Belastungen vorliegen. Die knappen Definitionen der ICD-10 berücksichtigen nicht, dass die Entwicklung solcher somatoformer und auch dissoziativer Störungen (Abschn. 2.5) durch weitere Faktoren begünstigt wird.

Typischerweise sind die Betroffen unsicher in Beziehungen und vermeiden es, von anderen abhängig zu sein, zeigen also ein unsicheres Bindungsverhalten (näheres dazu in Abschn. 4.3). Dieses Verhalten ist in der Regel durch Belastungen und Traumatisierungen in der Kindheit (eventuell auch im Erwachsenenalter) bedingt, was sich auch negativ auf die therapeutischen Beziehungen auswirken kann (Abschn. 4.6 und Kap. 6). Nicht nur bei rückblickenden (retrospektiven) Untersuchungen an Erkrankten, sondern auch in vorausschauenden (prospektiven) Untersuchungen an Gesunden, konnte wiederholt gezeigt werden, dass diese Patienten gehäuft traumatische Kindheitserfahrungen durchgemacht haben, welche die Entwicklung dieser Bindungsstörung begünstigten.

Wie in Kap. 4 beschrieben wird, beeinträchtigen diese frühen Traumatisierungen die Stresstoleranz auf Grund von Veränderungen der Cortisonregulation und der Reaktivität des vegetativen Nervensystems. Beim schon besprochenen Fibromyalgiesyndrom (Abschn. 2.2) sind diese Zusammenhänge gut untersucht. Entsprechend überrascht es nicht, dass nicht fassbare körperliche Symptome häufig Ausdruck einer schweren psychischen Traumatisierung, einer sogenannten posttraumatischen Belastungsstörung, sind, was im Zusammenhang mit dissoziativen Störungen (Abschn. 2.5) schon ausgeführt wurde.

Box 3.3: Hintergründe somatoformer Störungen:

Kindheitseinflüsse
- Emotionale Vernachlässigung oder Missbrauch
- Körperliche Misshandlungen und sexuelle Übergriffe
- (Materielle Entbehrungen, Verlust von Eltern)
- Frühe Störung in der Beziehung zum eigenen Körper, Krankheit als Kind oder in der Ursprungsfamilie

Folgen
- Bindungsstörungen (unsicher, vermeidend/ abhängig/ Borderlinestruktur)
- Veränderte physiologische Stressverarbeitung (Cortison, Sympathikus, Neurotransmitter)
- Disposition für spätere somatoforme Beschwerden und dissoziative Phänomene
- Beeinträchtigen der Arzt-(Therapeut-) Patient-Beziehung

Die nicht „sichtbaren" (nicht nachweisbaren) Leiden haben viele Namen (Box 3.5) und einen sehr unterschiedlichen Ruf. Dies obwohl diese psychosomatischen Zusammenhänge im „Volksmund" sehr wohl bekannt sind. Allerdings beziehen sich die in Box 3.4 aufgeführten Beispiele auf Beschwerden, die durch eine bewusste akute Belastung ausgelöst worden sind. Anders ist es bei anhaltenden Störungen, die mit nicht wahrgenommenen (verleugneten) Belastungen im Zusammenhang stehen.

Box 3.4: Symptome ohne Befund: Synonyme

Medically unexplained (physical) symptoms (MUS oder auch MUPS): Medizinisch nicht erklärbare Symptome, Begriff wird heute in der Fachliteratur oft verwendet.
Unspezifisch: Keine spezifische Ursache fassbar, auf Englisch auch als „non-organic" (nicht organisch) bezeichnet.
Funktionell: Nur die Funktion eines Organs ist gestört, nicht aber seine Struktur. Beispiel: Funktionelle Brustschmerzen (Herzstechen, Beklemmungsgefühl auf Brust) wecken den Eindruck eines Herzleidens (Herzinfarkt), doch am Herz kann keine Störung festgestellt werden. Die Beschwerden klingen auch meist ohne Behandlung wieder ab.
Idiopathisch/essenziell: Ohne fassbare Ursache (Beispiel: essenzielle Hypertonie, Bluthochdruck ohne fassbare Ursache).
Psychogen: Psychisch bedingt. Dieser Begriff wird (wurde) teilweise für Spannungskopfschmerzen oder andere funktionelle Schmerzen verwendet, gilt aber als überholt, da er den Eindruck erweckt, die Beschwerden seien Ausdruck einer anderen psychischen Krankheit, wenn nicht sogar eingebildet.
Psychosomatisch: Körperliche Beschwerden als Ausdruck von emotionalen Konflikten oder psychosozialen Belastungen, Begriff gilt als überholt, da er zu sehr nach „psychisch bedingt" (psychogen) klingt.
Somatoform = gleichbedeutender moderner Begriff für psychosomatisch, will aussagen, dass die Beschwerden somatisch scheinen, es aber nicht sind

---

Box 3.5: Psychosomatische Zusammenhänge im Volksmund: Sorgen machen krank

- Ärger runterschlucken (kann zu Magengeschwüren führen)
- Wut im Bauch haben (führt zu Magen-Darm-Beschwerden)
- Etwas liegt einem auf dem Magen (Sorgen bereiten Magenschmerzen)
- Etwas auf dem Herzen haben (kann zu Herzschmerzen führen)
- Die Zähne zusammenbeißen (Durchhalten führt zu nächtlichem Zähneknirschen und Kiefergelenkschmerzen)
- Angst im Nacken haben (gibt Nackenschmerzen)
- Schiss haben (aus Angst Durchfall bekommen)

Gemeinsam ist diesen Störungen, dass sie nicht in das Schema der typischen körperlichen Krankheit passen, nämlich dass eine Krankheit eine klar fassbare Ursache hat, welche die Symptome erklärt, und die Krankheit durch Behandlung dieser Ursache – sofern möglich – geheilt werden kann.

Abbildung 3.1 stellt dies am Beispiel des akuten und chronischen Schmerzes dar. Beispiel eines akuten, klar fassbaren Schmerzes ist die Blinddarmentzündung: Eiterbakterien haben sich im Blinddarm eingenistet und ausgebreitet. Mit der chirurgischen Entfernung des entzündeten Blinddarms, der kei-

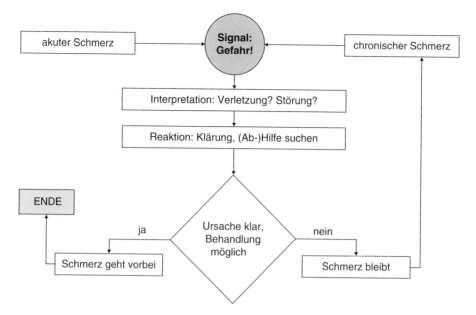

Abb. 3.1 Modell des akuten und chronischen Schmerzes

ne klare Funktion im Körper hat, kann das Leiden geheilt werden (die Alternative einer Behandlung mit Antibiotika, um die Bakterien abzutöten, würde nicht rasch genug wirken). Ein ähnlicher Bauchschmerz kann aber auch durch einen Reizdarm bedingt sein, der häufig in Zusammenhang mit der Fibromyalgie (Abschn. 2.2) vorkommt. Die Beschwerden haben keine klar fassbare Ursache, und es gibt daher auch keine wirksame Behandlung (Heilungsmöglichkeit). Eine Vielzahl von Faktoren haben einen Einfluss, mitunter auch psychologische (Stress).

3.2 Vielfalt der Symptome ohne Befund

Die Liste der Störungen ohne fassbare Ursachen ist lang. In Box 3.6 sind auch Krankheiten aufgeführt, die zwar als organisch gelten, letztlich körperlich auch nicht ausreichend erklärbar und daher nur symptomatisch behandelbar sind. Dazu gehört die schon erwähnte (idiopathische) Hypertonie ohne fassbare Ursache. Da der hohe Blutdruck messbar und durch entsprechende Medikamente behandelbar ist, gilt das Leiden als somatisch, obwohl Stress bei seiner Entstehung eine wichtige Rolle spielt. Idiopathisch allerdings wird auch als Bezeichnung für klar fassbare Störungen verwendet, deren Ursache einfach nicht bekannt ist. Dies gilt z. B. für die Parkinson-Krankheit, bei der es auch Formen mit klarer – z. T. vermeidbarer – Ursache gibt neben der scheinbar zufällig auftretenden Hauptform.

Zudem ist es nicht möglich, zwischen rein somatoformen und rein körperlichen Störungen zu unterscheiden, denn psychische Faktoren spielen letztlich bei Entstehung, Auslösung und Verlauf eigentlich aller Krankheiten eine gewisse – mehr oder weniger große – Rolle. Dies ist in Abschn. 2.3. am Beispiel des Rückenschmerzes schon erläutert worden. Aber auch die Migräne ist vielfältig verursacht: Neben einer genetische Veranlagung spielen auch Umwelteinflüsse wie Wetterwechsel, Ernährung und der jeweilige Tagesrhythmus eine Rolle. Einiges davon lässt sich nicht verändern, weshalb es sinnvoll und hilfreich ist, zu verändern, was veränderbar ist, z. B. die Stressbelastung oder aber auch die Ernährung.

Box 3.6: Somatoforme Beschwerden geordnet nach Fachgebieten

Gastroenterologie: Colon irritabile, nichtulzeröse Dyspepsie
Gynäkologie: prämenstruelles Syndrom, chronische Pelvipathie, Reizblase, Dyspareunie
Rheumatologie: Fibromyalgie, [unspezifischer Rückenschmerz]
Kardiologie: atypischer, nichtkardialer Brustschmerz, [Hypertonie]
Pneumologie: Hyperventilationssyndrom, [allergisches Asthma]
Infektiologie bzw. Immunologie: Chronic-Fatigue-Syndrom (CFS)
Neurologie: Spannungskopfschmerz, [Schleudertrauma, Migräne]
Zahnheilkunde: temporomandibuläres Schmerzsyndrom, atypischer Gesichtsschmerz
Hals-Nasen-Ohren-Heilkunde: Globussyndrom („Kloßgefühl"), Tinnitus
Allergologie: multiple chemical sensitivity syndrome (MCSS)
Umweltmedizin: Amalgamüberempfindlichkeit, Sick-Building-Syndrom (SBS), Elektrosmogempfindlichkeit

---

3.3 Unbewusste Belastungen oder Konflikte

Fallbeispiel Birgit mit Reizdarm und Erschöpfung

Ein Magen-Darm-Spezialist überwies mir eine 55-jährige Frau zur psychiatrischen Abklärung bzw. Behandlung. Er schrieb:

„Die Patientin leidet seit zwei Jahren an erheblichen Magen-Darm-Beschwerden, sie klagt über massive Schmerzen im Abdomen (Bauch) gelegentlich auch nachts. Die ganze Symptomatik hat mit starken epigastrischen (Oberbauch-) Schmerzen begonnen, teilweise sogar mit dysphagischen Episoden (Schluckbeschwerden). Entsprechend habe ich die Symptome der Patientin eingehend mittels

Gastroskopie (Magenspiegelung), Sonografie (Ultraschall) und Koloskopie (Dick-darmspiegelung) abgeklärt, alle Untersuchungen ergaben keine organischen Be-funde, welche die Symptomatik erklären würden. Die Beschwerden persistieren trotz des Einsatzes verschiedener Medikamente wie Duspatalin und Zelmac, die einzige leichte Besserung der Beschwerden hat die Patientin nach Einnahme von Xanax (Alprazolam, ein angstlösendes Beruhigungsmittel aus der Gruppe der Ben-zodiazepine), zurzeit 3 mal 1 mg täglich. Wegen den protrahierten (andauern-den) Beschwerden hat die Patientin erhebliche Tumorbefürchtungen (Krebsangst) entwickelt, um eine extraintestinale (außerhalb des Darms liegende) Ursache der Beschwerden sicher auszuschließen, habe ich schließlich noch eine Laparaskopie (Bauchspiegelung) veranlasst, außer flächigen Adhäsionen (Verklebungen) im Omentum majus (großes Netz) und entsprechender Adhäsiolyse (Lösen der Ver-klebungen) wurde keine Pathologie (nichts Abnormes) festgestellt.

Die Patientin klagt nach wie vor über heftige Abdominal-(Bauch-)beschwerden mit Krämpfen und Stuhlunregelmäßigkeiten, eine leicht pathologische Laktosebe-lastung (Unverträglichkeit für Milchzucker) ist meines Erachtens keine Erklärung für die massive gastrointestinale Symptomatik (Magen-Darm-Beschwerden) und vor allem für die dadurch ausgelösten Angstzustände.

Die Patientin, welche sich anfänglich stark gegen eine psychiatrische Betreuung gewehrt hat, ist nun unter dem massiven Leidensdruck bereit für eine psychothe-rapeutische Hilfe.

Zu Beginn der psychiatrischen Behandlung stand die Angst, doch ein körper-liches Leiden zu haben, im Vordergrund. Die Patientin hatte den Eindruck, es gebe eine Verengung des Darms, der zu den Verkrampfungen führe, die sie mit Selbstmassagen vorübergehend lösen konnte. Das Gleiche trat bei Ent-spannungsübungen auf, vor allem, wenn ich dabei noch suggerierte, dass eine wärmende Bettflasche auf ihrem Bauch liege.

Die Abklärung ihrer Beschwerden und der Lebensumstände zeigte, dass sie neben den Bauchbeschwerden auch unter Kopfschmerzen, Schlafstörungen und einer großen Erschöpfung litt, was sie aber alles auf ihre Bauchbeschwer-den zurückführte.

Zunehmend klagte sie in den Gesprächen aber auch über ihre berufliche und eheliche Situation. Anfangs berichtete sie nur, dass sie in einer ständigen Angst lebe, ihren Mann zu verlieren, da dieser vor 20 Jahren eine lebensbe-drohliche Hirnschwellung erlitten hatte, deren Ursache nie festgestellt werden konnte. Wenn er über Kopfschmerzen klagte, geriet sie sofort in Panik, die unheimliche Hirnschwellung trete wieder auf, und er könnte sterben. Er be-gann, die Kopfschmerzen und die Tabletteneinnahme daher vor ihr zu ver-heimlichen, was ihre Ängste verschlimmerte.

Sie spionierte ihm nach und fand dabei heraus, dass er sich heimlich pornografische Zeitschriften und Filme beschaffte und diese offenbar nutzte, um sich selbst zu befriedigen. Sie hatte dies schon länger vermutet, da die eheliche Sexualbeziehung seit vielen Jahren eingeschlafen waren. Sie fühlte sich dabei schuldig, weil sie damals nicht ausreichend in der Lage war, seine – für sie abartigen – sexuellen Wünsche nach oralem Sex zu befriedigen. Später fand sie auch noch heraus, dass er sich nicht nur selbst befriedigte, sondern auch regelmäßig Prostituierte besuchte. Sie geriet in Panik, dass er mit einer dieser Frauen eine Beziehung eingehen könnte, die dadurch verstärkt wurde, dass er mit einer dieser Frauen einen freundschaftlichen Kontakt pflegte: Er erledigte Bankgeschäfte und Steuererklärung für sie und fuhr sie zum Bahnhof, wenn sie vorübergehend in die Heimat zurückreiste. Der Ehemann reagierte auf ihre Entdeckungen eher gelassen und rechtfertigte sich damit, dass sie wegen ihres Rückzuges seit Jahren keinen sexuellen Kontakt mehr hätten. Da die beiden sonst eine relativ harmonische Beziehung pflegten – er kochte z. B. fürsorglich für sie und holte sie im Auto von der Arbeit ab –, sah sich die Patientin nicht in der Lage, sich von ihm zu trennen, zumal sie sich selbst an der Situation auf Grund ihrer fehlenden Lust auf ungewohnte Sexualpraktiken schuldig fühlte. Sie konnte sich nicht vorstellen, allein zu leben, denn sie war ein sehr isolierter Mensch. Gleichzeitig litt sie sehr unter dem Doppelleben ihres Mannes.

Ähnlich war die Situation am Arbeitsplatz, wo sie – wie ihre E-Mail (Box 3.7) zeigt – sich einer hohen Stressbelastung ausgesetzt fühlte. Ihr Arbeitsgebiet war ständig ausgeweitet worden, was aber auch damit zusammenhing, dass sie neue Aufgaben mit Begeisterung übernahm und auch teilweise überzeugt war, dass nur sie bestimmte Aufgaben zuverlässig erledigen könne. Dies führte dazu, dass bei Ferien- oder Krankheitsabwesenheit ihre Arbeit liegen blieb, es sei denn, dass sie sie von zu Hause aus erledigte, was sie auch oft tat. (Sie war immer erreichbar.)

Ihren beruflichen Stress konnte sie selbst erkennen, fühlte sich diesem aber hilflos ausgeliefert, da ihre Vorgesetzten und Kollegen kein Verständnis zeigten. Sie fühlte sich auch diskriminiert und ausgegrenzt, was allerdings auch mit der ihr eigenen Tendenz, sich abzusondern und nicht an sozialen Anlässen der Abteilung teilzunehmen, zusammenhing. Ein Stellenwechsel kam für sie mit 55 Jahren nicht mehr in Frage, wie sich durch eine längere erfolglose Stellensuche bestätigt hatte. Daher fühlte sie sich sowohl beruflich als auch privat in einer ausweglosen Situation, welche für sie eine Dauerbelastung darstellte, die sich anscheinend in ihren Reizdarmbeschwerden äußerte. Den Beweis dafür lieferte der allmähliche Rückgang der Beschwerden oder zumindest deren Bedrohlichkeit, nachdem sich wenigstens die Arbeitssituation etwas entspannt hatte. Sie begann, sich dort abzugrenzen und neue Aufgaben abzulehnen.

Hintergrund ihrer Problematik war, dass sie in den Nachkriegsjahren (in der Schweiz) als Einzelkind eines jüdischen Kaufmannes, der bereits starb, als sie 13 Jahre alt war, aufwuchs. Sie hatte sich als Kind daher benachteiligt und als Außenseiterin gefühlt. Ihre Mutter erlebte sie als sehr einengend, überbehütend, aber auch ablehnend. Zudem vermutete sie, dass sie in ihrer Pubertät sexuell missbraucht worden sei, konnte sich aber an keine Details erinnern. Sie glaubte aber, dass dies der Grund sei, weshalb sie eine Abscheu gegen oralen Geschlechtsverkehr habe.

Die mehrjährige, aufdeckende Psychotherapie führte immerhin dazu, dass ihre Angst, an einer schwerwiegenden körperlichen Krankheit zu leiden, zurückging und sie die bisher eingenommenen angstlösenden Medikamente schrittweise abbauen konnte. Auch schaffte sie es, sich am Arbeitsplatz besser zu wehren und abzugrenzen, was zu einer besseren Beziehung zu Vorgesetzten und Mitarbeitern führte. Trotzdem fühlte sie sich oft bedrückt und hoffnungslos und spielte gar mit Suizidabsichten. Mir wurde mit der Zeit klar, dass mir eine wichtige Rolle als „Klagemauer" und unterstützender Partner zukam, ohne dass sie erwartete, dass sich an ihrer Situation viel änderte.

Box 3.7: E-Mail von Birgit mit Reizdarm und Erschöpfung

„Es war gestern sicherlich nicht förderlich, zehn Stunden zu arbeiten. Denn außer einer kleinen Mittagspause, arbeite ich jeden Tag pausenlos, ohne 10–20 Min. Pause, die sich die anderen gönnen. Und das, weil ich im Moment oder seit langem und noch sehr lange vollkommen überlastet bin. Wir bekamen heute eine neue Mitarbeiterin. Wer schulte sie im Eiltempo und richtet alles so ein, dass die Dame alles sofort griffbereit hatte und sich gut aufgehoben fühlte? ICH."

Die Bezeichnung „somatoform" hat den früheren Begriff „psychosomatisch" abgelöst, da dieser zu sehr nach „psychisch verursacht" klang. Somatoform bedeutet, dass sich ein Leiden in körperlicher Form zeigt und eine körperliche Störung nahe legt, obwohl es keine fassbare körperliche Ursache hat. Es lassen sich für die Symptome keine organischen Befunde oder bekannten (pathophysiologischen) Entstehungsmechanismen nachweisen, und es liegt der Verdacht nahe, dass psychosozialen Belastungen oder psychischen Konflikten bei Entstehung und Aufrechterhaltung der Beschwerden eine entscheidende Bedeutung zukommt. Diese Ansicht wird aber von den Betroffenen nicht geteilt, sondern sie beharren auf einer körperlichen Ursache der Beschwerden (Kap. 9.1).

Problematisch an dieser Definition der somatoformen Störungen ist, dass es sich meist um eine Ausschlussdiagnose handelt, da den Betroffenen ihre Konflikte oder Belastungen zunächst nicht bewusst sind, wie das *Fallbeispiel*

Tamara (Abschn. 1.2) zeigt. Da eine positive Diagnosestellung nicht möglich scheint, sind zwecks Ausschluss einer somatischen Ursache mehr oder weniger aufwendige Abklärungen nötig, welche den Patienten oft mehr verunsichern als beruhigen, weil abnorme oder grenzwertige Befunde auftauchen, die auf eine falsche Spur führen können. Dies ist bei Rückenschmerzen sehr oft der Fall, weil „normale" Abnutzungserscheinungen oft als vermeintliche Ursache von Beschwerden interpretiert und im schlimmsten Fall entsprechend eingreifend behandelt werden (indem eine Diskushernie operativ entfernt wird). Diese Problematik wurde in Abschn. 2.3 schon ausführlich behandelt. Auch bei Müdigkeit können kleine Normabweichungen von Befunden auf eine vermeintliche Ursache der Symptomatik hinweisen, welche dann behandelt wird.

Es gibt aber z. B. im Fall von unspezifischen Rückenschmerzen durchaus auch nicht sehr ausgeprägte somatische Befunde, welche klar für eine somatoforme Störung sprechen. Diese Befunde können mit einer sorgfältigen Befragung und z. B. der Erfassung der „sieben Dimensionen der Symptome" erhoben werden. Die Befragung dient dem Erfassen von Faktoren, die einen Einfluss auf die Beschwerden haben, d. h. deren Auftreten und Intensität beeinflussen. Dies ist Teil der in Abschn. 7.1 und 7.2 beschriebenen Therapiearbeit.

Viele Ärzte und Patienten gehen bei unspezifischen Beschwerden auch von einem zu einfachen Krankheitsmodell aus. Das dichotome Denken (entweder körperlich oder psychisch bedingt) widerspricht einer ganzheitlichen Sicht von Krankheit, denn psychische Faktoren können Prädisposition, Ausbruch und Verlauf jedes (körperlichen) Leidens beeinflussen, vor allem dessen Wahrnehmung und Bewältigung. So kommen anhaltende somatoforme Schmerzstörungen (oder korrekter: Schmerzstörungen mit somatischen und psychischen Faktoren) durch das komplexe Zusammenspiel verschiedener Faktoren zustande, d. h. sie sind multifaktoriell bedingt, indem degenerative oder traumatisch bedingte Veränderungen vorhanden sind, ihre Bedeutung bzw. die daraus resultierende Beeinträchtigung und der Verlauf aber von psychosozialen Faktoren maßgeblich beeinflusst werden.

In diesem Diagnostikprozess brauchen die Betroffenen einen Arzt oder Psychotherapeuten, der sie mit einer Haltung begleitet, die ihnen das Gefühl gibt, mit ihren Beschwerden ernst genommen und verstanden zu werden. Nur so können sie das notwendige Vertrauen entwickeln und sich gemeinsam mit dem Arzt oder Psychotherapeuten auf den Weg machen, einen anderen Umgang mit den Beschwerden zu finden. Auf diese Aspekte der therapeutischen Beziehung sowie auf das Konzept der Krankheitsbewältigung wird in Kap. 6 eingegangen, auf die Schwierigkeiten, die sich bei diesem Prozess ergeben, in Abschn. 9.1.

3.4 Krankheitsbilder mit Beschwerden ohne Befund: Einteilung im WHO-Katalog

Der allgemein anerkannte Katalog der Krankheiten, die internationale Klassifikation der Krankheiten ICD-10, führt einen Teil der somatoformen Störungen in Kapitel F45 auf. Weitere wie die dissoziativen Störungen (Abschn. 2.5) und die Neurasthenie (oder CFS, Kap. 1) haben separate Nummern oder Kapitel (F44 und F48.0). Laut Definition liegt den *somatoformen Störungen* eine psychische Dauerspannung zu Grunde, die über vegetative, immunologische und hormonelle Zwischenglieder zu funktionellen Organstörungen führt oder die Entwicklung von organschädigenden Krankheiten (z. B. ein Magengeschwür oder Bluthochdruck mit entsprechend negativen Folgen für Herz und Blutgefäße) begünstigt.

Anhaltende somatoforme Schmerzstörung

In der ICD-10 wird die *anhaltende somatoforme Schmerzstörung* ähnlich definiert (Box 3.1). Dazu gehört z. B. psychogener Kopfschmerz und Rückenschmerz, nicht aber Spannungskopfschmerz. Dieser gilt als neurologische Erkrankung, weil in Form der erhöhten Muskelspannung im Kopf-Nacken-Bereich ein physiologischer Prozess vorliegt, der die Beschwerden erklärt und einer spezifischen Behandlung mit muskelentspannenden Maßnahmen (Massagen, Medikamente, Entspannungsübungen) zugänglich sein sollte. Die Unterscheidung zwischen psychogenem Kopfschmerz und Spannungskopfschmerz klingt allerdings haarspalterisch, da oft zwischen psychisch und körperlich bedingter erhöhter Muskelverspannung nicht klar getrennt werden kann. Chronische Rückenschmerzen sind die häufigste Form der anhaltenden somatoformen Schmerzstörung (Abschn. 2.3). Auch das Fibromyalgiesyndrom gehört in diese Gruppe, wird aber eigentlich als rheumatologisches Leiden betrachtet (Abschn. 2.2).

Somatoforme autonome Funktionsstörung

Bei den somatoformen Störungen im engeren Sinne entspricht die häufigste und in der Regel am wenigsten problematische Form am ehesten den funktionellen Brustschmerzen oder dem Reizdarm. Es sind in der Regel akute *somatoforme autonome Funktionsstörungen,* welchen aktuelle Belastungen (Sorgen, Angst, Konflikte) zu Grunde liegen. Diese können allerdings einen chronischen Verlauf nehmen, wenn ihnen – wie im obigen *Fallbeispiel Birgit mit dem Reizdarm und der Erschöpfung* – unlösbare Konflikte zu Grunde liegen.

Auch zu lange und potenziell schädliche Behandlungen am falschen Ort (in unserem Fallbeispiel hatte die Bauchspiegelung zwecks Lösung von Verwachsungen möglicherweise negative Auswirkungen) können die Symptomatik verschlimmern.

Oft sind sich die Betroffenen bewusst, was ihnen Herzklopfen bereitet, z. B. wenn ihnen ein schwieriger Auftritt, sei es vor dem Chef oder vor einem größeren Publikum, bevorsteht. Auch beim Angstdurchfall vor einer Prüfung ist der Zusammenhang klar, ebenfalls bei Schlafstörungen in der Nacht vor einer Ferienreise. Die Angst, ob man alles eingepackt hat, rechtzeitig am Flughafen sein wird etc., kann den Schlaf empfindlich stören („Reisefieber"). Dass auch der Darm mit Verstopfung reagieren kann, wird dabei aber oft verleugnet und mit dem „Kostwechsel" in Verbindung gebracht. Die andere Ernährung kann durchaus auch eine Rolle spielen, doch ist auffällig, dass der Darm – kaum zu Hause angekommen – sich rasch wieder entspannt und sich die Verstopfung löst.

Nicht immer sind die Belastungen so bewusstseinsnahe und vorübergehend. So zeigen die Fallbeispiele von *Tamara* und *Birgit*, dass die Betroffenen zuerst nach einer körperlichen Ursache suchen, obwohl der meist wechselhafte Verlauf der Symptome ein Hinweis wäre, dass das Symptom belastungsabhängig ist. Allerdings standen Tamara und Birgit anfangs wahrscheinlich bedingt durch die vielen, ständigen Belastungen unter einer Dauerspannung. Erst später, als die Belastungen kleiner geworden waren, konnten sie den Zusammenhang zwischen Stress und Beschwerden beobachten. So war Tamara die große Belastung durch das Zusammenleben mit ihrem Partner erst bewusst geworden, nachdem dieser ausgezogen war. Vorher war sie blind dafür, wohl weil es auf Grund ihrer Hilfsbereitschaft und ihres Bemühens, es allen Menschen recht zu machen, für sie selbstverständlich war, all dies für ihn zu tun. Sie tat es wohl gerne für ihn, weil sie sich dadurch geschätzt und wertvoll fühlte.

Ist den Betroffenen der Grund für z. B. anfallsartiges Herzklopfen (Tachykardie) oder ein Hyperventilationssyndrom nicht bewusst, kann dies durchaus Angst machen. Sie fürchten, an einer Herz- oder Lungenerkrankung zu leiden, was die Symptomatik verschlimmert, weil dies in einen Teufelskreis von zunehmender Angst und vermehrtem Herzklopfen führt, welches die Angst wiederum verstärkt (Abb. 2.9).

Psychophysisch bedingte Ein- und Durchschlafstörungen

Ein ähnlicher Teufelskreis spielt sich bei den *psychophysisch bedingten Ein- und Durchschlafstörungen* ab. Vor lauter Angst, nicht einschlafen zu können, geraten die Betroffenen in einen Erregungszustand. Dies geschieht umso ausgeprägter, wenn ihnen das rechtzeitige Einschlafen und genügend Schlaf besonders wichtig scheinen, weil ihnen am nächsten Tag besondere Anforderungen bevorstehen, wie zum Beispiel eine Prüfung, ein Vortrag oder eine ungewohnte Reise. Bedingt durch die Angst und verstärkt durch die ohnehin bestehende Spannung kommt es zu einem erhöhten Erregungszustand („Hyperarousal"), der gekennzeichnet ist durch emotionale Erregung, kognitive Überaktivität (Gedankenkreisen) und körperliche Anspannung verbunden mit vegetativer Übererregung (Adrenalin- und Cortisonausschüttung). Dies verhindert das Einschlafen respektive führt zu nächtlichem Erwachen mit längeren Wachphasen oder zu vorzeitigem Erwachen am Morgen. Das heißt, es trifft genau das ein, was befürchtet wurde, so dass künftig die Angst, nicht schlafen zu können, noch größer wird. Dieser Teufelskreis von verzögertem Einschlafen und zunehmender Erregung ist nicht leicht zu durchbrechen. Wichtig ist, dass die Betroffenen sich klar sind, dass das Einschlafen nicht *bewusst* erzwungen werden kann, sondern in einer entspannten Haltung einfach geschehen muss. Eine Hilfe dabei kann Ablenkung sein in Form von beruhigender Musik, Lesen oder gedanklichem Durchgehen positiver Ereignisse. Auch klassische Entspannungsübungen wie autogenes Training oder progressive Muskelentspannung können eingesetzt werden. Auf jeden Fall sollen die Gedanken von den allenfalls Angst machenden oder aufregenden Ereignissen des kommenden Tages abgelenkt werden.

Somatisierungsstörungen

Bei chronischen Störungen sind den Patienten die zugrundeliegenden Konflikte in der Regel nicht bewusst und werden sogar vehement negiert. Trotz mehrfacher erfolgloser Abklärung beharren Patienten hartnäckig darauf, dass dem Leiden eine somatische sie Ursache zu Grunde liegen müsse, wie das *Fallbeispiel Birgit* zeigt.

Bei den – eher seltenen – *Somatisierungsstörungen* ist diese hartnäckige Weigerung des Akzeptierens, dass keine körperliche Ursache der Beschwerden vorliegt, gar ein wichtiges diagnostisches Merkmal. Diese Patienten leiden über mindestens zwei Jahre an verschiedenen, häufig wechselnden Symptomen, was zu vielen Arztkonsultationen und einer entsprechenden Beeinträchtigung im Alltag führt. Hintergrund dieser Schwierigkeit, dem Arzt Glauben zu schenken, ist ein lebensgeschichtlich bedingter Mangel an Vertrauen. Die Betroffenen fühlen sich nicht ernst genommen, leichtfertig als Hypochonder oder gar Simulanten abgestempelt. Mehr darüber in Kap. 9.

Hypochondrische Störungen

Bei den *hypochondrischen Störungen* (Abschn. 2.6) ist der Anlass zur Sorge, an einer gefährlichen Krankheit zu leiden, oft ein normales körperliches Phänomen wie Schwitzen, Herzklopfen oder Haarausfall, welches fälschlicherweise als Ausdruck einer bedrohlichen Störung fehlinterpretiert wird. Hier steht die ängstliche Beobachtung des Körpers und die übertriebene, krankhafte (eigentlich wahnhafte) Überzeugung, an einer gefährlichen Krankheit (z. B. einen Hirntumor bei banalen Kopfschmerzen) zu leiden, als Symptom im Vordergrund.

Dissoziative Störungen

Von diesen somatoformen Störungen abzugrenzen sind die *dissoziativen Störungen,* bei welchen pseudoneurologische Symptome wie z. B. Lähmungen vorliegen. Sie wurden in Abschn. 2.5 bereits ausführlich erläutert.

4

Ursachen der Erschöpfung: Stress macht krank

4.1 Warum macht Stress krank?

In einer Verbraucherzeitung wurden Fragen zur „süßen Sünde" beantwortet. Eine Frage war, ob zu viel Schokolade Pickel verursache. Die Antwort lautete, dass wissenschaftlich kein Zusammenhang zwischen Schokoladenkonsum und unreiner Haut nachgewiesen sei. Die Schokoladenexpertin Sylvia Meyer hatte ihre ganz eigene Theorie: „Wenn wir unter Stress stehen, schüttet unser Körper Hormone aus, die zu Pickeln führen können. Gleichzeitig essen wir in „stressigen" Zeiten oft auch mehr Süßigkeiten. Und so schließen wir einfach daraus, dass die Schokolade an allem schuld sei." Tatsächlich ist es aber der Stress!

Was ist Stress?

Stress entsteht für den Einzelnen unter folgenden Bedingungen:

1. Die subjektive Wahrnehmung des Menschen löst die Befürchtung aus, dass eine gegen die eigene Person gerichtete, belastende und lang andauernde Situation wahrscheinlich nicht vermieden werden kann.
2. Die betroffene Person sieht keine Möglichkeit, die Situation selbst zu beeinflussen oder durch den Einsatz von Ressourcen (Unterstützung) zu bewältigen.

Negativer, krankmachender (Dys-)Stress wird also durch das subjektive Erleben eines Menschen verursacht, Dinge nicht mehr positiv steuern und Probleme nicht mehr lösen zu können. Anhaltender Stress blockiert die Nutzung der natürlichen Kräfte des Menschen und vermindert dadurch seine Leistungsfähigkeit entscheidend.

Entstehung und Wahrnehmung von Stress

Der Organismus reagiert spontan, durch den Betroffenen nicht kontrollierbar auf das als bedrohlich und unbeeinflussbar erlebte Ungleichgewicht. Die *akute Reaktion* entspricht einer automatischen Abwehrreaktion, mit welcher sich der Körper auf Kampf oder Flucht vorbereitet. Entsprechend versucht der Körper, seine Leistungsfähigkeit zu steigern und Energie zu sparen, indem er Systeme herunterfährt, die im Moment unnötig Energie verbrauchen wie Hautdurchblutung, Darmtätigkeit und Sexualfunktionen. Dies geschieht einerseits *körperlich*, durch Ausschüttung von Cortison und Noradrenalin, was u. A. Eine Erhöhung von Blutdruck und Herzfrequenz sowie weitere körperliche Reaktionen zur Folge hat, und andererseits *geistig* (kognitiv, gedanklich), z. B. durch Fixierung der Wahrnehmung auf das als bedrohlich erlebte Problem, sowie *psychisch* (nur teilbewusst) mit Gefühlen von Hilflosigkeit, Unsicherheit und Angst.

Andauernder Stress begünstigt die Entstehung einer Reihe von Funktionsstörungen und Krankheiten, die die Folgen dieser Veränderungen sind, zum einen durch die Produktion des Stresshormons Cortison, was das Herz-Kreislauf- und das Immunsystem sowie den Nahrungsstoffwechsel beeinträchtigt, und zum anderen durch die vegetative Übererregung auf Grund der Ausschüttung von Adrenalin und Noradrenalin.

Box 4.1: Reaktionen auf Stress

Körperliche Reaktionen:
Kurzfristig
- „Grundloses" Schwitzen an Achseln, Händen, Kopf, Rumpf
- Trockene Kehle oder Mund
- Schnellere und flachere Atmung, Atemnot
- Erhöhter Puls, Herzklopfen, Schwindel, Herzstechen, erhöhter Blutdruck
- Durchblutungsstörungen, kalte Hände oder Füße
- Magenschmerzen (Krämpfe), verlangsamte Magenaktivität
- Stuhldrang oder Durchfall
- Angespannte Muskulatur in Armen und Beinen
- Auslösung allergischer Reaktionen wie Asthma oder Ekzeme
- Migräneanfälle

Langfristig
- Chronische Kopfschmerzen
- Tinnitus (Ohrgeräusch)
- Verspannungen im Gesicht, zusammengebissene Zähne
- Verspannungen oder Schmerzen an Nacken, Schultern und Rücken
- Schlafstörungen, chronische Müdigkeit, rasche Erschöpfung
- Schmerzen in der Brust

- Erhöhtes Risiko für Herz-Kreislauf-Störungen (u. a. Bluthochdruck)
- Erhöhtes Risiko für Zuckerkrankheit (Diabetes) und Übergewicht
- Übersäuerung des Magens, erhöhtes Risiko für Magengeschwüre (Ulcus)
- Verdauungsprobleme (Verstopfung)
- Sexuelle Störungen (Libidoverlust)
- Erhöhte Krankheitsanfälligkeit wegen Beeinträchtigung des Immunsystems

Kognitive Stresssignale:
- Beeinträchtigte Wahrnehmung (Sehen oder Hören)
- Verringertes Schmerzempfinden
- Entscheidungsprobleme
- Abschweifende und negative Gedanken, Unkonzentriertheit
- Gedächtnisschwäche, Vergesslichkeit
- Gleichgültigkeit und Kontrollverlust

Psychische Stresssignale:
Kurzfristig
- Gereiztheit, Ungeduld, Überempfindlichkeit
- Nervosität, Angstzustände
- Wut, Aggressivität

Langfristig
- Generelle Unzufriedenheit
- Lustlosigkeit, fehlender Antrieb
- Depression: Niedergeschlagenheit, Pessimismus, Selbstzweifel
- Gefühl der Hilflosigkeit und Überforderung
- Gefühl der Isolation und des Alleinseins

Im Beruf führt die Überforderung zu Spannungen und Streit. Sie stört die Beziehungen und die Kommunikation und führt zum Rückzug. Dadurch leidet die Teambereitschaft. Neid, Eifersucht, generelles Misstrauen und Mobbing können auftreten. Dazu kommen eine Häufung von Missgeschicken und Unfällen, eine erhöhte Krankheits- und Arbeitsabwesenheitsrate, ein unengagiertes, formelles Arbeiten ohne Begeisterung (innere Kündigung), nur noch auf den Feierabend, das Wochenende, die nächsten Ferien oder den Zahltag wartend (Abschn. 2.1). Weitere potentielle Stresssignale im Beruf sind ein erhöhter Drogenkonsum (Alkohol, Nikotin, weiche und harte Drogen), Workaholismus (übermäßiges Engagement mit Überstunden) oder aber Leistungsabfall. Zudem kann als Stressreaktion auch Vandalismus auftreten.

Das dreidimensionale Stressmodell

Die dargestellten Stressreaktionen machen deutlich, dass anhaltender Stress zu einem Burnout führen kann. In Abschn. 2.1 wurde schon erläutert, dass es zum Burnout kommt, wenn die Balance zwischen Aufwand und Ertrag nicht

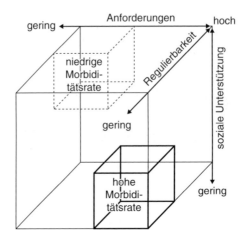

Abb. 4.1 Dreidimensionales kognitives Stressmodell. (Modifiziert nach Karasek und Theorell 1990, aus Buddeberg und Willi 1998)

mehr stimmt. Das Stressmodell von Karasek und Theorell (Abb. 4.1) zeigt, wie übermäßiger Stress entsteht, wenn an einen Menschen einerseits hohe Anforderungen gestellt werden, er zur Lösung seiner Aufgaben aber wenig soziale Unterstützung erhält und selbst wenig Möglichkeiten hat, die Belastung zu regulieren.

Entsprechend wird Stress gerne mit dem Bild von Charlie Chaplin im Film *Modern Times* illustriert, wie er hilflos mit den sich immer schneller drehenden Rädern kämpft, an welchen er Schrauben anziehen soll. Auch ist niemand da, der ihm helfen würde, indem er zum Beispiel die Drehgeschwindigkeit reduziert. Fließbandarbeit kann ähnlichen Stress bewirken, da die Arbeitsgeschwindigkeit rücksichtslos von außen gesteuert wird und dem Einzelnen keinen Spielraum für das eigene Arbeitstempo oder Pausen lässt. Auch die in Abb. 4.2 gezeigte Menschenkette führt eine Art Fließbandarbeit aus, die für Schwächere „stressig" sein kann, doch ist zu hoffen, dass diese zusammen arbeitenden Frauen (sie geben Dachziegel weiter) aufeinander Rücksicht nehmen und nicht wie eine Maschine funktionieren, die aus größerer Distanz gesteuert wird.

Das Gefühl, die Dinge nicht ändern zu können, erzeugt Stress

Die aktuellen Entwicklungen in der Wirtschaft gehen in genau diese Richtung: Personal und materielle Ressourcen werden immer optimaler und rationeller eingesetzt, um Kosten zu sparen. So vergrößerte ein bekannter Großhändler zwar seine Verkaufsfläche innerhalb von vier Jahren um insge-

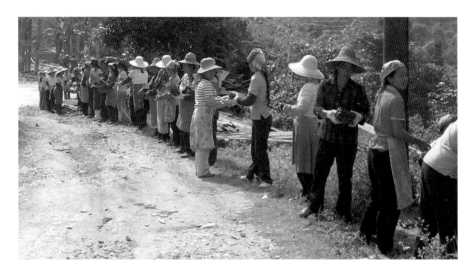

Abb. 4.2   Fließbandarbeit kann „stressig" sein: Die Arbeitsgeschwindigkeit wird von der Gruppe vorgegeben. Arbeiterinnen beim Umbau eines Hauses (sie geben Dachziegel weiter) in (Yunnan), China. (Foto: P. Keel)

samt 3 %, der Personalbestand schrumpfte aber in der gleichen Zeit um 3 %. Oft sind die Veränderungen drastischer: Trotz kräftig steigender Umsätze in einem Selbstbedienungsrestaurant wurde der Personalbestand von sechs auf vier Mitarbeiter reduziert. Diese wurden je nach Arbeitsanfall flexibler eingesetzt, einmal an der Kasse, einmal zum Nachfüllen der Waren oder zur Entsorgung des schmutzigen Geschirrs. Krankenschwestern müssen ihre Leistungen minutiös erfassen, und die Zeit für einzelne Verrichtungen ist normiert. In der krankenhausexternen Pflege wird die Zeit für jeden Einsatz mit der Stoppuhr gemessen. Zeit für eine kleine Pause oder ein „Schwätzchen" mit einem Patienten fehlt. Das Gleiche gilt für Reinigungsangestellte, Postboten oder Kuriere. Die Uhr tickt oft vor ihren Augen und misst die Zeit, die sie für jede Aufgabe gebraucht haben. In einem Callcenter (Telefonzentrale) einer Krankenkasse hingen zwei große Anzeigen an der Wand: Die eine zeigte, wie viele Anrufende in der Warteschleife sind (es durften höchstens fünf sein), die andere, wie lange diese schon warten (Ziel war höchstens 3 Min.). Den Personalverantwortlichen war aufgefallen, dass die Leute in dieser Abteilung besonders oft wegen Krankheit fehlten. Nachdem die Anzeigen entfernt worden waren und damit der Zeitdruck gesenkt wurde, besserte sich die Situation.

Gemäß dem *Stressreport Deutschland 2012* (Bundesanstalt für Arbeitsschutz und Arbeitsmedizin) arbeitet jeder zweite Befragte (52 % von mehr als 17.000 befragten Arbeitnehmern) unter starkem Termin- und Leistungsdruck. Knapp 60 % der Befragten gaben an, verschiedene Aufgaben gleichzeitig betreuen zu müssen. Fast jeder Zweite (44 %) wird bei der Arbeit durch Störungen wie

Telefonate und E-Mails unterbrochen. Weil für 47 % der Beschäftigten Ruhepausen nicht in den Arbeitsablauf passen oder sie nach eigenem Bekunden zu viel Arbeit haben (38 %), lässt jeder Vierte (26 %) die Pause ausfallen. Insgesamt 64 % der Beschäftigten arbeiten auch am Samstag, 38 % an Sonn- und Feiertagen, rund ein Sechstel mehr als 48 Stunden pro Woche. Dies führt dazu, dass 40 % der Befragten arbeitsbedingt nur selten oder nie Rücksicht auf familiäre oder private Interessen nehmen können. Diese Arbeitsbelastungen führen laut dieser Studie immer öfter zu Krankheiten. Klagten 2006 noch 43 % über Rückenschmerzen, waren es 2012 bereits 47 %. Stressbedingte Kopfschmerzen nahmen von 30 auf 35 % zu, die Anzahl der von nächtlichen Schlafstörungen Geplagten stieg von 20 auf 27 %.

Die Kontrollierbarkeit einer Situation ist ein zentrales Element des krankmachenden Potentials von Stress. Erscheint die belastende Situation ausweglos, weil die Bedrohung die eigenen Abwehrmöglichkeiten überfordert und es keine Möglichkeit gibt, der belastenden Situation zu entkommen, reagiert der Körper entsprechend stärker. Deshalb ist das Gefühl, Situationen kontrollieren zu können, ein wichtiger Bestandteil salutogenetischer Konzepte (Abschn. 4.3).

Ähnliches gilt auch für Probleme in Beziehungen. Gibt es scheinbar keinen Ausweg aus einer belastenden Beziehung, so kann dies krank machen, wie das *Fallbeispiel Birgit mit Reizdarm und Erschöpfung* (Abschn. 3.4) zeigt. Sie fühlte sich nicht in der Lage, an ihrer unbefriedigenden Ehesituation etwas zu ändern. Einerseits hielt sie es kaum aus zu sehen, wie der Ehemann ein Doppelleben führte und dafür viel Geld ausgab, andererseits schaffte sie es nicht, gemeinsam mit ihm an diesem Problem zu arbeiten, weil er sich Gesprächen sofort entzog. Wahrscheinlich spielten auch Retterfantasien eine Rolle, da sie den Ehemann zu Beginn der Ehe aus finanziellen Schwierigkeiten befreit hatte und nun das Geld verwaltete. Noch immer hatte sie den Eindruck, dass er ohne sie wieder in ein finanzielles Chaos geraten würde. Ähnlich wie am Arbeitsplatz erlebte sie sich also auf der einen Seite als unentbehrlich, auf der anderen fühlte sie sich aber ausgenutzt und missbraucht.

Dies entspricht einer krankmachenden Situation nach dem dreidimensionalen Stressmodell, da die Patientin überzeugt war, dass sie an der belastenden Situation, die sie überforderte, nichts ändern konnte. Entsprechend entstand eine Dauerspannung, welche sich in Form von schmerzhaften Darmkrämpfen, häufigen Migräneanfällen und Erschöpfung äußerte.

In Abschn. 2.1 wurde darauf hingewiesen, dass die subjektiven und objektiven Anforderungen sowie die zusätzlichen Belastungen (Stressfaktoren) beim Ausbrennen eine Rolle spielen. Dabei wurde betont, dass die Belastung (der Aufwand), aber auch der Ertrag stark von der Persönlichkeit der von Stress betroffenen Person abhängig ist. Deshalb lohnt es sich, einen Blick auf die Verhaltensmuster zu werfen, die vor Stress und Krankheit schützen oder aber dafür anfälliger machen können.

4.2 Schützende und belastende Persönlichkeitsmerkmale

Belastungen durch neue Herausforderungen gehören zum Leben. Entscheidend für die Gesundheit ist, wie wir damit umgehen. Fühlen wir uns neuen Situationen gewachsen, engagieren wir uns gerne dafür oder suchen gar die Herausforderung durch neue Aufgaben und Situationen, so verursachen diese im Allgemeinen keinen übermäßigen, lang anhaltenden Stress, sondern wirken im Gegenteil belebend.

Scheinen uns Belastungen oder neue Aufgaben aber sinnlos und überwältigend, so können sie müde oder krank machen, vor allem wenn wir keine Unterstützung haben oder nicht in der Lage sind, Hilfe in Anspruch zu nehmen. Insofern können Müdigkeit und Erschöpfung ein Alarmsignal sein, dass körperlich etwas nicht stimmt, was aber vielfältige Ursachen haben kann.

Schützende Persönlichkeitsmerkmale: Gefühl der Kohärenz

Neurophysiologisch ist die Bedeutung akuter oder chronischer Stressbelastungen gut belegt, doch reagieren nicht alle Menschen gleich auf einen Stressor (z. B. Examensangst), sondern schützende (salutogenetische) Persönlichkeitsmerkmale verhindern u. a. dessen krankmachende Wirkung. Antonovsky beschreibt als *sense of coherence* (Gefühl der Kohärenz) eine Lebenseinstellung, die begünstigt, dass jemand nicht krank wird oder nicht länger krank bleibt. Sie beinhaltet das Gefühl, dass Situationen verstanden (*comprehensibility*), bewältigt (*manageability*) und als sinnvoll aufgefasst (*meaningfulness*) werden können. Diese Überzeugung geht mit einem stabilen und anhaltenden Selbstvertrauen einher und bewirkt, dass jemand seine innere und äußere Umwelt nicht als bedrohlich oder übermäßig „stressig" erlebt.

Ein verwandtes Konzept ist jenes der *hardiness* (Abgehärtetsein), welches mit etwas anderen Begriffen das Gleiche beschreibt. Kobasa erläutert diese Einstellung anhand der drei „C": einerseits gehört dazu ein Engagement im Leben, welches dieses bedeutend macht (*commitment*), andererseits eine Überzeugung der Kontrollierbarkeit von Ereignissen (*control*) sowie ein Bedürfnis nach Herausforderung (*challenge*). Aus dieser Perspektive sind Veränderungen und neue Belastungen im Leben (Stressoren) nicht eine Bedrohung von Sicherheit und Stabilität, sondern Chance und Ansporn für persönliches Wachstum.

Das bereits erwähnte dreidimensionale Stressmodell von Karasek und Theorell nennt Bedingungen, die klar das Gegenteil davon darstellen: Dysstress
entsteht, wenn Situationen nicht bewältigbar scheinen, weil die Betroffenen
wenig Kontrolle darüber haben, auch wenig Unterstützung erfahren und die
Anforderungen ihre Möglichkeiten zu übersteigen scheinen. Allerdings fehlt
in diesem Konzept die Sinnfrage, welche das Engagement beeinflusst, aber
auch zur Überforderung beitragen kann. Das aus der Überforderung resultierende Ausbrennen (Burnout) betrifft nämlich im Besonderen Menschen,
welche sich ihrer Aufgabe (meist im sozialen Bereich) mit hohem Engagement (Feuer der Begeisterung) widmeten. Sind sie einmal erschöpft, schlägt
ihr hohes Pflichtbewusstsein in mangelnde Einfühlung und Gleichgültigkeit
oder aber Gefühle des Versagens um (Abschn. 2.1).

Belastende Persönlichkeitsmerkmale: Tendenz zur Selbstüberforderung

In Abschn. 2.1 wurde bereits das Risiko der Selbstüberforderung erwähnt
und die Frage aufgeworfen, ob Menschen in Helferberufen besonders anfällig
sind für Burnout. Die entsprechenden Persönlichkeitsmerkmale wurden dort
bereits erwähnt und werden im Folgenden ausführlich beschrieben (*Tendenz
zur Selbstüberforderung*).

Ähnliche Persönlichkeitsmerkmale wurden schon vor vielen Jahren bei verschiedenen (auch entzündlichen oder degenerativen) rheumatischen Erkrankungen, weiteren psychosomatischen Leiden (z. B. Colon irritabile, Kopfschmerzen) und auch bei Krebspatienten beobachtet, was belegt, dass diese
nicht für eine bestimmte Erkrankung spezifisch sind und somit der Begriff
der Schmerzpersönlichkeit irreführend ist.

Patienten mit chronischer Polyarthritis (rheumatoide Arthritis), also einer
entzündlichen rheumatischen Erkrankung mit fassbarer Ursache, wurden als
aufopfernd, masochistisch, kühl, introvertiert, moralisierend, überangepasst,
gewissenhaft, scheu, gehemmt und perfektionistisch, aber auch als rigid, stur
und rechthaberisch beschrieben. Ihre Überaktivität und ihr großes Interesse
für Sport wurde als Mittel der Aggressionsabfuhr gesehen. Man nahm an, dass
schon vor Ausbruch der Krankheit eine Reihe von auffälligen Eigenschaften
vorhanden gewesen seien, nämlich: Abhängigkeit, Unreife, Insuffizienzgefühle (Gefühle des Ungenügens und der Minderwertigkeit), Schwierigkeiten im
Umgang mit der Umgebung und Hemmung des Gefühlsausdrucks, vor allem
bezüglich Wut und Ärger. Allerdings würden sie diese Probleme hinter einer
Fassade von Unabhängigkeit, Selbstsicherheit, Selbstbeherrschung und Do-
minanz zu verbergen suchen. Dieser Konflikt drücke sich unter anderem in
ihrem Verhalten bezüglich Arbeit und Verantwortung aus, wo sie entweder

weit mehr Verantwortung übernähmen, als sie verkraften könnten, und so dazu neigten, sich zu überlasten, oder aber ihre Abhängigkeit und Unfähigkeit zeigten, indem sie sich völlig weigerten, Verantwortung zu übernehmen und sich ganz auf die Anleitung durch andere verließen. Diese interessanten Beschreibungen – die Ähnlichkeiten mit der Tendenz zur Selbstüberforderung, aber auch zur Burnoutgefährdung erkennen lassen – wurden angezweifelt, da die meist retrospektiv (rückblickend) erhobenen Befunde von beschränkter Aussagekraft seien.

Die größtenteils gleichen Persönlichkeitseigenschaften wurden auch von verschiedenen Forschern bei Krebspatienten beschrieben. Es sind wiederum Phänomene wie Verdrängung und Verleugnung von Problemen, verminderte Selbstwahrnehmung und Selbstbeobachtungsfähigkeit, Hemmung im Gefühlsausdruck (Ärger und Wut), Tendenz zur Selbstaufopferung und Selbstbeschuldigung, Hang zu einem starren konformen Lebensstil, Autoritätsgläubigkeit und Religiosität, übermäßige Realitätsorientierung, flache, verwundbare zwischenmenschliche Beziehungen, gehemmte Sexualität, hohes ethisch-moralisches Selbstkonzept und eine Neigung zu Hoffnungslosigkeit und Verzweiflung. Auch in diesen Berichten wird darauf hingewiesen, dass der Wert dieser Beobachtungen durch das Fehlen von prospektiven Studien eingeschränkt wird. Auch wird die mangelnde Spezifität dieser Befunde betont. Es sei insbesondere nicht zulässig, bestimmten Krebsleiden spezifische Persönlichkeitszüge zuzuordnen respektive von einer spezifischen Krebspersönlichkeit auszugehen. Dem ist zuzustimmen, denn die Ähnlichkeiten dieser offenbar krankmachenden Verhaltensmerkmale sind größer als die Unterschiede.

Im Zusammenhang mit der Beschreibung der Persönlichkeitszüge von Rückenschmerzpatienten prägte die Arbeitsgruppe der Kampagne „BACK in time", mit welcher die Chronifizierung von unspezifischen Rückenschmerzen durch Schulung von Hausärzten bekämpft werden sollte, den Begriff der *Tendenz zur Selbstüberforderung*, welcher eine Reihe der oben beschriebenen Merkmale umfasst.

Box 4.2: Tendenz zur Selbstüberforderung

- **Leistungsorientierung:** Perfektionismus, Verausgabung, Kritikangst, wenig Erholung
- **Selbstwertprobleme:** Anerkennung von Leistung abhängig, Selbstentwertungstendenz
- **Konfliktleugnung:** Harmonisierungsbedürfnis, vermeidendes Verhalten in Konfliktsituationen
- **Aggressionshemmung:** geringes Durchsetzungsvermögen, Überanpassung, übermäßige Hilfsbereitschaft

- **Vermeiden von Abhängigkeit:** Mühe, Hilfe in Anspruch zu nehmen oder Schwäche zu zeigen
- **Alexithymie:** Unfähigkeit, v. a. unangenehme Gefühle wahrzunehmen und auszudrücken

Belastende Persönlichkeitsmerkmale: Vermeidung von Abhängigkeit

Ein anderer Aspekt, jedoch wiederum ein ähnliches Muster, wurde mit dem Konzept *Vermeidung von Abhängigkeit* beschrieben, welches sich zudem teilweise mit jenem der *sozialen Erwünschtheit* überschneidet. Letzteres umfasst ebenfalls die Aspekte „übermäßige Hilfsbereitschaft", „Konfliktleugnung" und „Pflichtbewusstsein", gleichzeitig aber auch eine Tendenz zur Leugnung psychischer Probleme. Als Grund für diese Verleugnungstendenz wurde infolge von Untersuchungen an chronischen Schmerzpatienten angenommen, dass diese Angst hätten, mit ihren somatischen Symptomen nicht ernst genommen und voreilig als „nur" psychisch krank abgestempelt zu werden, ein Problem, das durchaus besteht, doch haben die Verleugnungstendenzen wohl tiefere Wurzeln, indem Überanpassung und Konfliktleugnung aus Angst vor aggressiven Auseinandersetzungen eine größere Rolle spielen. Auf jeden Fall zeigten Studien übereinstimmend, dass eine hohe Ausprägung an sozialer Erwünschtheit mit höherer Schmerzintensität und der Betonung körperlicher Beschwerden und Verneinung psychischer Probleme (Angst, Depression) einhergeht.

Das Konzept der *Vermeidung von Abhängigkeit* (*counterdependency*) als zentrales Problem wurde basierend auf der Bindungstheorie entwickelt. Mit dieser wurden drei Hauptkategorien von Bindungsverhalten definiert, nämlich

1. sicher (*secure*),
2. ängstlich-ambivalent (*anxious-ambivalent*) und
3. vermeidend (*avoidant*), wobei letzteres Verhalten weitgehend dem Konzept der counterdependency entspricht.

Der *sichere Bindungsstil* wurde auch als *interdependent* beschrieben, d. h., die Abhängigkeiten sind wechselseitig und flexibel. Es besteht ein solides Vertrauen auf die Verantwortlichkeit des Gegenübers, wenn ein Bedürfnis nach Unterstützung besteht.

Menschen mit *ängstlich-ambivalentem Bindungsstil* (*overdependent*) sind überzeugt, dass bei Bedarf (in der Not) andere nicht zu Verfügung sind, was sich in einem überhöhten Sicherheitsbedürfnis, welches von außen eingefordert wird (anklammerndes, abhängiges Verhalten), äußert.

Der *vermeidende Bindungsstil* entspricht wie erwähnt der Vermeidung von Abhängigkeit (*counterdependency*), die wie folgt definiert worden ist:

„Die Betroffenen glauben in Stresssituationen sei niemand verfügbar, das Individuum bilde eine Insel für sich selbst und sei für sich selbst verantwortlich, d. h. müsse für sich selbst sorgen bezüglich Gesundheit und Wohlergehen. Als Folge würden die Betroffenen übermäßig in die Arbeit investieren, auch in der Annahme, niemand anderes könne diese so gut erledigen wie sie selbst. Dabei wehrten sie sich gegen angebotene Hilfe oder Unterstützung und manövrierten sich in Selbstisolation. Sie zeigen forcierte Selbstständigkeit. Sie verlassen sich nur auf sich selber." (Joplin 1999)

Unsicheres Bindungsverhalten gilt als Risikofaktor für die Entstehung und Aufrechterhaltung von chronischen Schmerzen, was in einer Reihe von Untersuchungen belegt wurde. Diese kamen zum Schluss, dass unsicheres Bindungsverhalten mit einer Reihe von ungünstigen Verhaltensweisen für chronische Schmerzpatienten assoziiert sei: Der Schmerz werde von diesen Personen als bedrohlicher erlebt, sie glaubten weniger daran, dass sie angemessene soziale Unterstützung (auch von Therapeuten) erhalten könnten, hätten schlechtere Möglichkeiten, sich im Umgang mit Schmerz selbst zu helfen (geringere Selbsteffizienz), ersuchten andere daher auch weniger um Hilfe, litten mehr unter Stress, Depression und Angst, neigten mehr zum Katastrophisieren (pessimistische Erwartungen) und zeigten ungünstigere Bewältigungsstrategien wie Verleugnung und Vermeidung der Belastung und der Schmerzen.

Andere Studien belegten, dass die Betroffenen weniger in der Lage sind, sichere therapeutische Bindungen einzugehen, vermehrt negative Reaktionen bei ihren Therapeuten provozieren und so möglicherweise deren Bemühungen sabotieren (Kap. 9). Entsprechend zeigten sie auch schlechtere Behandlungsergebnisse und eine größere Neigung zur Chronifizierung, wenn sie an Schmerzbeschwerden leiden und waren allgemein anfälliger für negative Stressfolgen. Dass diese Verhaltensmuster auch zu Erschöpfung führen, ist nachvollziehbar.

Bei Patienten mit Müdigkeitssyndrom wurden wiederholt die praktisch gleichen Verhaltensmerkmale beschrieben: „Sie seien perfektionistische, gewissenhafte, hart arbeitende etwas neurotische introvertierte Menschen, mit hohen Erwartungen an sich selber, ständig bestrebt, es den Andern recht zu machen, die sich in der Vergangenheit immer wieder über ihre Grenzen hinaus gefordert hatten" (van Geelen 2007).

Das Verhaltensmuster der Vermeidung von Abhängigkeit wurde noch in folgende zwei Unterkategorien geteilt, welche das Verständnis der bei Schmerzpatienten gefundenen besonderen Bindungs- und Verhaltensmuster erleichtern: Die *zwanghafte Selbständigkeit (compulsive self-reliance)* beschreibt ein Bindungsverhalten, welches sich als Reaktion auf einen ängstlich-ambivalenten Bindungsstil entwickelt hat. Die eigenen Bindungswünsche werden unterdrückt, um sich vor der Enttäuschung (Frustration) des Abgelehntwerdens zu schützen oder durch eine erneute Trennung frustriert zu werden. Die Betroffenen verlassen sich nur auf sich selbst und vermeiden Abhängigkeit.

Die *zwanghafte Fürsorglichkeit (compulsive care-giver)* beschreibt ein häufig mit dem obigen Verhalten (*compulsive self-reliance*) verknüpftes Muster, welches (unbewusst) dazu dient, durch die Fürsorge für andere bei sich selbst Empfindungen des Versorgtwerdens auslösen zu können respektive diese zu kompensieren.

Es wurde vermutet, dass die beiden Verhaltensweisen der Abwehr von Ängsten und Schuldgefühlen dienen, überhaupt derartige Wünsche zu empfinden und auszudrücken. Sie erinnern stark an das zum Burnout führende Verhaltensmuster von Helfern, die Tendenz zur Selbstüberforderung, und finden sich in den beschriebenen Fallbeispielen wieder.

Bindungstheorie: Entwicklung der Bindungsfähigkeit

Zum besseren Verständnis des Bindungsverhaltens und der Bindungsfähigkeit folgt hier eine ausführlichere Darstellung dieser wichtigen Konzepte: Aus Sicht der *Bindungstheorie von Bowlby* (erstmals publiziert 1969, aktuelles Buch in Übersetzung 2010) – einem modernen Zweig der (psychoanalytischen) Entwicklungspsychologie – bilden die frühen Bindungserfahrungen ein zentrales Element in der Entstehung und Aufrechterhaltung psychischer, insbesondere psychosomatischer Störungsbilder. Das unterschiedliche Bindungsverhalten entwickelt sich durch die Interaktion der sich entwickelnden kognitiven Fähigkeiten und den Reaktionen der Elternfiguren und der jeweiligen Umgebung. Sie prägen die Gefühle und das Verhalten für den Rest des Lebens. Man geht davon aus, dass Kinder natürlicherweise (aus einem angeborenen Antrieb) die Nähe ihrer Elternfiguren suchen und eine Trennung vermeiden, besonders wenn Gefahr droht. Als Reaktion auf Stressoren, wie Müdigkeit, Schmerz, beängstigende Erlebnisse und Trennung von den Elternfiguren, setzen Kinder bestimmte Verhaltensweisen (Bindungsmuster) ein, um in die Nähe der Elternfiguren zu gelangen und sich sicher zu fühlen. Während frühes Bindungsverhalten wie Weinen und Lächeln angeboren sind, handelt es sich bei späteren Verhaltensmustern um organisierte, unter Einfluss guter Bezugspersonen erlernte Verhaltensmuster, die dazu dienen, die Nähe und das Gefühl der Sicherheit mit den Bezugspersonen aufrechtzuerhalten. Ihre Entwicklung kann durch das Fehlen umsorgender, verlässlicher Bezugspersonen gestört werden. Diese erlernten Verhaltensmuster (Interaktionen) zwischen Säugling bzw. Kleinkind und Bezugspersonen im Zusammenhang mit Stresserfahrungen führen zu den bereits genannten drei Bindungsstilen, wobei nur der erste als sicherer Bindungsstil gilt.

Zu Störungen der Vertrauensbasis kommt es, wenn ein Kind sich grundsätzlich nicht oder nur unter bestimmten Bedingungen erwünscht fühlt. Dies kann Folge einer unerwünschten Schwangerschaft sein oder anderer Umstände, die dieses Gefühl vermitteln wie z. B. im *Fallbeispiel Massimo*:

Er wurde von seinen Eltern zweijährig bei den Großeltern in Süditalien zurückgelassen, als die übrige Familie in die Schweiz auswanderte. Das Gefühl, in der Familie nicht erwünscht zu sein, muss sich verstärkt haben, als er mit vier Jahren auch die Großmutter verlassen musste und zu einer Tante kam, wo es ebenfalls kaum Platz für ihn gab. Er fühlte sich unerwünscht und als Belastung für die Eltern. Entsprechend gab er sich alle Mühe, ein pflegeleichtes Kind zu sein, als er endlich mit neun Jahren zu seinen Eltern und Geschwistern nach Mitteleuropa kommen durfte.

Ein Kind kann z. B. auch nicht den Erwartungen der Eltern entsprechen, wenn es nicht das erhoffte Geschlecht hat oder sonst nicht ihren Vorstellungen und Wünschen gerecht wird z. B. bezüglich Begabung oder Verhalten. Unerwünschte Kinder sind besonders betroffen. Dieses Gefühl kann auch nur deshalb entstehen, weil das Kind den Eindruck hat, es könne es den Eltern nie recht machen. Dies kann bei sehr kritischen Eltern der Fall sein, die kein Lob und keine Anerkennung geben können (statt zu loben, machen sie kritische Bemerkungen wie „Es hätte besser sein können!", „Gut, aber da ist noch ein Fehler!"), oder aber bei Eltern, die aus irgendeinem Grund ihre Wut und Frustration an den Kindern auslassen. Oft erlebten Kinder, dass sie wegen Nichtigkeiten angeschrien und hart bestraft werden, vielleicht einfach, weil die Eltern überfordert, gereizt und impulsiv sind. Kinder neigen auch dazu, bei sich selbst eine Schuld zu suchen, wenn die Eltern sich streiten oder es durch Trennung zum Weggang eines Elternteils kommt.

So berichtete Tamara, dass sie nach dem für sie überraschenden Weggang des Vaters damals mit elf Jahren ihm noch mehrere Jahre lang Briefe geschrieben habe, in welchen sie ihm versprach, ein braves gutes Kind zu sein, in der Hoffnung, dass er wieder zurückkäme. Darin spiegelt sich natürlich das unbegründete Gefühl, dass sie schuld gewesen sei am plötzlichen Weggang des Vaters.

Dieses Verhalten und dessen Folgen für das spätere Leben sind im Buch *Das Drama des begabten Kindes* von Alice Miller (1979) eindrücklich beschrieben. Miller zeigt auf, welche Verhaltensmuster ein Kind entwickelt, wenn es von den Eltern nicht jene bedingungslose Liebe und Anerkennung bekommt, die für die Entwicklung eines gesunden Selbstwertgefühls und einer guten Durchsetzungsfähigkeit notwendig sind. Sie deutet das sozial erwünschte, übermäßig aufmerksame und hilfsbereite, jedoch scheinbar normale („begabte") Verhalten als Ausdruck der unermüdlichen Suche nach Akzeptanz und damit emotionaler Nähe („Liebe"). Die scheinbare Leugnung emotionaler Probleme wird dadurch verstehbar, weil es ja gerade der Wunsch dieser Patienten ist, durch ihr Verhalten Konflikte zu vermeiden und akzeptiert (geliebt) zu werden. Dieser spätere Versuch, allen gefallen zu wollen, ist Ausdruck der Hoffnung, endlich die Liebe zu erhalten, die sie als Kind nicht bekommen haben, bei gleichzeitiger Angst, erneut verletzt zu werden. Das süchtige, selbstschädigende Arbeiten und Verhalten dient vermeintlich diesem Ziel, wobei die masochistische Aufopferung auch eine (mehr oder weniger bewusste) Selbstbestrafung beinhaltet, weil die Betroffenen die fehlende Liebe oder die Ausbeutung (den Missbrauch) durch andere als Bestätigung ihrer Minderwertigkeit (nicht liebenswert zu sein) betrachten.

Solche Verhaltensmuster sind bei Borderline- oder Essstörungen weit ausgeprägter sichtbar als bei Erschöpfungs- oder Schmerzsyndromen. Die Betroffenen fügen sich durch Schneiden oder Brennen direkt (bewusst) Schmerzen zu oder quälen sich mit Überessen und anschließendem selbstinduziertem Erbrechen. Der Selbsthass ist ihnen sehr bewusst, doch sind sie auch überzeugt, dies verdient zu haben, wie aus dem Abschiedsbrief der Bulimikerin (Box 2.10) hervorgeht. Pausenloses Arbeiten bis zum Umfallen oder das Weiterarbeiten trotz zunehmender Schmerzen hat allerdings ähnlich masochistische Züge.

Alle diese Merkmale führen, wie bereits oben ausgeführt, zu einer Selbstüberforderung und Erschöpfung sowie zu funktionellen Körperbeschwerden (Schmerzen) auf Grund der hohen Leistungsansprüche an sich selbst bei geringer Fähigkeit, Hilfe in Anspruch zu nehmen oder Forderungen anderer zurückzuweisen. Dabei spielen die erwähnten traumatischen, lebensgeschichtlichen Erfahrungen (wenig Liebe und Zuwendung, körperlicher oder sexueller Missbrauch) eine ähnliche Rolle wie bei anderen psychischen Störungen (Depressionen oder Essstörungen).

Einschätzung des Bindungsverhaltens

Eine Einschätzung des Bindungsverhaltens kann mit einer einfachen Selbstbeurteilungsskala vorgenommen werden. Die drei Aussagen zum ängstlich-ambivalenten Bindungsstil schildern die Störung des Bindungs- und Beziehungsverhaltens sehr treffend:

1. Ich fühle mich unwohl, wenn ich anderen näher komme.
2. Ich wünsche mir emotional nahe Beziehungen, habe aber Mühe, anderen zu vertrauen oder von ihnen abhängig zu sein.
3. Ich fürchte, verletzt zu werden, wenn ich es zulasse, anderen zu nahe zu kommen.

Für das Konzept der *Vermeidung von Abhängigkeit* wurde von Gregory und Berry (1999) ein einfacher Selbstbeurteilungsfragebogen auf Englisch entwickelt. Wir haben diesen auf Deutsch übersetzt und noch um fünf weitere Aussagen ergänzt. In einer ersten Erprobung an einer Reihe von gesunden Krankenhausangestellten und Patienten mit chronischen Schmerzstörungen stellten wir fest, dass die Beantwortung für die Patienten schwierig war, weil sich ihr Verhalten unter dem Einfluss der Schmerzen verändert hatte. So hatten sie gelernt, sich nicht mehr zu überfordern oder von sich zu verlangen, Dinge schnell und perfekt zu erledigen, weil die Schmerzen dies gar nicht mehr zuließen.

Entsprechend haben wir in späteren Untersuchungen die Patienten mit einem zweiteiligen Instrument befragt, wie sie sich einerseits verhalten hatten, als sie noch gesund waren, und wie sie es andererseits jetzt seit Beginn ihrer Beschwerden tun (siehe Fragebogen im Anhang). Wir konnten feststellen, dass Patienten mit chronischen Schmerzen vor Ausbruch ihrer Erkrankung auf Grund ihrer eigenen Einschätzung weit höhere Werte aufzeigten als gesunde Personen und auch höhere als sie selbst nach Ausbruch der Krankheit. Abgesehen von Frage 5 und 15, die umgepolt sind, weisen hohe Werte auf eine starke Ausprägung der Tendenz zur Selbstüberforderung hin. Der Fragebogen eignet sich zur Selbstbeurteilung und kann zu Beginn einer Psychotherapie helfen, typische Verhaltensmuster rasch zu erkennen.

4.3 Emotionale Konflikte

Mit emotionalen Konflikten ist ein Aufeinanderprallen von unterschiedlichen Bedürfnissen gemeint, in der Regel von einem eher triebhaften (kindlichen) Bedürfnis und einem dagegenstehenden Gebot der Vernunft oder des Über-Ichs in Form einer Regel oder Norm, was anständig oder nett ist. Abb. 4.3 zeigt schematisch diese Ich-Struktur sowohl anhand des Modells der Psychoanalyse (Über-Ich, Ich, Es) als auch der Transaktionsanalyse (Eltern-Ich, Erwachsenen-Ich, Kind-Ich). In Abb. 4.4 ist das sogenannte Konfliktdreieck mit den Eigenschaften der drei Ich-Anteile dargestellt.

Ein einfaches Beispiel ist die Lust auf Schokolade, bei der einem das Es zum Naschen verführen will, obwohl das Über-Ich sagt, dass Schokolade dick macht und man ja abnehmen möchte respektive dass man schon genügend gegessen hat. Auf fast teuflische Weise vermag dann manchmal das Es das Über-Ich und Ich zu überlisten, indem es diesen einflüstert, es habe auf Grund der momentan schwierigen Situation oder erlebten Frustration einen kleinen Trost in Form von Schokolade verdient. Eine vernünftige – aus dem vermittelnden Erwachsenen-Ich (Ich) kommende – Lösung des Konfliktes

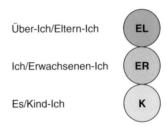

Abb. 4.3 Strukturmodell der Psycho- und der Transaktionsanalyse.

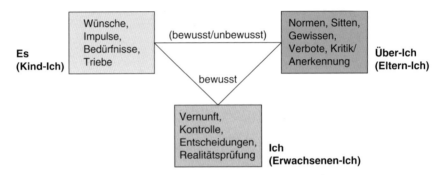

Abb. 4.4 Strukturmodell der Psyche: Konfliktdreieck (Psycho- und Transaktionsanalyse)

mag dann sein, eine winzig kleine Portion der Schokolade zu essen, doch kann dies gefährlich sein, weil auf die erste dann eine zweite und eine weitere Portion folgen könnte.

Das *Fallbeispiel Lars, der überarbeitete Chirurg* (Abschn. 1.1), zeigt einen typischen Konflikt: Lars war hin- und hergerissen zwischen seinem (scheinbar vernünftigen) Bedürfnis, einen guten Dienst an seiner Patientin zu leisten, sowie seinem (kindlich-narzisstischen) Bedürfnis, ein guter und gut verdienender Chirurg zu sein, einerseits und seiner Rolle (Verantwortung, Anspruch des Über-Ichs) als Vater und Ehemann andererseits. Die Kombination von scheinbar vernünftigen und kindlich-narzisstischen Argumenten führte wohl dazu, dass er die Forderungen des Über-Ichs beiseiteschob, damit aber den Zorn der Ehefrau und die Enttäuschung der Kinder auf sich zog.

Psychosoziale Belastungen entstehen oft durch solche Konflikte oder durch unglückliche Lebensumstände. Ein typisches Beispiel sind Konflikte zwischen der Tendenz, lieb und hilfsbereit (und daher erwünscht) zu sein, und dem Wunsch nach Abgrenzung, um sich vor Ausbeutung zu schützen, dadurch aber egoistisch zu scheinen.

> *Fallbeispiel Rosa und ihre „böse" Mutter*
>
> *Ein solcher Konflikt entstand, als Rosa, eine Fibromyalgiepatientin, die wegen ihrer großen Erschöpfung ihre Arbeit in einem Pflegeheim hatte aufgeben müssen, ihre ungeliebte Mutter, welche sie als Kind schwer vernachlässigt hatte, plötzlich pflegen sollte. Wut und Enttäuschung über die Mutter, die ihr kaum Liebe geben konnte, schon immer sehr tyrannisch war und sich nicht um das Wohl der Patientin gekümmert hatte, schwanden dahin, als diese nun krank und gebrechlich geworden war und Hilfe brauchte. Erschwerend war, dass sie dies in manipulativer Weise durchsetzte mit Äußerungen wie „Wenn ich in Pflegeheim gehen muss, dann werde ich sterben" oder „Wozu hat man Kinder in die Welt gesetzt, wenn man dann im Alter doch allein ist". Druck kam auch von Geschwistern, die um das Erbe fürchten („Das Pflegeheim können wir uns nicht leisten").*

In einer solchen Situation kann es schwierig sein, dem Druck des Über-Ichs standzuhalten, besonders wenn ein sehr angepasstes Kind-Ich Angst vor negativen Konsequenzen hat. Auch kann ein kindlicher Ich-Anteil noch immer hoffen, dass es zu einer Versöhnung mit der ungeliebten Mutter kommen könnte, indem diese nicht nur Dankbarkeit zeigen, sondern sich auch für ihr früheres Verhalten entschuldigen würde. Leider geschieht eine solche – unter normalen Bedingungen oft vorkommende – Versöhnung bei schwer gestörten Beziehungen meist doch nicht, sondern die Betroffenen werden ein weiteres Mal enttäuscht und zurückgewiesen.

Solche Situationen kommen wie erwähnt durch das Zusammenspiels von Belastungen (Stressoren) und Persönlichkeitsmerkmalen als modulierender (verstärkender oder abschwächender, schützender Faktor) zustande. Dieses Zusammenspiel – in Abschn. 2.1 schon angesprochen – wird im Folgenden erläutert.

4.4 Chronische unlösbare oder unerkannte Belastungssituationen

> *Fallbeispiel Heinrich, der tüchtige Informatiker*
>
> *Ein 29-jähriger Informatiker wurde uns zum autogenen Training zugewiesen. Seit seinem 17. Lebensjahr litt er phasenweise unter schmerzhaften Beklemmung in der Brust, die ihn am Durchatmen hinderten. Wiederholte medizinische Abklärungen hatten keine pathologischen Befunde an Herz oder Lunge eruieren können und den Patienten jeweils vorübergehend beruhigt. Das autogene Training erlernte er*

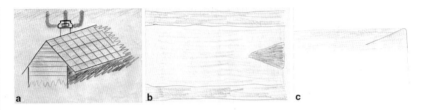

Abb. 4.5 **a** Fehlender Zugang zu Gefühlen: Der Patient sieht im Tagtraum ein Haus ohne Fenster und Türen, aber mit rauchendem Kamin (das Haus symbolisiert ihn selbst, „etwas brennt in ihm"). Auffallend auch die exakte Darstellung (Perfektionismus). **b** und **c** In einem späteren Tagtraum sieht statt eines rauschenden Bergbaches als Symbol seines Lebensflusses einen breiten Fluss, der wie ein Kanal zwischen zwei betonierten Ufern eingeengt ist. Darin sah er ein felsartiges Hindernis, hinter diesem einen Wasserfall

zwar, aber sein Symptom blieb völlig unverändert. Aufgefallen war mir, dass er im Kurs bei den Übungen oft einschlief. Auf das Angebot, eine vertiefte Psychotherapie mit Tagträumen zu unternehmen, ging er bereitwillig ein. Außer seinen zeitweiligen Beklemmungsgefühlen sah der Patient aber keine Probleme. Er betonte, dass er glücklich verheiratet sei, ein zweijähriges Kind, ein eigenes Haus und eine gute Stelle in der zentralen Datenverarbeitung einer Großfirma habe. Seine Kindheit beschrieb er als glücklich, die Beziehung zu seinen Eltern und Geschwistern als gut. Er sei als ältestes von drei Kindern in geordneten Verhältnissen aufgewachsen und könne sich an keine Mängel oder Entbehrungen erinnern. Ein erstes intensiveres Bild, welches in einem Tagtraum auftauchte, zeigte auf, in welcher Situation er sich befand (Abb. 4.5): Statt eine fruchtbare Wiese vor sich zu haben, sah er lediglich aus einem Sessellift auf eine Alpenwiese hinab, wo er eine eigenartige Hütte stehen sah: Sie hatte weder Fenster noch Türen, jedoch einen Kamin, aus welchem Rauch aufstieg. Das Bild macht deutlich, dass der Patient zu sich und seinen Gefühlen keinen Zugang hatte, denn das Haus steht als Symbol für seine Person und zeigt, dass im Innern etwas brennt. Auch ist die Hütte sehr klein und kann wohl wenig Geborgenheit bieten.

Die weiteren Tagträume ließen erkennen, wie sehr er sich in seinem Alltag eingeengt fühlte. So sah er zum Beispiel statt eines rauschenden Bergbaches als Symbol seines Lebensflusses einen breiten Fluss, der wie ein Kanal zwischen zwei betonierten Ufern eingeengt war. Im weiteren Flussverlauf fand sich zudem ein felsartiges Hindernis und hinter diesem folgte ein Wasserfall. Er konnte den Flussverlauf weder nach oben hin zur Quelle noch weiter unten in seinem Verlauf verfolgen, sondern sah nur dieses karge Stück. Mit Hilfe dieser Tagträume, deren Bilder er jeweils anschließend zu Hause sehr gewissenhaft malte, konnte ihm langsam bewusst gemacht werden, unter welchem enormen Druck er stand und wie eingeengt er sich fühlte. Neben seiner belastenden Arbeit mit Schichtdienst und häufigen Kriseneinsätzen in der Nacht oder am Wochenende (die Datenverarbeitung musste rund um die Uhr laufen), hatte er nämlich noch eine Reihe von weiteren Verpflichtun-

gen in der Familie und seiner Wohngemeinde. Er erledigte die Buchhaltung für den kleinen Handwerksbetrieb seines Vaters und für die Bürgergemeinde seines Heimatdorfes. Zusätzlich war er freiwilliger Vormund für ein Mündel. Trotzdem versuchte er, neben diesen Verpflichtungen auch genügend Zeit für seine Frau, seine kleine Tochter und sein Haus samt Garten zu haben. Er war sich der Bürde zwar bewusst gewesen, doch da die Beschwerden auch während der Ferien nie völlig abgeklungen waren, konnte er vorerst diesen Zusammenhang nicht sehen. Er fühlte sich nicht überlastet, fand es normal, so viel zu leisten, auch seine Müdigkeit störte ihn nicht. Im Laufe der Therapie kehrten jedoch belastende Kindheitserinnerungen zurück, die ihm halfen, sich selbst besser zu verstehen. Er erinnerte sich, wie er als ältestes Kind früh gezwungen gewesen war, selbständig und tüchtig zu sein. Seine noch jungen Eltern waren abends gerne noch ausgegangen. Plötzlich dachte er daran, wie er sich einmal von seinen Eltern schrecklich verlassen gefühlt hatte. Diese hatten nämlich vergessen, der Nachbarin, die nach ihm sehen sollte, den Hausschlüssel zu geben. Als er weinte, konnte diese nicht zu ihm kommen und in seiner Verzweiflung rannte er gegen eine Glastür, die zerbrach, und er schnitt sich an den Scherben. Blutüberströmt musste er warten, bis die Nachbarin nach längerer Zeit schließlich die Eltern ausfindig machen konnte und sie nach Hause kamen. Dieses dramatische Ereignis brachte auch weitere Erinnerungen hoch, wie er als Kind oft allein sein musste, aber eigentlich damals darauf stolz war. Auch war er stolz gewesen, dass er schon früh für seine jüngeren Geschwister Verantwortung übernehmen durfte. So erinnerte er sich, wie er als Siebenjähriger bereits mit dem Kinderwagen seine jüngeren Geschwister spazieren fuhr, während seine Freunde spielen konnten.

Auf Grund dieser Erkenntnisse begann er sich nun in seinem aktuellen Leben sukzessive zu entlasten und sich mehr Zeit für sich selbst zu nehmen, indem er z. B. einen Abend pro Woche für Schwimmen und Sauna reservierte. Obwohl die Brustbeschwerden unverändert blieben, fühlte er sich allgemein besser und wünschte eine Unterbrechung in der Therapie, da er – bezeichnenderweise – oft Mühe hatte, Zeit für die Konsultationen zu finden.

Nach etwa zwei Jahren erkundigte ich mich nach seinem Befinden, da er die Therapie nie fortgesetzt hatte. Er war erfreut über meine Anfrage und entschuldigte sich, dass er sich nie gemeldet hatte. Sein Leben habe sich weiter positiv entwickelt. Er habe die belastende Arbeit in der zentralen Datenverarbeitung gegen eine Stelle in der internen Schulung getauscht. Die neue Arbeit verlaufe weit geregelter und ruhiger. Zwar sei die Vorbereitung der periodisch stattfindenden Kurse jeweils anstrengend und in diesem Zusammenhang träten auch seine Symptome manchmal wieder auf. Doch erlebe er diese dann lediglich als Indikator für eine positive Herausforderung, die ihm Befriedigung bringe. Manchmal würden sie auch unerwartet auftreten und ihn auf eine Belastung aufmerksam machen, die er gar nicht beachtet habe. Da er das Symptom jeweils mit einem Stressfaktor in Verbindung bringen könne, sei es nicht mehr beunruhigend, sondern ein hilfreiches Signal seines Körpers, mit dem er gut leben könne.

Wie das Fallbeispiel zeigt, liegen bei chronischen funktionellen Beschwerden in der Regel langdauernde Stressbelastungen und eine Erschöpfung vor, die von den Betroffenen gar nicht wahrgenommen werden. Was es schwierig macht für Menschen, ihre Belastungen zu erkennen, ist, dass sie auf verschiedene Weise von Kindheit an gelernt haben, hart zu arbeiten und für andere da zu sein. Wie die *Fallbeispiele Heinrich* und *Massimo* (Abschn. 2.3) zeigen, haben die Betroffenen früh gelernt, sich durch fleißiges, tüchtiges Arbeiten beliebt zu machen und so geschätzt zu fühlen, weil sie sich als Kinder zu wenig geliebt, wenn nicht gar unerwünscht gefühlt hatten.

Das anfangs geschilderte *Fallbeispiel Tamara* (Abschn. 1.2, 4.2) zeigt dies deutlich: Als der Vater die Familie plötzlich verließ, glaubte sie, dass dies ihre Schuld sei, weil sie vielleicht nicht lieb genug gewesen sei. Das Beispiel zeigt, wie sie als Kind eine Schuld auf sich nahm, die gar nicht die ihre war (die wahren Gründe, weshalb der Vater die Familie verließ, erfuhr sie nie. Er verschwand einfach in seine ferne Heimat). Dies ist sehr typisch für Kinder, die sich nicht richtig geliebt gefühlt hatten und prägt spätere Beziehungen maßgeblich, wie weitere Fallbeispiele veranschaulichen (*Birgit mit Reizdarm und Erschöpfung, Verena, die Schuhverkäuferin mit Fibromyalgie*).

Dass Tamara später Kleinkinderzieherin wurde und in einer Kinderkrippe arbeitete, war wahrscheinlich eine unbewusste Kompensation für diese Entbehrungen. Sie konnte den ihr anvertrauten Kindern jene Liebe geben, die sie wohl zu wenig erhalten hatte. Trotz ihrer Überlastung war es aber für sie schwierig, den Kindern gegenüber nein zu sagen, auch wenn sie bereits erschöpft und müde war. Sie war den ganzen Tag pausenlos im Einsatz und leiste dort auch Überstunden, wenn dies notwendig war. Daher war sie abends vollständig erschöpft und hatte sogar die Arbeitszeit von sich aus auf 80 % reduziert, um mehr Zeit für Erholung (und die Haushaltarbeit) zu haben. Erst nachdem ihr Partner sie überraschend verlassen hatte, erkannte sie, wie sie sich von ihm hatte ausnutzen lassen. Lange Jahre hatte sie mit einer Selbstverständlichkeit die ganze Haushaltarbeit einschließlich eines großen Gartens erledigt und sich dazu noch meist um beide Hunde gekümmert. Als sie eine eigene Wohnung genommen hatte und allein lebte, stellte sie überrascht fest, dass sie nicht mehr derart erschöpft war und sogar wieder 100 % arbeiten konnte. Erst jetzt wurde ihr bewusst, welche große Last von ihr gefallen war. Zudem hatte sie in der Psychotherapie gelernt, sich am Arbeitsplatz weniger ausbeuten zu lassen, bzw. war sie weniger gestresst, weil sie nun wieder vollzeitig präsent war.

Ein weiteres Verhaltensmuster spielt bei dieser Selbstüberforderung eine wichtige Rolle: die Tendenz von Menschen, allen alles recht machen zu wollen. Es ist eine alte Weisheit, dass niemand das kann (Abb. 4.6).

Auch die Betroffenen sind sich dessen bewusst, versuchen es aber aus ihnen nicht bewussten Motiven trotzdem reflexartig. Dahinter kann auch die

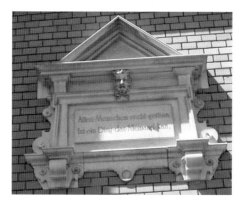

Abb. 4.6 „Allen Menschen recht getan/Ist ein Ding das Niemand kan" Inschrift an einem Haus in Bad Bergzabern, Pfalz. (Foto: P. Keel)

vermeintliche Überzeugung (oder reale Erfahrung) stecken, dass niemand anderes es ebenso gut machen könnte wie sie, wie schon in Abschn. 2.1 beschrieben. Am Arbeitsplatz oder in der Familie scheitert das Delegieren von Aufgaben oft an dieser Überzeugung oder Fehlwahrnehmung. (Diese Befürchtungen können durchaus ihre Berechtigung haben, indem andere mit weniger Erfahrung es effektiv weniger gut machen können, doch benötigen sie entsprechende Unterstützung und Anleitung.) Wer aber überzeugt ist, nur er selbst könne eine Aufgabe richtig erledigen, der wird sich immer wieder überlastet und überfordert fühlen. Vorgesetzte erkennen solche Muster und die besonderen Fähigkeiten und neigen entsprechend dazu, Aufgaben genau denjenigen wenigen Mitarbeitern zu übergeben, die bereits sehr viel leisten, weil sie wissen, dass die Aufgabe dort in guten Händen ist. So werden jene, die bereits viel zu tun haben, noch weiter belastet. Wie Benjamin Franklin schon im 18. Jahrhundert sagte: „If you want something done, ask a busy person" (aus: Pearls of Wisdom). Übersetzt heißt das etwa: „Willst du, dass etwas erledigt wird, dann frage jemanden, der sehr beschäftigt ist." Diese paradoxe Erkenntnis, dass die, die schon viel tun, mit noch mehr Aufgaben überhäuft werden, beruht darauf, dass sich die „Arbeitstiere" durch Tüchtigkeit, Verlässlichkeit und Hilfsbereitschaft auszeichnen und zudem schlecht nein sagen können. Birgit mit Reizdarm und Erschöpfung ist ein klassisches Beispiel dafür, aber auch Heinrich, der tüchtige Informatiker.

Neben dem Wunsch, geliebt zu werden, steckt dahinter gleichzeitig aber auch eine übertriebene Angst, dass ein Nein harte Konsequenzen (eine Verstoßung) nach sich ziehen könnte. Das folgende Fallbeispiel zeigt, wie eine Sekretärin dank Psychotherapie lernte, nein zu sagen, und eine Überraschung erlebte.

Fallbeispiel Erna, die perfekte Sekretärin

Erna war eine erfahrene ca. vierzigjährige Chefarztsekretärin. Sie hatte mich als psychosomatisch tätigen Psychiater aufgesucht, weil sie abends stets sehr erschöpft war und schon früh schlafen gehen musste. Zudem litt sie auch unter einem häufigen Stechen in der Brust, welches sie schon hatte von einem Schmerztherapeuten behandeln lassen. Doch seine Einspritzungen und auch die Durchtrennung eines Nervs (so quälend waren die Schmerzen) waren erfolglos geblieben.

In der Psychotherapie hatte sie erkannt, dass sie sich von ihren Vorgesetzten stark ausnutzen ließ und ständig bemüht war, ihnen immer alles recht zu machen. Hintergrund dieses Verhaltens war, dass ihr strenger, autoritärer Vater sie häufig wegen Nichtigkeiten bestraft hatte. Er hatte auch ihre Intimsphäre nicht respektiert und kam – selbst als sie in der Pubertät war – oft unangemeldet in ihr Zimmer oder ins Badezimmer, wenn sie teilweise oder ganz unbekleidet war, z. B. um sich umzuziehen. Später kam es auch zu sexuellen Übergriffen durch junge Männer.

Als nun ihr Vorgesetzter eines Abends kurz vor Feierabend zu ihr kam und wünschte, dass sie ihm noch ein Vortragsmanuskript, welches er am nächsten Tag brauchte, überarbeiten würde, wies sie seine Bitte zurück mit der Begründung, sie habe an diesem Abend Pläne. Tatsächlich hatte sie sich mit einer Freundin verabredet, um mit ihr ein wenig auszugehen. Sie hätte dies allerdings, wie sie es früher öfters getan hatte, kurzfristig absagen können. Sie war aber nun entschlossen, sich diesen „Missbrauch" nicht mehr gefallen zu lassen. Der Chef schnappte sein Manuskript mit gehässigem Blick und verließ ihr Büro, schlug dabei heftig die Türe zu.

Am nächsten Morgen kam Erna mit einem unguten Gefühl zur Arbeit. Sie fürchtete, die Kündigung zu erhalten. Sie war dann sehr überrascht, als ihr Chef mit einer Rose zu ihr kam und sich für sein impulsives Verhalten entschuldigte.

An diesem Beispiel konnte ich Erna in der Psychotherapie zeigen, wie sie unbewusst in ihrem Chef ihren autoritären, strengen und strafenden Vater sah und sich vor ihm fürchtete. Sie hatte kein reales Bild von ihrem Chef gehabt, denn dieser schätzte sie in Wirklichkeit sehr und fürchtete im Gegenteil selbst, dass sie sich eine andere Stelle suchen würde, wenn er sich so unbeherrscht und autoritär verhalten würde. Das Fallbeispiel zeigt auch, welche Ängste wachgerufen werden, wenn überangepasste Menschen beginnen, sich selbst wichtiger zu nehmen. Erna war sich anfangs nicht bewusst gewesen, weshalb sie dazu neigte, ihre Vorgesetzten zu verwöhnen und ihnen immer alles recht machen wollte. Unbewusst hatte sie als Kind immer versucht, es ihrem Vater recht zu machen, in der Hoffnung, eines Tages von ihm die ersehnte Liebe und Anerkennung zu erfahren. Dieser ewig unzufriede Mann war aber in seiner mürrisch-autoritären Art gar nicht in der Lage, dies zu tun, und ließ wohl unbewusst seine Frustrationen, die seinen Vorgesetzten oder Mitarbeitern gegolten hätten, an den Kindern aus.

Die groteske Angst, verstoßen zu werden, wenn man die erwarteten Leistungen nicht mehr erbringen kann, zeigt auch das *Fallbeispiel Massimo*:

Als er wegen seiner Rückenschmerzen nicht mehr voll arbeiten konnte und gleichzeitig in der Firma Entlassungen vorgenommen werden mussten, war er überzeugt, als nächster seine Stelle zu verlieren, und begann bereits, eine andere Arbeit zu suchen. Er war dann sehr überrascht, als er zu seinem 20-jährigen Dienstjubiläum von seinem Chef 20 g Gold geschenkt bekam. Das Begleitschreiben betonte, dass er der Firma Gold wert sei:

Ihr 20-jähriges Dienstjubiläum

Sehr geehrter Herr...........

Zwanzig Jahre sind vergangen, seit Sie im Jahre 1979 in unsere Firma eingetreten sind. Wir gratulieren Ihnen zu diesem Jubiläum und freuen uns mit Ihnen an diesem besonderen Tag.

Vieles hat sich bei uns in der Zwischenzeit verändert. Mit Ihrem Engagement haben Sie dazu beigetragen, dass wir heute auf unsere Leistungen und unseren ausgezeichneten Ruf stolz sein können. Für Ihre treue Mitarbeit danken wir Ihnen herzlich und überreichen Ihnen zum Zeichen unserer Anerkennung einen kleinen Goldbarren. Dieser soll Ausdruck unseres Dankes und unserer Wertschätzung sein. Wir freuen uns auf eine weiterhin konstruktive Zusammenarbeit und wünschen Ihnen und Ihrer Familie alles Gute für die Zukunft.

Dies traf auch zu, denn er hatte eine kleine Erfindung gemacht, welche erlaubte, mit den Stanzmaschinen im gleichen Arbeitsgang doppelt so viele Teile herzustellen, wie bisher. Tragischerweise hatte er damit aber auch das Gewicht der Stanzteile, welche er periodisch auswechseln musste, verdoppelt, was seine körperliche Belastung erhöhte. Er schaffte es aber nicht, um Hilfe zu bitten, sei es durch die Bereitstellung eines Krans oder die Unterstützung eines Kollegen für diese Schwerarbeit.

Hier wird deutlich, wie schwierig es für solche Menschen ist, sich Hilfe zu holen, weil sie das Gefühl haben, dass solche nicht verfügbar sei oder ihnen nicht gewährt würde, weil dies als Zeichen ihrer Schwäche gesehen würde. Auch fürchten sie, verstoßen zu werden, wenn sie anderen zur Last fallen. Der folgende Traum der Kleinkindererzieherin *Tamara* zeigt dies deutlich:

Nachts kam ein starkes Gewitter, sie ging zu Bett, hörte plötzlich Geräusche in Haus. Die Hunde bellten. Sie beruhigte sie und ging nachsehen, woher die Geräusche kommen. Sie trifft einen schwarzen Mann auf Treppe, sieht ihn in den Keller gehen und dort ihre Vorratskammer plündern. Sie ruft die Polizei an. Dort erklärt der Diensthabende, er sei allein auf dem Posten. Er wolle nicht kommen, da er Angst habe allein. Sie würden dann am Morgen kommen, wenn sie zu zweit seien. Sie solle im Schlafzimmer bleiben. Sie hörte dann den Mann das Haus verlassen, ging ins Bett und erwachte aus dem Traum.

Der Traum bestätigt ihre unrealistische Überzeugung, dass man keine Hilfe bekomme, wenn man solche brauchen würde sondern auf sich allein gestellt sei, was sie allerdings bei der Arbeit oft erlebte. Symbolisch ist aber auch dargestellt, wie schlecht sie sich wehren kann, indem sie im Traum die Hunde (ihre Aggressionen im übertragenen Sinn) beruhigt. In Wirklichkeit hätten die Hunde unmöglich Ruhe gegeben, wie sie im Nachgespräch erklärte. Wie erschöpfend sie ihren Arbeitsalltag erlebte, wird im Traum ebenfalls gezeigt, indem der Einbrecher ihre (in Wirklichkeit nicht vorhandene) Vorratskammer ausraubt (ihr die Kraftreserven raubt und sie wehrlos zusehen muss).

Versuchen solche Menschen auf Grund von Anregungen in der Psychotherapie, nach Hilfe zu fragen, so machen sie oft die Erfahrung, dass ihnen diese – entgegen ihren Erwartungen – erstaunlich selbstverständlich gewährt wird. Welche absoluten Vorstellungen manche Patienten diesbezüglich haben, illustriert eine weitere Episode von *Massimo*:

Als er eine schwere Servicearbeit durchzuführen hatte, sagte sein Chef zu ihm, er solle sich melden, falls er einen zweiten Arbeiter als Hilfe brauche. Massimo vermutete dahinter in fast paranoider Art eine Schikane, indem der Chef ihn testen wolle, ob er noch selbständig arbeiten könne. Er fürchtete damals noch immer, dass sein Chef ihn entlassen könnte, weil er nur noch halbtags arbeiten konnte. Nachdem wir die Episode in der Therapie besprochen hatten, ermunterte ich ihn, seinen Chef darauf anzusprechen, wie er sein Angebot gemeint habe. (Er hatte zu ihm ein gutes Vertrauensverhältnis.) Wie zu erwarten, äußerte der Chef, dass er dies ernst gemeint habe, und war entsetzt über die wahnhafte Vermutung seines Mitarbeiters. Erst viel später, unterstützt durch das oben gezeigte Dankesschreiben zu seinem 20-jährigen Dienstjubiläum, konnte Massimo erkennen, wie er dauernd in einer Angst gearbeitet hatte, die Erwartungen nicht zu erfüllen und darum die Kündigung zu erhalten, obwohl er sehr geschätzt war und überdurchschnittlich viel leistete, auch als er nur noch teilweise arbeitsfähig war. Die Befürchtungen lassen sich vor dem Hintergrund seiner Lebensgeschichte verstehen: Als kleines Kind wurde er mehrfach unvorbereitet verstoßen: Im Alter von zwei Jahren wurde er von seinen Eltern ohne eine Verabschiedung bei der Großmutter zurückgelassen, während der Rest der Familie in die Schweiz zog. (Die Eltern wollten eine tränenreiche Abschiedsszene vermeiden und reisten ab, als er mit einem Onkel auf einem Spaziergang war.) Als er dann etwa vier Jahre alt war, wurde er wieder ohne Erklärung zu einer Tante gegeben, weil die Großmutter krank wurde und bald starb, was er aber erst viel später erfuhr (wieder gab es keinen Abschied). Dort war er nicht wirklich willkommen und es gab kaum Platz für ihn bei der großen Kinderschar der Tante. Entsprechend entschieden die

Eltern dann, ihn in die Schweiz zu holen, als er neun war. Aber auch hier gab es kaum Platz für ihn. Er erinnerte sich, wie er beim Essen auf der Fensterbank sitzen musste (und auch wollte), weil der Platz am Tisch zu knapp war. Als sie in die Ferien fuhren, reichte der Platz im Auto der Eltern für ihn nicht. Er bot sich sofort an, im Auto von Bekannten mitzufahren. Da er das Gefühl hatte, in der Familie überflüssig und nur geduldet zu sein, meldete er sich jeweils freiwillig für solche Notlösungen. Auch war er darum bemüht, es den Eltern durch seine Hilfsbereitschaft recht zu machen. So meldete er sich freiwillig beim Vater, um das Auto (perfekt) zu waschen, wenn seine älteren Brüder dazu keine Lust hatten.

Diese Erinnerungen kamen bei ihm erst im Laufe der mehrjährigen Psychotherapie stückweise hoch. Teilweise konnte er im Gespräch mit der Mutter die Ereignisse rekonstruieren. Sie bestätigte ihm auch, dass er ein trauriges Kind gewesen sei, und er stellte zu seiner Überraschung fest, dass er auf den wenigen Kindheitsfotografien, die existierten, nie lachte. Der Mutter war es rückblickend unangenehm zu sehen, wie sie ihr Kind damals mehrfach verstoßen und benachteiligt hatte, doch hatte die wirtschaftliche Situation – sie musste auch in der Schweiz ganztags arbeiten gehen – sie damals dazu gezwungen.

4.5 Hintergründe unlösbarer Konflikte

Patienten erleben allerdings auch Enttäuschungen, wenn scheinbar beste Freunde nicht zu einer Hilfeleistung bereit sind. Sie erkennen erst dann, wie einseitig diese Beziehungen bisher waren, indem sie sich jederzeit um diese „Freunde" oder „Freundinnen" kümmerten, wenn diese etwas brauchten, jetzt aber plötzlich keine Hilfe bekommen, wenn sie selbst etwas brauchen würden.

Ähnliches erleben natürlich auch Männer und Frauen in Ehebeziehungen, wenn sie sich einen scheinbar hilflosen, aber verwöhnten oder ausbeutenden Partner gewählt haben. Das *Fallbeispiel Birgit mit Reizdarm und Erschöpfung* (Abschn. 3.4) macht dies in krasser Weise deutlich, zeigt aber auch, wie die Betroffenen in solchen Konflikten gefangen sein können. Eine Trennung vom Partner kommt häufig aus verschiedenen Gründen nicht in Frage:

1. Der *Partner ist hilfsbedürftig*, weil z. B. krank, alkoholabhängig oder sonst nicht lebenstüchtig. Dies weckt unbewusste Umsorgungstriebe, die Betroffenen fühlen sich gebraucht und damit vermeintlich geliebt. Diese Konstellation ist typisch für Bindungsstörungen wie sie bei somatoformen

Störungen gehäuft vorkommen. Sie wurde im Buch *Wenn Frauen zu sehr lieben* von Robin Norwood eindrücklich beschrieben.

2. Eine Trennung käme einer *Niederlage* gleich. Die Betroffenen erleben sich vor sich selbst und/oder den Angehörigen (Partner, Kinder, Eltern) als Versager. Sie suchen die Schuld am Scheitern bei sich, weil sie es auf Grund von tiefsitzenden Minderwertigkeitsgefühlen gewöhnt sind, sich schuldig zu fühlen. Diese können wie im *Fallbeispiel Birgit mit Reizdarm und Erschöpfung* durch Probleme mit der Sexualität verstärkt werden. Dies nach dem Motto: „Wenn ich (ihm) eine richtige Frau wäre – d. h. seine sexuellen Bedürfnisse (besser, umfassender) befriedigen könnte und/oder selbst auch Freude daran hätte –, dann würde er sich nicht so verhalten" (nicht zu viel Alkohol trinken, nicht zu anderen Frauen gehen etc.). Diese Denkmuster sind typisch für Frauen (und auch Männer), die als Kinder zu wenig Liebe bekommen hatten und körperlich oder sexuell missbraucht worden sind. Sie fühlten sich unerwünscht. Oft ist dies auch mit einer kindlichen Hoffnung verknüpft, der Partner werde sich eines Tages ändern, so wie sie ewig hoff(t)en, der Vater (die Mutter) werde sie eines Tages gerne haben und sich für sein (ihr) Verhalten entschuldigen. Mehr darüber in Abschn. 4.6. Diese Konstellation ist ebenfalls sehr häufig bei somatoformen und depressiven Störungen.

3. Eine große *Angst vor dem Alleinsein* verhindert eine Trennung. Das Alleinsein ist kaum auszuhalten, da die Betroffenen es noch nie längere Zeit erlebt haben. Es löst große Verzweiflung, Leeregefühle und impulsive Abwehrhandlungen aus (eventuell Selbstverletzung). Dieses Verhalten ist typisch für abhängige Personen und teilweise für Borderlinepersönlichkeitsstörungen.

4. Die Angst, die *finanziellen Einbußen* und den eventuellen *sozialen Abstieg* als Folge der Trennung nicht zu verkraften (Einkommenseinbuße, Verlust des gemeinsamen Hauses), verhindert die Trennung. Dies ist leider oft eine Realität, v. a. wenn die Arbeitsfähigkeit von den Partnern unterschiedlich beurteilt wird (der Partner behauptet, die kranke Partnerin sei arbeitsfähig) oder das Einkommen ohnehin gering ist.

5. Aus *Rücksicht auf die Kinder* wird eine Trennung aufgeschoben, bis diese erwachsen sind oder die Trennung selbst wünschen. Dies ist häufig bei Menschen der Fall, die selbst in einer unvollständigen Familie aufwuchsen und unter der Trennung der Eltern gelitten haben.

6. Aus *Angst vor Streit* wird eine Trennung nicht eingeleitet. Dies ist bei großer Harmoniesucht der Fall, oft verknüpft mit Minderwertigkeitsgefühlen (wie unter 2) beschrieben. Dahinter stehen oft als belastend erlebte Streitigkeiten der Eltern, welche zu einer unrealistischen Angst vor Streit führen, falls die Betroffenen eigene Wünsche durchsetzen möchten.

7. Das Problem (die Unzufriedenheit, die Ausbeutung) wird als solches gar nicht erkannt (unbewusste *Verleugnung*), weil die Betroffenen es als normal betrachten, sich so zu verhalten (z. B. so perfekt, tüchtig und übermäßig Hilfsbereit zu sein, wenig Wertschätzung zu bekommen). Hinter diesem Verhalten stecken neben den erwähnten Problemen mit dem Selbstwert auch übertriebene Kritikangst und fehlendes Urvertrauen. Um sich davor zu schützen, versuchen die Betroffenen, sich auch in der Partnerbeziehung möglichst unabhängig zu machen. Dies, indem sie sich finanziell unabhängig halten durch eigene Erwerbstätigkeit, aber auch emotional, indem sie sich auf den Partner (auch sexuell) nicht oder nur wenig angewiesen fühlen, umgekehrt aber glauben, dieser könnte ohne sie nicht leben, da er zu hilflos wäre, wie das *Fallbeispiel Birgit mit Reizdarm und Erschöpfung* (Absch. 3.4) oder noch ausgeprägter das von *Verena, Schuhverkäuferin mit Fibromyalgie* (Abschn. 2.2) zeigte:

Verena war sehr unglücklich in ihrer zweiten Ehe, obwohl ihr zweiter Mann, im Gegensatz zum ersten, einem unvernünftigen Alkoholiker, sehr fürsorglich, aber leider auch dominant und einengend war. Sie hatte sich mehrfach von ihm getrennt, war aber wieder zu ihm zurückgekehrt, weil sie Angst hatte vor dem Alleinsein, aber auch Mitleid mit ihm, weil er sich schlecht selbst versorgen konnte. Sie nahm in Kauf, dass er sie (und ihren Körper) eifersüchtig besitzen wollte und es nicht gerne sah, wenn sie sich mit Freundinnen traf. Wenn sie nicht bereit war, Sex mit ihm zu haben, schmollte er. Sie war erpressbar, weil sie eine gute Ehefrau sein wollte und im Übrigen seine Fürsorglichkeit schätzte (er half im Haushalt und erledigte alle administrativen Dinge). Er war seinerseits überzeugt, dass sie nicht allein leben könne, schon aus finanziellen Gründen.

4.6 Bedeutung der Kindheit

Hinter der übermäßigen Hilfsbereitschaft steckt eine ständige Suche nach Akzeptanz, wozu auch das harte (scheinbar) süchtige Arbeiten sowie die Rücksichtslosigkeit mit sich selbst gehören. Damit sollen alle zum Ausdruck gebrachten oder vermuteten Bedürfnisse anderer befriedigt werden, um Zurückweisung (Strafe oder Verstoßung) zu vermeiden, wie das *Fallbeispiel Massimo* drastisch zeigt. Diese Verhaltensweisen haben ihre Wurzeln in der Vergangenheit, wo diese Patienten gehäuft einen Mangel an Liebe und Zuwendung sowie Härte und Strenge erlebten, welche einen fortgesetzten körperlichen oder sexuellen Missbrauch begünstigten.

Kindesmissbrauch oder -misshandlung umfasst nach Definitionen der Weltgesundheitsorganisation alle Formen der körperlichen und/oder emotionalen Misshandlung, des sexuellen Missbrauchs, der Verwahrlosung, der Vernachlässigung oder der kommerziellen bzw. anderweitigen Ausbeutung, die zu einer tatsächlichen oder möglichen Gefährdung der Gesundheit, des Überlebens, der Entwicklung oder der Würde des Kindes führen.

Missbrauch und Misshandlung umfasst körperliche Aggression wie Schlagen oder Treten, aber auch erzwungenen Geschlechtsverkehr und andere Formen sexuellen Zwangs, psychische Misshandlung wie Einschüchterung und Erniedrigung und Verhaltenskontrolle, was bedeutet, dass einer Person der Umgang mit Familie oder Freunden untersagt oder ihr der Zugang zu Informationen und Hilfe verwehrt wird. Prinzipiell ist zu unterscheiden zwischen (aktiven) Handlungen und (passiven) Unterlassungen.

Untersuchungen zur Häufigkeit von Missbrauch

Die Literatur über negative Kindheitserlebnisse, Kindheitstraumatisierung, Missbrauch und Vernachlässigung ist zahlreich, die Methoden zur Erfassung nicht minder. Mitunter liegt dies an den unterschiedlichen Definitionen der Begriffe „Trauma" als subjektiv erlebtem und emotional und kognitiv bewertetem Geschehen und „Missbrauch" als objektiv stattgehabter (Straf-)Tat im Sinne der o. g. Definition.

Eine weitere Schwierigkeit ergibt sich aus der Methode und dem Zeitpunkt der Erhebung des Datenmaterials. Es macht einen großen Unterschied, ob die Daten mit einem Selbstbeurteilungsfragebogen (einfache Checklisten oder umfangreiche Fragebogen) oder in einem persönlichen Interview erhoben werden und ob dies rückblickend (retrospektiv) nach Jahren oder in der Kindheit, Jugend oder wenigstens vor Eintreten von Beschwerden geschieht. Der Einfachheit halber erfolgte die Mehrzahl der Untersuchungen retrospektiv, doch häufig liegen die Lebensereignisse mehrere Jahre oder gar Jahrzehnte zurück. Entsprechend werden Zweifel an diesen Daten geäußert, weil die Erinnerung einerseits lückenhaft sein kann – was offenbar eher der Fall ist – und andererseits Ereignisse aus der heutigen Sicht vielleicht anders bewertet werden (verharmlost oder dramatisiert).

Rückblickende Untersuchungen an erkrankten Personen

Befragungen von Patienten zeigten, dass verschiedenste somatische, psychosomatische und psychische Erkrankungen mit negativen Kindheitserlebnissen und Traumatisierung in Zusammenhang stehen:

Walker und Mitarbeiter (1992) stellten Unterschiede in der Symptomausprägung von Depressionen, Angststörungen, ungeklärten somatischen

Symptomen und Drogenmissbrauch in Abhängigkeit von der Schwere einer Traumatisierung fest. Die Gruppe der Patientinnen, die leichte Formen von Missbrauch erlebt hatten, unterschied sich dabei nicht von Patientinnen, welche keinen Missbrauch angegeben hatten.

Arnow (2009) stellte in einer Übersichtsarbeit die Häufigkeit zusätzlicher Erkrankungen (Komorbiditäten) als vermutete Folge von Missbrauch und Traumatisierung in der Kindheit bei psychiatrisch erkrankten Individuen zusammen. Er fand dabei deutliche Unterschiede in Abhängigkeit davon, ob die Untersuchungen im ambulanten oder stationären Bereich (psychiatrische Kliniken) durchgeführt wurden. Die Zahlen für körperliche Misshandlungen variierten zwischen 14 % und 42 %, für sexuellen Missbrauch zwischen 18 % und 53 %. In der Klinik fanden sich bei 55 % der weiblichen Patientinnen Anhaltspunkte für mehrere Formen von Missbrauch.

78 % der Frauen und 82 % der untersuchten Personen, welche einen sexuellen Missbrauch in der Kindheit angaben, litten als Erwachsene an einer psychiatrischen Störung.

Davis und Mitarbeiter (2005) stellten in einer Literaturübersicht fest, dass Missbrauch und/oder Vernachlässigung im Kindesalter mit Schmerzsyndromen vergesellschaftet war, besonders bei Personen, die sich deswegen in Behandlung begaben.

Heim und Mitarbeiter (2010) stellen in einer Übersichtsarbeit die neurobiologischen und psychiatrischen Konsequenzen kindlichen Missbrauchs und Vernachlässigung zusammen. So werden insbesondere z. T. sehr früh und wiederholt auftretende schwere depressive Störungen, Angststörungen und Persönlichkeitsstörungen gehäuft beobachtet. Aber auch Schizophrenie, Essstörungen, Substanzmissbrauch und Suizidversuche finden sich vermehrt bei Personen mit traumatischen Erlebnissen. Die neurobiologischen Zusammenhänge konnten im Tiermodell teilweise belegt werden. Neben dem Cortisonsystem („Stressachse") scheint insbesondere die Hippocampusformation im Mittelhirn beeinträchtigt zu werden, wie bereits in Abschn. 2.2 ausgeführt wurde.

Prospektive Untersuchungen

Inzwischen liegen verlässlichere Untersuchungen z. B. von Shaffer und Mitarbeitern (2008) vor. Sie haben mittels prospektiv erhobener wie auch retrospektiver Methoden die Häufigkeit (Inzidenz) und den Zusammenhang von kindlicher Misshandlungen mit später auftretenden psychischen Störungen untersucht und stellten eine große Streubreite bei der Anzahl tatsächlich erfasster Misshandlungen fest. Die prospektive Erfassung identifizierte bei 20,6 % eine deutlich größere Anzahl Ereignisse als die retrospektive Erfassung mit 7,1 %. Ein noch höheres Ergebnis ließ sich aus der Kombination beider Methoden ermitteln (22,9 %). Zumindest stellten die Autoren fest, dass die schweren Formen von Missbrauch mit beiden Methoden erfasst werden konnten.

Sachs-Ericsson und Mitarbeiter (2007) haben im Rahmen einer großen repräsentativen nationalen Studie insgesamt über 8000 Personen befragt, von denen später 5877 in die Studie eingeschlossen wurden. Diese Befragung erfolgte am Wohnort der jeweiligen Teilnehmer und im freien Gespräch als Interview mit wenigen Standardfragen. Das Alter bei der Befragung lag zwischen 15 und 54 Jahren. Der Anteil von berichteter körperlicher Misshandlung und sexuellem Missbrauch lag bei 10,6 %, körperliche Misshandlung berichteten 5,1 % der Frauen gegenüber 3,3 % der Männer, sexuellen Missbrauch berichteten 11,4 % der Frauen und 2 % der Männer.

Eine ähnliche Studie führten Sledjeski und Mitarbeiter (2008) durch. Dabei haben sie versucht zu klären, inwieweit die Anzahl negativer Lebensereignisse Einfluss auf Traumafolgestörungen (PTBS, siehe Abschn. 2.5) und chronische Erkrankungen nimmt. Insgesamt wurden in einer Kohorte von 9282 Personen die folgenden vier Haupt- und Untergruppen von Krankheitsbildern erfasst: chronische Schmerzzustände, differenziert nach entzündlichem Rheuma (Polyarthritis) sowie chronischen Schmerzen regional (Rücken, Nacken, Kopf) und generalisiert (im Sinne der Fibromyalgie); Herz-Kreislauf-Erkrankungen (darunter auch der Bluthochdruck [arterielle Hypertonie]); Lungenleiden wie Allergien und Asthma und andere; neurologische Erkrankungen wie Schlaganfall und Epilepsie sowie andere häufige Erkrankungen wie Krebsleiden und Zuckerkrankheit (Diabetes). Es konnte ein klarer Zusammenhang zwischen traumatischen Erlebnissen, Traumafolgestörungen und der Mehrzahl der chronischen Erkrankungsbilder gefunden werden, wobei eine PTBS die größte Wahrscheinlichkeit, an einer der genannten Erkrankung zu leiden, zur Folge hatte gegenüber dem niedrigsten Risiko für Nichttraumatisierte.

McLaughlin und Mitarbeiter (2010) erfassten in ihrer Untersuchung zu negativen Kindheitserlebnissen und späterer psychiatrischer Erkrankung im Erwachsenenalter folgende Gruppen von belastenden Ereignissen in der Kindheit:

- Verlust von Bezugspersonen,
- auffällige elterliche Verhaltensweisen (Erkrankung, Sucht, Kriminalität, Gewalt),
- Missbrauch und Misshandlung.

Kindheit:
Mangel an Liebe, strafende Eltern, körperlicher/sexueller Missbrauch,
Zwang, hart zu arbeiten, Verstoßung

$\downarrow$

Erwerbsleben:
- hohe Schmerztoleranz, Durchhaltestrategien (Zähne zusammenbeißen)
- hohe Leistungen, um Anerkennung zu gewinnen und Strafe/Verstoßung zu vermeiden
- Unabhängigkeitsdrang (fehlendes Urvertrauen, Unfähigkeit, Hilfe in Anspruch zu nehmen)
- hohe Stressbelastung, Retraumatisierung (Unfälle, Verletzungen, Missbrauch, Ausbeutung) als Auslöser

$\downarrow$

Stressbedingte Störungen/Krankheiten:
- Erschöpfung, Müdigkeit, Beeinträchtigung des Hormon- und Immunsystems
- vegetative Übererregung, Schlafstörungen
- Überempfindlichkeit für Schmerz und andere unangenehme Reize (Lärm, Kälte)
- Depressivität als Folge des Verlusts des Leistungsvermögens, Selbstzweifel

---

Abb. 4.7 Entwicklungsmodell für stressbedingte Störungen

Sie erkannten einen klaren Zusammenhang zwischen diesen und späteren affektiven Störungen (Depressionen, Manie), Substanzmissbrauch (Alkohol, Drogen, Medikamente) und Angststörungen.

In einer Übersichtsarbeit über 23 veröffentlichte Studien zum Zusammenhang zwischen sexuellem Missbrauch und körperlichen Erkrankungen beschrieben Paras und Mitarbeiter (2009) einen statistisch signifikanten Zusammenhang zwischen sexuellem Missbrauch und funktionellen gastrointestinalen Störungen (Magen-Darm-Beschwerden), unspezifischem chronischem Schmerz, psychogenen (pseudoepileptischen) Anfällen und chronischem Becken-(Unterbauch-)schmerz. Das Risiko, an einer dieser Störungen zu erkranken, war zwei- bis dreifach erhöht. Kein so klar signifikanter Zusammenhang fand sich zwischen sexuellem Missbrauch und dem Fibromyalgiesyndrom, Adipositas (Übergewicht) oder Kopfschmerz.

Abb. 4.7 integriert die Erkenntnisse zu Kindheitsbelastungen, deren Folgen für den Lebensstil und die Entstehung stressbedingter Krankheiten in ein Entwicklungsmodell.

Ergebnisse von Tierversuchen zum Bindungsverhalten

Da Ratten in ihrem Bindungs- und Beziehungsverhalten leicht beeinflussbar und sehr lernfähig sind, eignen sie sich für Experimente, die ähnliche Grundmuster von Störungen wie beim Menschen erkennen lassen. Solche tierexperimentelle Untersuchungen haben mögliche Erklärungen für den Zusammenhang zwischen Missbrauchserfahrungen und Stressempfindlichkeit geliefert, da ein beeinträchtigtes Fürsorgeverhalten der Mutter bei den Nachkommen zu Störungen der Cortisonregulation und damit zu einer erhöhten Empfindlichkeit für Stress führte, was neurobiologisch die geringere Stresstoleranz und die Entwicklung chronischer Schmerzen erklären könnte (Abschn. 2.2).

Hintergrund der emotionalen Deprivation sind oft (aber nicht zwingend) Situationen von Armut, frühem harten Arbeiten und Abwesenheit von Elternfiguren (örtlich oder auch wegen Krankheit, Desinteresse oder Ablehnung nicht erreichbar), wie bereits in den *Fallbeispielen Tamara, Massimo* und *Angela* gezeigt. Vor diesem Hintergrund ist zu verstehen, dass diese Patienten nicht nur früh gelernt haben, viel von sich zu verlangen, sondern auch, sehr viel Schmerz auszuhalten (Durchhalten u. a. durch Abspaltung oder Dissoziation). Da sie in Krankheit ein Zeichen von Schwäche oder gar Faulheit sehen und oft erlebten, dass ihr Schwachsein grausam missbraucht wurde, haben sie oft lange Zeit Mühe, sich Erschöpfung einzugestehen und therapeutische Hilfe in Anspruch zu nehmen. Es fehlt ihnen dazu das notwendige Vertrauen, und sie fürchten, dass sie abgewiesen werden, wenn sie Hilfe brauchen, oder schlimmer noch, dass ihre Schwäche und Hilflosigkeit erneut missbraucht werden könnte.

Eigene Untersuchungen

In eigenen Untersuchungen (in der Dissertation von H.P. Sailer dargestellt) an Patientinnen mit chronischen Schmerzen (meist Fibromyalgie) fanden wir hohe Werte für die verschiedenen Formen von Traumatisierung in der Kindheit. Mittels eines anerkannten Fragebogens für Traumatisierungen in der Kindheit (CTQ) ließ sich bei 88,5 % der Untersuchten mindestens eine traumatische Erfahrung in der Kindheit feststellen. Hinsichtlich der Unterkategorien fanden sich folgende Werte:

* emotionale Vernachlässigung 85,2 %,
* körperliche Vernachlässigung 63,9 %,
* emotionaler Missbrauch 62,7 %,
* sexueller Missbrauch 51,7 %
* körperlicher Missbrauch 39 %.

Die Schweregrade der jeweiligen Traumatisierungskategorie sind in Abb. 4.8 aufgeführt. Die Häufigkeit von Einzel- und Mehrfachtraumatisierungen (Betroffenheit in mehreren Kategorien) zeigt Abb. 4.9.

Wir untersuchten auch, ob ein Zusammenhang zwischen diesen Traumatisierungen und der *Tendenz zur Selbstüberforderung* respektive der *Vermeidung von Abhängigkeit* besteht, indem wir die Ergebnisse der zwei Fragebogen

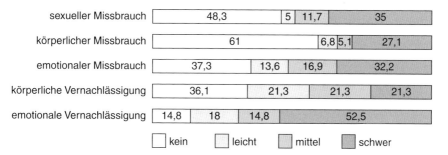

Abb. 4.8 Traumatisierungen in der Kindheit: Verteilung der Schweregrade der Traumakategorien nach CTQ bei Fibromyalgiepatientinnen. (Aus: Sailer 2011)

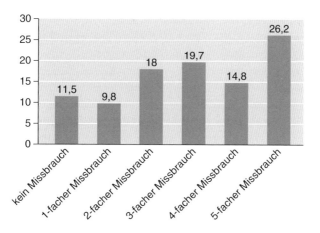

Abb. 4.9 Traumatisierung in der Kindheit: Häufigkeit von Einzel- und Mehrfachtraumatisierungskategorien nach CTQ bei Fibromyalgiepatientinnen. (Aus: Sailer 2011)

(Vermeidung von Abhängigkeit, Traumatisierungen in der Kindheit „CTQ") miteinander verglichen. Wir berechneten, ob höhere Werte für Traumatisierung mit höheren Werten für *Vermeidung von Abhängigkeit* einhergehen würden (Korrelation), was bestätigt werden konnte. Dieser Zusammenhang wird auch im *Fallbeispiel Tamara* sehr deutlich:

> *Beim Erstkontakt wirkte sie nervös, hektisch, konnte sich aber gut auf das Gespräch einlassen und rasch öffnen. Sie stellte sich selbst als leistungsorientierte, perfektionistische, tüchtige Frau dar mit einem gewissen Ehrgeiz, die aber auch viel von sich verlangt und sehr frustriert ist, wenn sie die gesetzten Ziele nicht erreichen kann. Sie wirkte nicht bedrückt, wobei eine verdeckte Traurigkeit über die verlorene Leistungsfähigkeit spürbar war. Rasch konnte sie auch erkennen, dass sie durch ihre belastete Kindheit zu einer sehr leistungsorientierten, einfühlsamen, aber auch selbstlosen Frau geworden war. Sie spürte eine Tendenz, sich von ihren*

Vorgesetzten ausnutzen zu lassen, wobei wegen Sparmaßnahmen der Betreiber die Arbeitsbedingungen auch schwierig waren.

Tamara wuchs bis zum elften Lebensjahr in geordneten Verhältnissen auf, verlor dann überraschend ihren geliebten Vater, weil dieser in seine afrikanische Heimat zurückreiste, aus für sie nicht nachvollziehbaren Gründen. Er brach den Kontakt zu der Familie völlig ab. Die Mutter war dadurch gezwungen, vorerst halbtags, später ganztags arbeiten zu gehen, so dass Tamara schon früh Verantwortung für ihren vier Jahre jüngeren Bruder und letztlich für die ganze Familie zu übernehmen begann. Dazu gehörte auch der im gleichen Haus lebende Großvater, durch dessen Pflegebedürftigkeit sie zusätzlich belastet wurden. Gleichzeitig wurden die Großeltern ein Stück zu Ersatzeltern, doch starb die geliebte Großmutter bereits nach wenigen Jahren, als Tamara 13 Jahre war, während der Großvater noch weitere neun Jahre lebte und pflegebedürftig blieb.

Sie absolvierte zuerst eine Lehre als Service-Fachangestellte, fühlte sich aber durch diese Tätigkeit zunehmend überfordert und bildete sich daher zur Spielgruppenleiterin weiter. Inzwischen hat sie eine zusätzliche weiterführende Ausbildung zur Betreuerin von „Problemkindern" absolviert. Beim ersten Kontakt arbeitete sie 80 % als Gruppenleiterin in einer Kinderkrippe. Sie lebte seit gut einem Jahr mit einem neuen Partner zusammen, der als Schichtführer tätig war und bewohnte mit ihm ein gemeinsames Haus mit großem Garten. Kinder hatten sie keine, jedoch zwei Hunde.

Im Laufe der Therapiegespräche lernte Tamara, sich am Arbeitsplatz besser abzugrenzen und auch ihren Perfektionismus ein Stück abzubauen. Ihre Problematik stellte sich sehr anschaulich im bereits geschilderten Traum (Abschn. 4.4) dar.

Nach einer Reihe von Gesprächen fühlte Tamara sich besser und unterbrach die Therapie, weil sie auch kaum Zeit dafür hatte. Sie meldete sich dann wieder in einer Krise, weil sie herausgefunden hatte, dass ihr Partner für unklare Tätigkeiten sehr hohe Geldsummen verbraucht hatte und in jüngster Zeit die Miete nicht mehr bezahlt hatte. Die entsprechenden Mahnungen hatte er vorerst versteckt, doch erfuhr sie vom Hausbesitzer davon. Sie trennte sich rasch von ihm, zumal sie auch erfahren musste, dass er eine Freundin hatte, und schon bald stellte sich heraus, dass diese sogar ein Kind von ihm erwartete. Tamara war selbst erstaunt, wie blind sie gewesen war und wie wenig sie von seinen Aktivitäten geahnt hatte. Sie nahm sich eine eigene Wohnung und begann, da sie sich nun selbst finanzieren musste, wieder voll zu arbeiten. Zu ihrem Erstaunen war sie aber weit weniger müde und dieser Aufgabe gut gewachsen. Sie stellte schließlich selbst fest, dass sie nun nicht mehr weitgehend allein für zwei Personen sowie für ein ganzes Haus und einen großen Garten sorgen musste, so dass sie ausreichend Energie für sich und ihre Arbeit hatte.

5

Behandlung von Symptomen ohne Befund: alles nur Placebo?

Bei der Behandlung von Symptomen ohne Befund oder schlecht fassbaren Leiden wie Müdigkeit und Schmerz spielen Placeboeffekte eine große Rolle. Häufig werden Behandlungsmaßnahmen ohne klare Indikation (echte medizinische Begründung) eingesetzt, weil die Störung schlecht fassbar ist. In der Regel werden bei Müdigkeit relativ harmlose, natürliche Substanzen wie Vitamine oder Spurenelemente verabreicht, wobei auch diese (z. B. Vitamin D oder Eisen) bei Überdosierung gefährliche Nebenwirkungen haben können. In der Schmerzbehandlung kommen vor allem physikalische oder physiotherapeutische Maßnahmen sowie viele alternative Methoden zum Einsatz, deren Wirkung – bei Fehlen klar fassbarer Ursachen – (hauptsächlich) auf Placeboeffekten beruht. Daher ist eine vertiefte Auseinandersetzung mit dem Phänomen „Placebo" und seiner Wirkungsweise angezeigt. Es handelt sich nämlich um ähnliche psychologische Wirkprinzipien wie bei echten Psychotherapien, aber mit kleinen, entscheidenden Unterschieden.

5.1 Was ist ein Placebo?

Unter einem Placebo versteht man ein Scheinmedikament oder eine Scheinbehandlung, also meist „Pillen", die genauso aussehen wie richtige Medikamente, jedoch keinen pharmakologisch (medizinisch) aktiven Wirkstoff, sondern nur inaktive Zusatzstoffe enthalten. Die Wirkung von Placebo wird definiert als eine „Therapiemethode oder Teil einer solchen, welche gezielt wegen ihres unspezifischen, psychologischen oder psychophysiologischen Effekts verwendet wird, obwohl sie keine spezifische aktive Komponente für die zu behandelnde Störung besitzt" (Shapiro und Morris 1978).

Typen von Placebos

Reine Placebos in Form von Tabletten und Kapseln enthalten nur Stärke und Milchzucker (Laktose) und eventuell andere Geschmacks- oder Farbstoffe, wie sie für die Tabletten- oder Kapselzubereitung verwendet werden. Für Injektionsflüssigkeiten wird meist eine Kochsalzlösung verwendet.

Für doppelblinde Medikamentenstudien werden manchmal „aktive" Placebos als Kontrollsubstanzen eingesetzt, die Stoffe enthalten, die ähnliche Nebenwirkungen (z. B. Übelkeit, Mundtrockenheit) verursachen wie das zu prüfende Medikament, für die zu behandelnde Krankheit aber wirkungslos sind. Dies, um zu vermeiden, dass Patienten vermuten, dass sie ein Placebo bekamen, da aktive Medikamente häufig auch Nebenwirkungen verursachen und sie mit diesen auf Grund von früheren Erfahrungen vertraut sein könnten. Dies würde den Placeboeffekt schmälern.

Zur Untersuchung anderer Behandlungsmaßnahmen wie chirurgische Eingriffe oder physikalische Anwendungen (Spritzen, Stromanwendungen, Akupunktur etc.) werden Scheinbehandlungen verwendet, wie z. B. Operationen, die mit lokaler Betäubung und Einführen eines Instrumentes (z. B. Endoskop) nur vorgetäuscht werden, indem ein effektiver Behandlungseingriff (z. B. Herausschneiden von Knorpelteilen) unterlassen wird. Aus ethischen Gründen sind solche – nicht risikolosen – Eingriffe heikel und daher nur ausnahmsweise möglich, aber gleichzeitig wichtig, um die Wirksamkeit von solchen Eingriffen beurteilen zu können.

Schwieriger ist dies im Bereich der Beratung oder Psychotherapie, da die Grenzen zwischen einem „unwirksamen" Gespräch mit einem Laien und einer echten Psychotherapie fließend sind, wie in Kap. 7 erläutert wird. Jegliches ärztlich-therapeutische Handeln hat einen erheblichen allgemeinen – hoffentlich positiven – psychologischen (Placebo-)Effekt.

Pseudoplacebos sind Medikamente oder Eingriffe, die nicht wirklich wirksam sein können, weil entweder die Dosis nicht hoch genug ist oder die Krankheit nicht auf das harmlose „Medikament" (z. B. ein Vitamin oder ein Mineralstoff) anspricht. Manche Ärzte setzen solche Mittel ein, wenn sie nicht weiter wissen, also aus Hilflosigkeit, um Patienten vermeintlich nicht zu enttäuschen, im Wissen um die Stärke der Placebowirkung z. B. einer Spritze. Die Übergänge zu einer möglichen Wirksamkeit (gerade bei Eiseninfusionen) sind fließend.

Die Geschichte des Placebos

Die erste geschichtliche Aufzeichnung des Placeboeffekts stammt von Platon (427–347 v. Chr.). Er beschrieb schon damals, dass man mit der Kraft von Worten allein Kranke heilen könne. Wann begonnen wurde, Scheinbehandlungen bewusst einzusetzen, ist nicht bekannt, doch ist bereits aus dem Jahre 1580 der Fall eines Kaufmanns überliefert, welchem seine Ärzte mehr aus

Spaß einen Scheineinlauf verabreichten. Dem Kaufmann ging es nach dem Einlauf jedoch viel besser, auch wenn alles nur vorgespielt war.

In Anbetracht des Fehlens wirksamer Behandlungsmethoden wurden vor dem Aufkommen der modernen Medizin Placebos früher oft mehr oder weniger bewusst eingesetzt, wobei ein Wissen um die Wirkmechanismen und den Placeboeffekt fehlte. Dies zeigt sich an Behandlungen wie dem „Aderlass" (Ablassen von Blut durch Aufschneiden eines Blutgefäßes im Glauben, so könnten schädliche Flüssigkeiten aus dem Körper entfernt werden), der einem geschwächten Kranken oder Verletzten nur schadete, bestenfalls einen unbeabsichtigten Placeboeffekt hatte, sowie am fließenden Übergang zwischen medizinischen Maßnahmen und rituellen (religiösen) Handlungen. Solange jemand glaubt, dass „böse Geister" krank machen können, kann man diesen Glauben auch zu beeinflussen versuchen, sei es mit Amuletten und Ähnlichem oder einer „Teufelsaustreibung" (mit allenfalls fatalen Folgen wie im Abschn. 2.5 beschrieben). In Kap. 6 wird auf den Unterschied zwischen dem Handeln von Heilern und effektiven Therapeuten eingegangen.

Benjamin Franklin setzte wohl 1784 erstmals Placebos in einem kontrollierten Experiment ein, um deren Wirksamkeit zu beweisen. Zusammen mit Franz Anton Mesmer und anderen Kollegen ließen sie Frauen glauben, dass ein hinter einem Vorhang versteckter „Mesmerist" (Hypnotiseur) sie behandeln würde. Die Maßnahme zeigte nur Erfolg, wenn die Frauen wirklich glaubten, dass hinter dem Vorhang jemand sei, obwohl dies nicht der Fall war.

W. H. R. Rivers führte 1907 als erster eine doppelblinde, placebokontrollierte Studie durch, ein Verfahren, welches inzwischen zum Standard für die Untersuchung der Wirksamkeit von Medikamenten wurde. Bei dieser Studienanlage wissen weder der behandelnde Arzt noch der Patient, ob im Einzelfall ein Placebo oder das echte Prüfmedikament (Verum) zur Anwendung kommen. Die Zuteilung zur Placebo- oder Verumgruppe erfolgt zufällig durch die unabhängigen Prüfer, welche auch die identisch aussehenden „Medikamente" besorgen, zuteilen und die Datenanalyse vornehmen. So wird versucht, jegliche Beeinflussung durch Hoffnungen und Erwartungen zu vermeiden, was allerdings nie ganz gelingt. Allein das Wissen darum, dass man an einer Studie mit einem neuen Medikament teilnimmt, kann die Hoffnung wecken, dass man das echte Medikament erhält und damit eine Besserung der Symptome herbeiführen.

Da die Ärzte des 19. und frühen 20. Jahrhunderts ihre Medikamente noch selbst herstellten, war die Abgabe von Placebos einfach und wurde breit angewandt. Niemand beklagte sich darüber, denn gegen viele Krankheiten fehlten wirksame Medikamente. Gleichzeitig hofften die Ärzte, dank der Fortschritte der Medizin auf den Einsatz von Placebos verzichten zu können, wenn wirksame Heilmittel zur Verfügung stehen würden, was mit der Zeit zunehmend der Fall war. Zwar sind in Apotheken rot-gelbe Placebokapseln z. B. unter Phantasienamen wie „Doralgan" weiterhin erhältlich, doch nahm der Gebrauch von Placebos ab, da es heute als ethisch nicht mehr vertretbar gilt, Patienten zu täuschen. Mit den erwähnten Pseudoplacebos wird dies allerdings weiterhin vielfach gemacht z. B. in Form von Spritzen mit Kochsalz oder Infusionen von (möglichst farbigen) Vitamin- oder Nährlösungen ohne entsprechende Indikation. Dazu gehören wie eingangs erwähnt auch viele „alternative Behandlungsverfahren" sowie physikalische Anwendungen, deren Wirksamkeit nicht mit wissenschaftlichen Studien, sondern nur mit „positiven Erfahrungen" belegt ist. (Daher zögern viele gesetzliche Krankenkassen auch, alternative Verfahren in ihren Leistungskatalog aufzunehmen.) Im Zuge der „evidenzbasierten", leitlinienorientierten Medizin findet aber ein Umdenken statt. Unter dem Spardruck wird die Wirksamkeit von medizinischen Maßnahmen zunehmend hinterfragt und überprüft. Bei der Darstellung der anerkannten Behandlungsmaßnahmen für die Fibromyalgie wurde dies bereits aufgezeigt (Abschn. 2.2).

Unbewusstes Lernen zum einen: der konditionierte Reflex

Zwei Mechanismen erklären die Wirkung von Placebos. Einerseits ist der Effekt von (unbewussten) konditionierten Reflexen bekannt, andererseits die bewusste Wirksamkeit der Erwartungen (Gedanken, Kognitionen) des Patienten.

Im Gegensatz zu den angeborenen Reflexen (auch „unbedingte Reflexe" genannt), wie beispielsweise dem Lidschlussreflex, welcher automatisch stattfindet, wenn ein Objekt sich schnell dem Auge nähert, ist der konditionierte Reflex erlernt. Dazu wird im Gehirn ein Zusammenhang zwischen einem Reiz (Stimulus) und einer unbedingten Reaktion hergestellt, was eine Verschiebung der Reaktion von dem unkonditionierten Auslöser zum konditionierten (also an eine erlernte Bedingung geknüpften) Stimulus bewirkt.

Als Erster erforschte der russische Verhaltensforscher Pawlow den konditionierten Reflex. Er trainierte Hunde, indem er ihnen Futter verabreichte und gleichzeitig ein Licht anzündete. Nach einiger Zeit entwickelten die Hunde auch einen Speichelfluss (der gemessen wurde), wenn ihnen kein Futter mehr präsentiert, sondern lediglich das Licht angezündet wurde. Mit der Zeit verlor sich die Reaktion jedoch wieder, wenn sie regelmäßig kein Futter bekamen. Uns Menschen ist dieses Phänomen vertraut, wenn uns das Wasser im Mund zusammenläuft, sobald wir an bestimmte Nahrungsmittel denken oder eindrücklicher in einer Entspannung intensiv imaginieren, dass wir in eine Zitronenscheibe beißen würden. Die klassische Verhaltenstherapie nützt diese

Effekte, welche gleichzeitig für viele unbewusste psychische Reaktionen wie Angst, aber auch für dissoziative Phänomene verantwortlich sind.

Wirkung der Erwartungen zum anderen: der mentale (kognitive) Ansatz

Die Wirkung der Erwartungen des Patienten gründet auf dem kognitiven Ansatz. Der direkte Zusammenhang zwischen den Erwartungen und dem Effekt ist belegt. Am besten untersucht ist die Wirksamkeit von Erwartungen bei Schmerz. Je nach Art der Schmerzen erreichten in Studien durchschnittlich 35 % von mit Placebo behandelten Patienten eine mindestens 50-prozentige Verringerung der Schmerzintensität. Andere Forscher berichten von positiven Reaktionen auf Placebo bei 46 bis 95 % von Kopfschmerzpatienten sowie 14 bis 84 % von Rheumakranken. Aufsehen erregten in jüngerer Zeit Forscher, die in einer Studie zeigen konnten, dass Metamizol (Novalgin) – also ein bekanntes, wirksames Schmerzmittel – in der Behandlung von Schmerzen nach einer Operation praktisch unwirksam war, wenn es den Patienten unsichtbar verabreicht wurde und sie nicht über den Zeitpunkt informiert wurden, in welchem es ihrer Infusion mit Kochsalzlösung, die ohnehin in ihre Venen lief, zugefügt wurde. Im Gegensatz dazu vermochte die sichtbare Infusion mit entsprechender Information die Schmerzen deutlich, nämlich von etwa Stärke 5 auf Stärke 2 auf einer Skala von 0 bis 10, zu reduzieren. Wurde ein stärker wirksames, dem Morphium ähnliches Schmerzmittel eingesetzt, zeigte hingegen auch die unsichtbare Injektion eine klare Wirkung.

Placeboforschung

Die Erforschung der neurobiologischen Prozesse, die den Placeboeffekt verursachen, begann aber schon 1978 mit einer Studie, die aufzeigte, dass Schmerzlinderung, welche durch ein Placebo erzielt wurde, durch den Opioidantagonisten Naloxon (ein Medikament, das die Wirkung von Opioiden blockiert, siehe Glossar sowie Kap. 8) aufgehoben werden kann. Dies belegt, dass ein Placebo körpereigene schmerzstillende Botenstoffe (Neurotransmitter), sogenannte Endorphine, freisetzt und deren Wirkung durch ein Gegenmittel blockiert werden kann. Dass Placebos Gehirnaktivitäten verändern, konnte auch mit Funktionskernspinuntersuchungen gezeigt werden. Untersucht wurde die Gehirnaktivität in für Schmerzempfindung zuständigen Regionen, während und nach einem schmerzhaften Reiz. dabei wurde festgestellt, dass diese durch Gabe eines Placebos verändert werden kann.

Ein Placeboeffekt konnte auch bei Parkinson-Kranken und bei Depressionen gezeigt werden. Hier ist der der Placeboeffekt ebenfalls recht stark und der Unterschied zur Wirkung eines Antidepressivums erstaunlich gering. Die Stärke der Depression geht auch unter Placebo innerhalb von acht Wochen um etwa 12 Punkte auf einer entsprechenden Skala zurück, mit echten Medikamenten um 14 bis 16 Punkte. Allerdings spielt hier die Spontanheilungstendenz auch eine Rolle (leichte Depressionen klingen auch ohne Behandlung ab).

Erklärungen für die Placebowirkung

Der Psychotherapieforscher Jerome D. Frank und seine Mitarbeiter haben schon in den 1970er Jahren mit ihren Untersuchungen an „Heilern" und Psychotherapeuten viel zum Verständnis für das Zustandekommen von Placeboeffekten beigetragen. Sie konnten zeigen, dass „Hoffnung und Vertrauen des Patienten in den Therapeuten und seine Methode wichtige Voraussetzungen für deren Wirksamkeit sind" (aus dem Buch *Die Heiler*, 1960). Hoffnungen wecken Ärzte und andere Therapeuten, die besonders überzeugend, wenn nicht suggestiv auftreten, also ihre Methode auch gut verkaufen. Bietet ein Behandelnder oder Heiler eine überzeugende Erklärung für die Beschwerden und eine (auch nur vermeintliche) Lösung an, so kann er das Vertrauen gewinnen und Hoffnungen wecken und somit auch mit einer unwirksamen Methode vorübergehende Behandlungserfolge erzielen. Alternative Verfahren, welche z. B. auf fernöstlichen Theorien basieren, wie die traditionelle chinesische Medizin, haben eine starke Überzeugungskraft, besonders bei Menschen mit einer Abneigung gegen „Chemie". Entsprechend schwierig ist es zu beurteilen, inwieweit die Wirkungen solcher Maßnahmen auf Placeboeffekte zurückzuführen sind.

Auch ist der Placeboeffekt umso größer, je mehr der Therapeut ein spezielles Interesse an der Behandlungsart, dem Patienten und den Ergebnissen hat, wie dies z. B. bei einer neuen Methode oder einem für ihn besonders einträglichen Behandlungsverfahren der Fall sein kann. Es ist einleuchtend, dass ein neues Verfahren besonders große Hoffnungen weckt, und ein Therapeut, der sich auf Grund eines persönlichen Interesses für eine Therapie stark engagiert, höhere Erwartungen wecken und größeres Vertrauen erzeugen kann als ein eher skeptischer, desinteressierter Therapeut. Die Mitteilung von Zweifeln an der Wirksamkeit einer Maßnahme vermindert deren Wirksamkeit um etwa 50 %.

Aus dem Gesagten wird klar, dass verzweifelte Patienten auf der Suche nach Hilfe Gefahr laufen, Scharlatanen in die Hände zu geraten, die ihnen für teure unwirksame Verfahren Geld aus der Taschen ziehen. Oft handelt es sich dabei um charismatische Menschen, die sehr überzeugend auftreten und ihre Methode gut verkaufen können, wie dies auch Marktschreier auf einem Jahrmarkt tun können. Patienten, die von der Schulmedizin enttäuscht sind und sich dort schlecht behandelt fühlten, wenden sich in ihrer Verzweiflung verständlicherweise an Wunderheiler, die ihnen Heilung von ihren Beschwerden versprechen. Dabei spielen Empfehlungen von Freunden und Bekannten eine große Rolle, aber natürlich auch Anpreisungen im Internet. Zur Beurteilung eines alternativen Behandlungsverfahrens und zur Unterscheidung von reinem Placebo oder Scharlatanerie empfehlen sich die folgenden Kriterien: Das ganze Verfahren muss transparent sein, es darf kein Druck ausgeübt werden und die angebotene Leistung muss in einem vernünftigen Verhältnis zum Preis stehen. Das Verfahren soll nicht nur keinen finanziellen Schaden, sondern auch keine körperlichen Schädigungen nach sich ziehen. Die Betroffenen müssen bei der Anwendung ein gutes Gefühl haben, wie dies auch für psychotherapeutische Maßnahmen gefordert wird.

Blaue Pillen wirken besser als weiße

Zudem verstärkt die Art der Aufmachung und Verabreichung des Medikamentes oder der Behandlung allgemein die Wirkung, einerseits auf Grund der geweckten Erwartungen, andererseits durch unbewusste Konditionierung. So spielen Form, Farbe, Name und Preis der Medikamente auch eine Rolle: Blaue Pillen wirken in der Regel besser als weiße, Spritzen besser als Tabletten, teurere Medikamente besser als billige, Originale besser als Generika (Nachahmerpräparate), allerdings immer davon abhängig, welche Erwartungen damit geweckt werden.

Der Placeboeffekt ist nicht auf Medikamente beschränkt. Auch chirurgische Scheineingriffe sind wirksam, wobei diese Untersuchungen (u. a. aus ethischen Gründen, weil jeglicher mögliche Schaden für die Versuchspersonen vermieden werden sollte) schwieriger durchzuführen sind. Häufig erwähnt wird eine Studie, bei welcher bei der Hälfte der Patienten nur eine Kniespiegelung durchgeführt wurde und bei der anderen Hälfte zusätzlich zur Spiegelung auch defekte Knorpelteile entfernt wurden. Weder die Operateure noch die Patienten wussten, wer in welcher Gruppe war. Nach einem Jahr waren die Effekte in beiden untersuchten Gruppen identisch.

Ähnliche Untersuchungen wurden mit Pseudoakupunktur bei Rückenschmerzpatienten durchgeführt. In der Placebogruppe wurden Nadeln durch einen Teleskopmechanismus nur scheinbar und an den „falschen" Orten, aber ausreichend tief eingestochen, doch war die Behandlung ebenso wirksam wie echte Akupunktur an den traditionellen Akupunkturpunkten.

Wie lange hält der Placeboeffekt an?

Placeboeffekte halten im Gegensatz zu wirksamen Behandlungen nicht lange an. In den meisten Fällen ist die Wirksamkeit von Placebomaßnahmen zeitlich beschränkt, und sie nimmt bei erneuter Anwendung ab. Im Verlaufe von 2 bis 3 Monaten geht die Wirkung eines Placebos im Allgemeinen zurück, es sei denn, es sind inzwischen andere Veränderungen eingetreten, wie z. B. ein natürlicher Heilungsvorgang. Entsprechend werden heute für den Nachweis der Wirksamkeit von Therapiemaßnahmen auch Kontrolluntersuchungen nach einem Jahr gefordert. Bleibende Besserungen können allenfalls auch eintreten, wenn ein Placeboeffekt mitgeholfen hat, einen Teufelskreis z. B. von Angst zu durchbrechen oder unbewusst zu einer entscheidenden Verhaltensänderung geführt hat. Mied es ein Patient aus Angst vor einer Schmerzzunahme beispielsweise, einen Fuß zu belasten, so verbessert sich mit Hilfe von Placebo unter Umständen die Belastbarkeit, und die durch die Fehlbelastung des anderen Fußes bedingten Schmerzen verschwinden.

Allerdings ist auch in diesen Fällen zu erwarten, dass bei Wiederauftreten der Symptome die Betroffenen diesen erneut hilflos gegenüberstehen, da die Besserung ohne ihr bewusstes, aktives Zutun eintrat und sie daher nicht erlebten, dass sie das Symptom selbst unter Kontrolle bringen können. Hier liegt – vor allem für den Bereich der Psychotherapie, aber auch für andere Verhaltensmaßnahmen – der entscheidende Unterschied zu effizienten Therapien. Dies erklärt auch, weshalb die Wirksamkeit z. B. einer Diätmaßnahme auf das längerfristige Wohlbefinden, wie der Verzicht auf laktosehaltige Nahrungsmittel oder Nahrungsmittelzusätzen, nicht immer klar zu beurteilen ist, da der Glaube an diese Maßnahme das Wohlbefinden auch verändern kann. Auch dies müsste mit einem Doppelblindversuch untersucht werden.

Negative Erwartungen: der Noceboeffekt

Nicht nur Verbesserungen, sondern auch Verschlechterungen können mit Suggestionen erreicht werden, dabei handelt es sich um den Noceboeffekt. Bei vielen Patienten bewirkt das Lesen des Beipackzettels, dass die darin beschriebenen Nebenwirkungen auch auftreten. Daher lesen viele Leute diese Zettel erst, wenn Nebenwirkungen effektiv auftreten, um sich zu versichern, dass diese für das Medikament typisch sind.

Daher ist es gerade im Bereich der somatoformen Störungen besonders wichtig und gleichzeitig schwierig für Therapeuten, eine vertrauensvolle Beziehung zu ihren Patienten oder Klienten herzustellen. So kommt es im Umgang mit „unsichtbaren Leiden" leicht zu einer Verunsicherung oder einem Vertrauensbruch, weil die Betroffenen sich mit ihrem Leiden nicht ernst genommen oder gar als Simulanten abgestempelt fühlen.

Symptome durch Selbstkontrolle selbst beeinflussen lernen

Während Placebos mit der Zeit ihre Wirksamkeit verlieren, sind auf Selbstkontrolle basierende Therapieeffekte reproduzierbar. Im Gegensatz zu Placebos und passiv erlebten Behandlungen (z. B. Medikamenteneinnahme) nimmt bei wiederholter oder fortgesetzter Anwendung die Wirksamkeit von Selbstkontrollmaßnahmen zu, vorausgesetzt, dass die Betroffenen auf Grund einer aktiven Beteiligung das Gefühl bekommen haben, dass sie damit ihre Symptome beeinflussen können. Dieses Erlebnis der Selbstkontrolle (*mastery*) ist, wie schon die oben erwähnten Untersuchungen von Jerome D. Frank gezeigt haben, das entscheidende Element effizienter (Psycho-)Therapien. Während einige Psychotherapierichtungen, wie humanistische Methoden oder kognitiv-verhaltenstherapeutische Techniken, mit ihrem didaktischen Zugang direkt auf das Erlernen von Selbsthilfestrategien abzielen, wird bei aufdeckenden (psychoanalytisch orientierten) Therapien dieses Ziel mehr indirekt angestrebt. Die notwendigen Verhaltensänderungen, welche schließlich auch zu einem Gefühl der Selbstkontrolle führen, werden auf dem Weg über die Einsicht in die tiefenpsychologischen Zusammenhänge erzielt.

6
Psychotherapie: Behandlung der Seele

Der therapeutischen Beziehung zwischen Patienten mit Beschwerden ohne Befund und ihren Ärzten oder Therapeuten kommt eine große Bedeutung zu. Es wurde schon betont, wie wichtig es ist, dass sie Vertrauen in ihre Therapeuten haben können. Patienten mit solchen Beschwerden fühlen sich mit ihren Klagen nicht ernst genommen, wenn ihnen voreilig mitgeteilt wird, dass ihnen nichts fehlt. Dabei sind die Betroffenen besonders empfindlich, wenn es dem Therapeuten an Einfühlungsvermögen mangelt oder sie den Eindruck haben, dass man ihnen ihre Beschwerden nicht glaubt. Dies, weil sie als Kinder bereits einen Mangel an Liebe und Anerkennung erlebt haben. Häufig fühlten sie sich als Kinder auch nicht ernst genommen oder gar als Lügner hingestellt, wenn sie ihren Eltern über Missbrauchserlebnisse berichteten. Zudem hinterließen die als ungerecht erlebten Strafen tiefe Spuren und führten dazu, dass diese Manschen einen sehr stark ausgeprägten Gerechtigkeitssinn entwickelten. Entsprechend heftig können sie reagieren, wenn sie sich von Ärzten ungerecht behandelt fühlen oder Zeichen für mangelnde Einfühlung erkennen. Gleichzeitig macht es ihnen ihr Drang, von niemandem abhängig sein zu wollen, schwer, sich überhaupt auf eine Psychotherapie einzulassen. Sie fürchten mehr oder weniger bewusst, vom Therapeuten abhängig zu werden und diesem dann ausgeliefert zu sein, womit sie Gefahr laufen könnten, erneut ausgebeutet (missbraucht) oder unerwartet verstoßen zu werden.

Oft versuchen sie lange Zeit, sich selbst zu helfen, oder suchen Hilfe in Ratgebern, im Internet oder bei Bekannten und Freunden. Entschließen sie sich, einen Therapeuten aufzusuchen, so ist wichtig, dass sie eine Vorstellung haben, was sie erwarten dürfen und wie sie selbst mithelfen können, dass der therapeutische Prozess fruchtbar wird. Dazu ist es sinnvoll, wenn sie wissen, wie Psychotherapie funktioniert, was sie kann und was sie nicht kann, und vor allem, wie eine gute therapeutische Beziehung aussieht.

6.1 Wie sieht eine gute Psychotherapie aus?

Was ist Psychotherapie?

Was ist eigentlich Psychotherapie und wie kann sie ohne Einsatz von Pillen oder Instrumenten wirken? Wo liegt denn der Unterschied zum Gespräch mit einer Freundin oder einem Weisen? Was macht wirksame Psychotherapie aus?

Die folgende Definition von Psychotherapie aus dem Lehrbuch von Senf und Broda aus dem Jahre 1996 stellt einige Dinge klar:

„Psychotherapie ist Behandlung der seelisch bedingten Krankheiten mittels wissenschaftlich begründeter und anhand von Erfahrungen geprüfter Verfahren. Sie wird von Therapeuten mit geprüfter Berufsqualifikation unter Wahrung ethischer Grundsätze und Normen durchgeführt. Der Behandlung geht eine Untersuchung zur Feststellung einer Diagnose und allfälligem Ausschluss anderer Leiden voraus."

Die Definition ist allgemein gefasst und sagt nichts über bestimmte Methoden aus, sondern beschreibt die Rahmenbedingungen. Patienten dürfen also von einem Psychotherapeuten erwarten, dass er über einen entsprechenden Fähigkeitsnachweis verfügt, in der Regel über eine offizielle staatliche Anerkennung als Psychotherapeut. Zudem können sie von ihm erwarten, dass er sie vorerst über das Wesen ihrer Krankheit informiert und klärt, ob sich die Störung mit Hilfe einer Psychotherapie auch behandeln lässt, indem er eine Diagnose oder wenigstens eine Vermutungsdiagnose stellt und sie dem Betroffenen auch mitgeteilt. Dies, um auszuschließen, dass die Beschwerden körperlich begründet sind und einer anderen Behandlung bedürfen.

Wie wirkt Psychotherapie?

Die obige Definition erläutert nicht, wie Psychotherapie wirkt, denn darauf glaubt jede der vielen Psychotherapieschulen (es soll etwa 400 geben) ihre Antwort zu haben (die wichtigsten Methoden werden in Abschn. 6.3 beschrieben). Jede „Schule" hat ihre eigenen Methoden, auf welche sie die Wirksamkeit der Behandlung zurückführt, doch hat die Psychotherapieforschung gezeigt, dass es einige gemeinsame grundlegende Wirkprinzipien gibt, die vielleicht wichtiger sind als die spezifischen Techniken.

Dies sind: Eine *vertrauensvolle, emotionale Beziehung zwischen Patient und Therapeut*, welche durch Eigenschaften (*Persönlichkeitsfaktoren*) des *Therapeuten* und des *Patienten* gefördert wird. Zudem gehört dazu ein *von Patient und Therapeut geteiltes Erklärungsmodell* für das Leiden und seine Behandlung. Daraus geht hervor, dass Betroffene von einem Psychotherapeuten auch erwarten dürfen, dass er ihnen erklärt, wie er die Beschwerden zu behandeln gedenkt, und ihnen sein Verfahren erläutert.

Es ist erschreckend zu sehen, dass viele Patienten bei einem Psychotherapeuten ausharren, obwohl sie keine Fortschritte sehen, sie ungern zu ihm gehen und ihnen nicht klar ist, auf welche Art und Weise ihnen der Therapeut zu helfen versucht. Die überangepassten Patienten mit somatoformen Störungen wagen nicht, an ihrem Therapeuten Kritik zu äußern, wenn die Behandlung nicht anschlägt, und suchen die Schuld bei sich statt beim Therapeuten.

Die erwähnten Wirkprinzipien sind, wie in Kap. 5 beschrieben, auch für Placeboeffekte verantwortlich. Daher stellt sich die Frage, was effiziente Psychotherapie von Placebomaßnahmen unterscheidet. Hierauf wurde in Kap. 5 bereits kurz eingegangen: Die Vermittlung und Verstärkung des Gefühls der Selbstkontrolle oder der Selbsteffizienz (Kontrolle über eigene Gefühle, Gedanken, Impulse sowie der Reaktionen der anderen auf einen selbst) sind für wirksame Psychotherapie von Bedeutung. Dies wird durch das Anstoßen neuer Lernerfahrungen erreicht und steht bei den kognitiv-verhaltenstherapeutischen und systemischen Verfahren ganz im Vordergrund (alternative Lösungen, Anleitung und Einüben neuer Verhaltensmuster). Da Verhaltensänderungen oft durch Ängste vor den Reaktionen anderer behindert werden, braucht es eine entsprechende Motivationsarbeit und spezielle (aufdeckende) Methoden zum Abbau dieser Ängste. Dies wird mit den psychoanalytischen Verfahren erreicht, weshalb sich oft eine Methodenkombination aufdrängt. Mit seinem Verhalten ist der Therapeut auch Vorbild für den Patienten, weshalb bestimmte Verhaltensmuster des Therapeuten, die auf Persönlichkeitsfaktoren beruhen, wichtig sind. Als weiterer Wirkfaktor von Psychotherapie gilt das Hervorrufen heftiger Gefühlsreaktionen (emotionale Erregung, Katharsis), wozu die verschiedenen Schulen ihre jeweils spezifischen Techniken zur Anwendung bringen.

Weshalb hilft Einsicht allein nicht?

Viele Patienten ärgern sich darüber, dass sie ihre Gefühle, Gedanken und Impulse nicht immer unter Kontrolle haben, obwohl sie unter den Folgen leiden. Das Spektrum solcher Verhaltensmuster ist weit: Es reicht von unbegründeten, aber unbeherrschbaren Ängsten, z. B. vor geschlossenen Räumen, über unangemessene Schuldgefühle bis hin zu impulsivem Verhalten in Form von Suchtverhalten oder Wutausbrüchen. Dahinter steckt letztlich die Frage, weshalb Menschen nicht immer vernunftgemäß handeln.

Das Konzept des Unbewussten gibt darauf Antwort. Das Unbewusste steuert uns weit stärker, als wir oft wahrhaben wollen (Abschn. 4.3). Die psychoanalytischen Therapieverfahren im weitesten Sinne stützen sich auf das Konzept des Strukturmodells der Psyche (Abb. 4.3 und 4.4), das mitunter unbewusste Persönlichkeitsanteile für die unkontrollierbaren Gefühle und Impulse verantwortlich macht. Die kognitive Verhaltenstherapie spricht von „automatischen Gedanken" oder „dysfunktionalen Denkmustern" (Abschn. 7.3).

Das Unbewusste teilt sich auf unterschiedliche Art mit: durch Haltung, Mimik, Gestik, Gefühlsreaktionen, Impulse, Automatismen oder Fehlleistungen. Gezielten Einblick kann man durch freien gestalterischen Ausdruck (Malen, Musik, Bewegung), Nachtträume oder geführte Tagträume finden. Das Unbewusste lässt sich nicht über die Vernunft oder Logik, sondern nur über das Erleben beeinflussen. Dabei handelt es sich oft um gefühlsintensive, angstbesetzte Erlebnisse (Neuerfahrungen, Neuentscheidungen). Jede Therapiemethode führt diese mehr oder weniger bewusst herbei.

Wodurch zeichnet sich ein guter Psychotherapeut aus?

Eine vertrauensvolle emotionale Beziehung zwischen Patient und Therapeut ist eine wichtige Voraussetzung für das Gelingen einer Psychotherapie. Mit anderen Worten: Patienten sollten sich einigermaßen wohlfühlen bei ihrem Therapeuten. Oft ist es ein „Bauchgefühl", welches Patienten sagt, ob der Therapeut für sie der richtige ist, doch ähnlich wie bei der Partnerwahl oder auch in Freundschaften kann sich der Bauch gehörig täuschen. Daher ist es sinnvoll, auf jene Eigenschaften zu achten, welche sich in der Psychotherapieforschung als wichtig herauskristallisiert haben.

Drei entscheidende Grundbedingungen sind folgende: Der Therapeut verhält sich dem Patienten gegenüber offen, echt und ehrlich. Er zeigt eine nicht an Bedingungen gebundene positive Wertschätzung und eine wohlwollende, nicht einengende Wärme gegenüber dem Patienten. Er lässt einfühlendes Verständnis für den Patienten erkennen, indem er ihm in seinem Denken und Fühlen von Moment zu Moment zu folgen versucht.

Box 6.1: Gesprächsführung: Therapeutische Grundhaltung

Verhalten	Beispiele
Echtheit: Offenheit, Ehrlichkeit	Zeigt eigene Gefühle, keine Geheimnisse, Konfrontation
Positive Wertschätzung, Wärme: Akzeptanz	Nimmt den Patienten, wie er ist, keine Wertung, erkennt seine Freiheit und Selbstverantwortung an
Einfühlung (Empathie): Verständnis	Geht auf Gefühle ein, hilft dem Patienten, nicht erkannte Gefühle wahrzunehmen

Echtheit

Der Therapeut soll sich so natürlich wie möglich geben, erkennen lassen, wie er ist und empfindet, seine eigenen Gefühle nicht verstecken und sich nicht hinter einer professionellen Fassade verbergen.

So kann Echtheit für den Therapeuten durchaus bedeuten, auch negative Gefühle dem Patienten gegenüber (z. B. Ärger) auszudrücken, denn es wäre falsch, auf Verhaltensweisen des Patienten wohlwollend zu reagieren, mit welchen dieser z. B. die Therapie sabotiert. Dies scheint mit der Forderung nach positiver Wertschätzung in Widerspruch zu stehen. Das Gebot der Echtheit verlangt aber, dass der Therapeut in solchen Fällen den Patienten zwar sein grundsätzliches Wohlwollen versichert, aber seinen Unmut trotzdem zur Sprache bringt. Er soll dem Patienten klarmachen, dass er das destruktive Verhalten nicht akzeptiert, jedoch vermutet, dass dieser sich aus unbewussten Motiven so verhält. So muss der Therapeut seinen Ärger zeigen, wenn ein Patient – trotz wiederholter Versprechen – zu Hause keinerlei Gymnastik- oder Entspannungsübungen betreibt.

Ein offener Umgang mit einem solchen scheinbaren Widerstand ist wichtig. Denn oft haben die Patienten gute Gründe, weshalb sie sich so verhalten. Das folgende Beispiel zeigt, dass eine Patientin es ihrem Vater recht machen wollte und daher nicht die Zeit zum Üben fand.

Eine ganztägig berufstätige Patientin fand am Feierabend meist keine Zeit für die Entspannungsübungen, obwohl sie diese in der Gruppenstunde als sehr wohltuend empfand. Es stellte sich heraus, dass sie Hemmungen hatte, sich dafür kurze Zeit allein zurückzuziehen, weil sie ihren betagten Vater nicht allein lassen wollte. Er reagierte offenbar sehr vorwurfsvoll, wenn sie ihre Freizeit allein verbringen wollte, und sie hatte schon ein schlechtes Gewissen, weil sie ihn tagsüber allein lassen musste. Wir mussten sie anleiten, ihre eigene Gesundheit wichtiger zu nehmen als die Langeweile ihres tyrannischen Vaters und ihre eigenen Bedürfnisse ihm gegenüber besser durchzusetzen. Zu ihrer Überraschung zeigte ihr Vater Verständnis und sagte: „Ich habe den ganzen Tag auf dich gewartet und du hast hart gearbeitet. Da kann ich gut noch etwas länger warten und dir diese 20 Min. Erholung gönnen, da du ja nachher für mich da sein wirst."

Positive Wertschätzung, Wärme

Ein guter Therapeut zeichnet sich dadurch aus, dass er einen Patienten primär akzeptiert, wie er ist, ohne Vorbehalte. Denn ein nicht an Bedingungen gebundenes Akzeptieren der Sicht des Patienten und seines Verhaltens ist eine wichtige Voraussetzung für eine tragfähige Therapeut-Patient-Beziehung. Nur so können Patienten sich öffnen, obwohl sie sich oft für ihre eigenen

Verhaltensweisen schämen. Daher braucht es Zeit, bis Patienten dieses Vertrauen entwickeln und ihre Angst vor Kritik und Ablehnung ablegen können. Durch eine grundsätzlich positive Wertschätzung der Person des Patienten und seiner Handlungen wird dieser Prozess unterstützt. Um sich geschätzt zu fühlen, müssen Patienten die wohlwollende Einfühlung des Therapeuten spüren. Sie sollten wahrnehmen können, dass der Therapeut sich gedanklich in ihre Situation zu versetzen versucht, damit er diese möglichst gut verstehen kann. D. h., der Patient soll sich verstanden fühlen und nicht den Eindruck haben, dass der Therapeut ihm mit voreiligen Ratschlägen oder Beurteilungen begegnet. In Abschn. 4.3 wurde das Dilemma von Rosa beschrieben, die sich gezwungen fühlte, mit ihrer Mutter zusammenzuleben und für diese zu sorgen, obwohl sie weiterhin stark unter deren kritisierendem und entwertendem Verhalten litt.

Als Rosa wegen einer extremen Zunahme ihrer durch Fibromyalgie bedingten Schmerzen und Erschöpfung im Krankenhaus war, empfahlen ihr die dortigen Ärzte in salopper Weise, sie solle doch ihre Mutter ins Altersheim bringen. Sie fühlte sich durch diesen Vorschlag vor den Kopf gestoßen und nicht verstanden, weil sie sich auf Grund der Drohungen der Mutter, dort zu sterben, nicht in der Lage fühlte, diesen Schritt zu vollziehen. Sie fürchtete sich mit Recht, für den Rest des Lebens unter schrecklichen Schuldgefühlen zu leiden, sollte die Mutter im Pflegeheim effektiv sterben. Diese Tendenz, sich rasch schuldig zu fühlen, war Teil ihres Problems, weshalb es ihr wichtig war, dass dies verstanden wurde.

Ein Jahr später schaffte sie es übrigens, die Mutter ins Altersheim zu bringen, wobei ihre knausrigen Geschwister es ihr nicht einfach machten. Zunächst nahm aber die Schwester die Mutter zu sich, obwohl sie neben ihrer Berufstätigkeit nicht wirklich Zeit für sie hatte. Entsprechend beklagte sich die Mutter und bettelte, ob sie nicht wieder zu Rosa zurückkommen dürfe. Auch die Schwester machte Druck und versuchte mit Ausreden, Rosa wieder dazu zu bringen, die Mutter bei sich aufzunehmen. Schließlich lieferte sie die Mutter in einer Überraschungsaktion einfach bei ihr ab, weil sie verreisen wollte. Die Schwester war überhaupt nicht erreichbar, so dass Rosa unter großen Druck geriet. Da es der Mutter gesundheitlich schlecht ging und sie sehr unglücklich war, schaffte Rosa es, sie in ein Krankenhaus zu bringen, von wo aus sie dann in ein Pflegeheim zog und bald starb. Die Patientin konnte dies jetzt ohne Schuldgefühle verarbeiten.

Ein weiteres Beispiel für einen uneinfühlsamen Ratschlag berichtete mir eine 26-jährige Patientin mit Fibromyalgie und großer Erschöpfung. Sie war berufstätig und erzählte ihrer Therapeutin, dass sie abends und am Wochenende kaum die Kraft habe, ihren Haushalt zu erledigen. Die Therapeutin empfahl ihr kurzerhand, sich doch eine Putzfrau zu nehmen. Die noch sehr junge Patientin fühlte sich dadurch unverstanden und nicht ernst genommen.

Sie hätte sich als Versagerin erlebt, wenn sie eine Putzfrau hätte anstellen müssen, was ohnehin finanziell kaum tragbar gewesen wäre.

Da sie sich von ihrer Therapeutin auch in anderen Situationen nicht verstanden gefühlt hatte, brach sie die Therapie ab und ließ sich nur noch Medikamente verschreiben. Als sie zwei Jahre später wieder in eine Krise geriet, erkannte sie, dass sie noch weitere therapeutische Hilfe benötigen könnte, da sie rasch in eine übertriebene Angst geriet, eine Versagerin zu sein. Die Krise wurde dadurch ausgelöst, dass sie Angst hatte, bei ihrer Zwischenprüfung (sie absolvierte berufsbegleitend eine Zusatzausbildung) durchgefallen zu sein, obwohl es real keine Anzeichen dafür gab.

Sie konnte mit dem neuen Therapeuten dann besprechen, dass sie lernen möchte, weniger rasch an sich zu zweifeln und sich aus Angst vor Versagen nicht derart unter Druck zu setzen. Bezüglich ihrer Haushaltsarbeit war sie sehr offen, Wege zu finden, wie sie den Haushalt mit weniger Aufwand oder zum Beispiel mit Hilfe des Ehemannes besser bewältigen könnte. Bedingt durch ihren Hang zum Perfektionismus betrieb sie einen viel zu großen Aufwand.

Ihre Empfindlichkeit in Bezug auf das wenig einfühlsame Verhalten der Therapeutin war auch nachvollziehbar, weil sie unter ihrer überbehütenden und bevormundenden Mutter gelitten hatte (und weiterhin litt). Entsprechend hätte eine Bearbeitung dieses Konfliktes mit ihrer früheren Therapeutin sinnvoll sein können, weil sie hätte erfahren können, dass sie sich durchaus gegen dieses als Bevormundung erlebte Verhalten wehren kann. Leider verpasste es die frühere Therapeutin, sich nach den Gründen für den Abbruch der Therapie zu erkundigen. Dabei ist ein konstruktiver Umgang mit solchen Krisen sehr wertvoll für den therapeutischen Prozess. Deshalb sollten einerseits Therapeuten ihre Patienten einladen, Kritik an ihnen zu üben, und andererseits Patienten bei Schwierigkeiten in der Therapie nicht einfach davonlaufen.

Einfühlung

Damit ist schon klar gesagt, wie wichtig es ist, dass der Therapeut sich bemüht, die Erlebnisse und Gefühle des Patienten nicht nur wahrzunehmen, sondern diese auch dem Patienten „spiegelnd" verständlich zu machen. Dazu muss er sich soweit in die Situation des Patienten versetzen und versuchen, die Welt aus der Sicht des Patienten zu sehen und zu erleben, dass er Ursachen, Bedeutung und Folgen seines Erlebens und seiner Gefühle mitempfinden kann. Der Patient muss den Eindruck gewinnen, dass der Therapeut bemüht ist, sich ein Bild von seiner Situation zu machen, und so lange nachfragt, bis er den Eindruck hat, dass er die Situation richtig verstanden hat. Damit zeigt er

Interesse am Patienten und seiner Situation, was für diesen wohltuend ist und dieser auch erwarten darf. Seine Fragen und sein Nachfragen unterstreichen dies, bleiben diese aus und schweigt der Therapeut zu lange, wirkt sich dies störend aus. Der Patient sollte auf eine solche Situation reagieren und seinen Eindruck dem Therapeuten zeitnah mitteilen, bevor er den Abbruch der Behandlung in Erwägung zieht.

Auch dürfen Patienten von ihrem Therapeuten erwarten, dass er nicht nur ihre selbst wahrgenommenen Gefühle erkennt und ihnen spiegelt, sondern sie auch auf nicht wahrgenommene, vielleicht abwehrte oder verdrängte Gefühle anspricht, die er an ihrem Ausdruck (der Stimme, der Mimik, feuchten Augen etc.) oder an ihrer Haltung erkennt (sogenannte non-verbale Kommunikation). Zudem sollte er spüren, was sie indirekt (zwischen den Zeilen) ausdrücken. Auf abgewehrte Gefühle soll er die Patienten aber rücksichtsvoll und verständnisvoll ansprechen, denn sie haben in der Regel gute Gründe dafür, dass sie ihre Gefühle nicht zeigen. Vielleicht sind diese zu schmerzhaft, und sie befürchten daher, von diesen Gefühlen überwältigt zu werden. Vielleicht fürchten sie auch unnötig, dass ein heftiges Weinen nicht nur für sie selbst sehr belastend sein könnte, sondern auch für den Therapeuten schwer auszuhalten sei.

Fallbeispiel Jane, die junge Musiklehrerin

Eine 32- jährige Musiklehrerin und Sängerin begab sich erneut in Psychotherapie, weil sie sich oft erschöpft und kränklich fühlte. Da sie auch unter Magen-Darm-Beschwerden litt, glaubte sie, dass eine Allergie auf histaminhaltige Nahrungsmittel vorliege, weil sie im Internet entsprechende Berichte gefunden hatte. Eine spezifische Diät brachte aber nicht den gewünschten Erfolg, und sie spürte auch, dass ihre Symptome mit beruflichen und privaten Belastungen in Zusammenhang standen. Allerdings hatten bereits zwei Psychotherapieversuche ihr wenig geholfen. Mir berichtete Jane von ihrer unglücklichen Kindheit mit einem meist abwesenden Vater (durch Scheidung und Wegzug ins Ausland, als sie 7 Jahre alt war) sowie einer, inzwischen verstorbenen, schwer alkoholkranken Mutter. Sie war deshalb mit 12 Jahren in ein Kinderheim gebracht worden.

Jane berichtete diese Tatsachen scheinbar unbeteiligt. Als ich sie darauf ansprach, wie sie über diese Dinge scheinbar locker und mit Distanz reden könne, war sie überrascht. Es traten ihr rasch Tränen in die Augen, und sie sagte berührt, dies sei das erste Mal, dass sie jemand nach ihren Gefühlen zu ihrer Kindheit gefragt habe. Es wurde ihr bewusst, dass sie diese Gefühle bisher auch selbst verdrängt hatte, wohl weil sie den Eindruck hatte, dass sich niemand dafür interessiere, und sie ohnehin früh habe lernen müssen, stark und selbständig zu sein. Ihre aktuellen Beziehungen zu ihrem Partner, zu ihren Freunden und dem weit entfernt lebenden Vater waren nun oft Thema in der Therapie. Sie konnte erkennen, wie die

> *früheren Erlebnisse mit Vater, Mutter und Betreuern in den Heimen ihre aktuellen Beziehungen stark geprägt hatten. Insbesondere hatte sie große Mühe, Schwäche und Hilfsbedürftigkeit zu zeigen, und daher wohl ihre Gefühle ausgeblendet. Die früheren Therapeuten erlebte sie als ähnlich oberflächlich, uneinfühlsam und wenig hilfsbereit wie ihre Eltern.*

Ein guter Therapeut versucht durch kritische Beobachtung aller Äußerungen des Patienten und ein aufmerksames Verfolgen von Änderungen des „Rapports" (Qualität des emotionalen Kontaktes zwischen Therapeut und Patient), die Reaktion des Patienten auf seine Interventionen abzuschätzen und Fehleinschätzungen oder unglückliche Formulierungen rasch zu erkennen und zu korrigieren.

Die erläuterten therapeutischen Grundhaltungen sollen auch im Umgang mit alternativen Therapiemethoden eingenommen werden. Solche sollen nicht voreilig abgelehnt werden, sondern Patient und Therapeut sollten sich über Nutzen, Gefahren, Kosten und die Möglichkeit reiner Placeboeffekte informieren. Auch sollen dem Patienten die Nachteile einer passiven Methode aufgezeigt werden und den Vorteilen eines Verfahrens, bei welchem der Patient sich aktiv beteiligt und lernt, die Symptome selbst in den Griff zu bekommen, gegenübergestellt werden. Die Entscheidung muss dem Patienten überlassen werden und ist zu respektieren.

Wodurch zeichnet sich eine gute Therapeut-Patient-Beziehung aus?

Patienten können also von ihrem Therapeuten erwarten, dass er sie nicht von oben herab behandelt, sondern dass man sich auf Augenhöhe begegnet. Dies ist besonders wichtig bei funktionellen Störungen, die sich nicht nach dem klassischen Modell der Akutmedizin therapieren lassen. Wie in Kap. 7 ausgeführt wird, ist es bei somatoformen Beschwerden bedeutsam, dass Therapeut und Patient gemeinsam nach Wegen suchen, wie die Symptome zu verstehen sind und beeinflusst werden können. Dies verlangt eine Form der Zusammenarbeit, die von Partnerschaft, gegenseitigem Respekt und Unterstützung geprägt ist.

Partnerschaft

Partnerschaft bedeutet, dass der Therapeut die Maßnahmen zur Lösung der Probleme des Patienten gemeinsam mit diesem plant, entscheidet und umsetzt. Dazu benötigen Patienten die notwendigen Informationen, die ihnen der Therapeut zur Verfügung stellen sollte. Der Therapeut soll also verständnisvoller, helfender Berater sein und nicht etwa ein von oben herab bestimmender Experte, der Patienten wie unmündige Hilfsempfänger behandelt. Ein guter Therapeut informiert ehrlich über seine diagnostische Einschätzung (oder seine Unsicherheit diesbezüglich) und legt sein geplantes Vorgehen offen, einschließlich der dabei zu erwartenden Schwierigkeiten. Dabei kommt dem Patienten eine aktive Rolle zu, und es wird erwartet und gefördert, dass er seinen Teil zur Lösung der Probleme beiträgt, z. B. in Form von Hausaufgaben. Dazu gehört auch, dass beide Seiten eine Verantwortung tragen, aufkommende Schwierigkeiten (Störungen) zu erkennen und anzusprechen.

Gegenseitiger Respekt

Gegenseitiger Respekt ist Voraussetzung für diese partnerschaftliche Zusammenarbeit. Respekt zeigt ein Therapeut, der sich vom Informationsstand seiner Patienten ein Bild macht und ihre Mitverantwortung bei der Lösung der Probleme fördert. Dazu soll der Therapeut zu Beginn der Therapie ihre Bedürfnisse, Erwartungen und Erfahrungen klären und mit ihnen gemeinsam vereinbaren, welche Ziele erreicht werden sollen und können. Viele Schwierigkeiten in Behandlungen sind auf die fehlende Abklärung erreichbarer Ziele und Erwartungen zurückzuführen. Nur wenn eine gemeinsame Problemdefinition erarbeitet worden ist, wird eine erfolgreiche Kooperation möglich. Gerade bei Patienten, die bereits einmal eine Psychotherapie gemacht haben, ist es hilfreich, wenn der Therapeut nach negativen Erfahrungen fragt, um möglichst zu verhindern, dass ähnliche Schwierigkeiten aufkommen.

Unterstützung

Patienten sind auf die wohlwollende Unterstützung ihres Therapeuten angewiesen, doch darf diese nicht einengend oder bevormunden sein wie im obigen Beispiel die Empfehlung, dass die Patientin doch eine Putzfrau anstellen solle. Der Therapeut soll den Patienten als Experte mit seinem Fachwissen und seiner Erfahrungen zur Verfügung stehen und sie bei wichtigen Entscheidungen unterstützen, ohne aber selbst einzugreifen. Er soll sie auch über mögliche Hilfen informieren und solche anbieten oder vermitteln, ohne selbst zu aktiv zu werden. Im Zusammenhang mit der Bestätigung von Arbeitsunfähigkeit oder dem Verfassen von Berichten für Versicherungen kann es schwierig sein, dieses partnerschaftliche Verhältnis aufrechtzuerhalten, da der Arzt unter Umständen auch unangenehme Entscheidungen fällen muss, welche er aber gleichzeitig den Arbeitgebern oder Versicherungen gegenüber vertreten kann.

Im Umgang mit schwierigen Entscheidungen kann das Modell der Transaktionsanalyse hilfreich sein. Statt eventuell voreilige oder unpassende Ratschläge zu geben, unterstützt der Therapeut seine Patienten bei der Entscheidungsfindung. Schwierige Entscheidungen stehen meist im Zusammenhang mit unterschiedlichen Bedürfnissen verschiedener Ich-Anteile. Daher kann es hilfreich sein, zu überlegen, welche Bedürfnisse des Eltern-Ichs und welche des Kind-Ichs einander gegenüberstehen und wie der Konflikt auf vernünftige Art, d. h. mit Unterstützung des Erwachsenen-Ichs, gelöst werden kann (Abschn. 4.5). Mit diesem Vorgehen macht der Therapeut den Patienten auch unabhängig von sich und gibt ihm gleichzeitig zu verstehen, welche Ängste und Befürchtungen beispielsweise eine Entscheidung erschweren.

So kam Massimo, der Mechaniker bald nach der Trennung von seiner Ehefrau besorgt in die Therapiestunde. Die 14-jährige Tochter wünsche, dass er sie beim Einkauf von Unterwäsche begleite. Er wollte seiner Tochter diesen Wunsch ausschlagen und die Mutter bitten, die Tochter zu begleiten. Diese hatte allerdings schon bei wichtigeren Anlässen wie Geburtstagen oder Elternabenden in der Schule sich für die Tochter keine Zeit nehmen wollen. Ich vermutete, dass der Patient fürchtete, die Tochter beim Kauf beraten zu müssen, was ihn überfordern würde, was dieser bestätigte. Ich äußerte die Vermutung, dass dies unbegründet sei, da sich die Tochter bezüglich heikler Fragen wohl an das weibliche Verkaufspersonal wenden werde und seine Unterstützung allenfalls bei der Farbwahl und vor allem bei der abschließenden Bezahlung brauchen werde. Entsprechend sei es wohl unproblematisch, auf diesen Wunsch der Tochter einzugehen, und diese würde seine Begleitung wohl sehr schätzen. Meine Anregungen halfen ihm, sich für die Begleitung der Tochter zu entscheiden, und das Geschäft konnte problemlos zur Zufriedenheit beider Seiten abgewickelt werden.

Das Beispiel macht deutlich, wie ich dem Patienten Entscheidungshilfen anbot, ohne ihm direkte Ratschläge zu geben oder ihm gar die Entscheidung abzunehmen. Gleichzeitig ließ ich aber doch meine eigenen Überlegungen (Einschätzung der Situation) und Empfindungen einfließen, was ihn bei der Entscheidungsfindung unterstützte. Wichtig war es, dem Patienten klarzumachen, dass er zu viel Angst hatte, etwas falsch zu machen, und letztlich auch zu wenig Vertrauen in seine 14-jährige Tochter hatte. Allerdings wusste er eigentlich, dass er seiner Tochter voll vertrauen konnte und sich diese von ihm sehr unterstützt fühlte.

Aktives Zuhören

Gute Psychotherapeuten setzen eine bestimmte Art der Gesprächsführung ein, welche es den Patienten leichter macht, über ihre Erlebnisse und Gefühle zu sprechen. Da der Therapeut sich dabei, wie eben erläutert, beratend verhalten soll, ohne zu sehr einzugreifen, wird diese Technik „nicht-direktive Beratung" (oder „klientenzentrierte Psychotherapie" nach Rogers) genannt. Mit seinem aufmerksamen Verhalten zeigt der Therapeut sein Interesse an den Problemen des Patienten und fördert das offene Gespräch, weshalb man auch von „aktivem Zuhören" spricht. Im Gegensatz zur passiv-abwartenden Haltung vieler psychoanalytischer Therapeuten (sogenannte therapeutische Abstinenz), die das freie Assoziieren (freier Ausdruck von allen Gedanken und Gefühlen, die einer Person durch den Kopf gehen) der Patienten fördern soll, nimmt der Therapeut bei diesem Konzept eine aktiv-befragende, unterstützende und beratende Rolle ein. Dadurch sollen Patienten ermuntert werden, sich über belastende Dinge auszusprechen, wobei der Therapeut das Gefühl vermittelt, dass er aufmerksam zuhört und sich in die Situation einzufühlen versucht. Damit möchte der Therapeut – wie am Beispiel der Musiklehrerin gezeigt – dem Patienten helfen, auch solche Gefühle wahrzunehmen und zuzulassen, die ihm unangenehm sind.

Sollte der Therapeut es nicht selbst tun, dann sollte der Patient fragen, wie viel Zeit für das Gespräch zur Verfügung steht. Wichtig ist, dass der Patient versucht, möglichst alles zu erzählen, ohne sich Gedanken zu machen, ob es wichtig oder verständlich ist. Gegebenenfalls kann (und wird) der Therapeut nachfragen. Zudem gibt es eigentlich nichts Unwichtiges in der Therapie.

Das stützende ärztliche (therapeutische) Gespräch dient nicht nur dem entlastenden Zuhören, sondern stillt auch das Aussprachebedürfnis. Trotz des anfangs oft geringen Problembewusstseins und eventuell einer Abneigung gegen eine Psychotherapie im engeren Sinne, schätzen Patienten mit somatoformen Störungen die Aussprachemöglichkeit. Einen aufmerksamen Zuhörer zu haben, der sie mit ihren Beschwerden und Sorgen ernst nimmt und geduldig Interesse daran zeigt, ist für sie wohltuend. Manche Patienten sind in einer schwierigen Lebenssituation gefangen, aus welcher sie keinen Ausweg sehen. Sie glauben, die quälende Situation in masochistischer Weise erdulden zu müssen, weil sie sich nicht wehren und für sich nichts zu fordern wagen. Sie fürchten auch in der Therapie, sich mit ihren Klagen unbeliebt zu machen und Therapeuten mit ihrem Leiden zur Last zu fallen. Daher sind sie dankbar für die Möglichkeit, sich auszusprechen, und die beschriebene Therapeutenhaltung kommt ihren verdeckten Bedürfnissen nach Zuwendung entgegen. Auch wenn sie anfangs nicht sehen können, dass zwischen ihrer schwierigen Lebenssituation und den Beschwerden ein Zusammenhang besteht, kann mit der Zeit doch eine Einsicht wachsen, und die Patienten versuchen, sich Belastungen vom Leibe zu halten. Unter Umständen bringt schon allein eine Aussprache mit dem Therapeuten über die Probleme mit dem Partner oder anderen Familienmitgliedern eine Schmerzerleichterung.

Welche Herausforderungen gibt es für die Therapeut-Patient-Beziehung?

Schlecht fassbare Beschwerden stellen für Therapeut und Patient eine Herausforderung dar. Der Patient leidet und ist verunsichert, der Therapeut hilflos, weil er keine klare Ursache für die Beschwerden findet. Er sollte aber dem Patienten Sicherheit geben, damit dieser ihm vertrauen kann. Dieses Vertrauen kann der Therapeut schaffen, indem er die oben erläuterten therapeutischen Grundhaltungen einnimmt, d. h. wohlwollend und einfühlsam, aber auch echt und ehrlich ist. Das heißt, dass er die Sorgen und Befürchtungen des Patienten ernst nimmt, sie zu verstehen versucht und dem Patienten das Gefühl gibt, ein verlässlicher Partner in diesem Prozess zu sein, und zwar auf Dauer.

Ich habe die Betonung auf Sorgen und Befürchtungen gelegt und nicht auf die Symptome allein, welche Anlass für diese sind. Denn nur, wenn der Therapeut diese ernst nimmt, kann er verstehen, welche Bedeutung das Symptom für den Patienten hat und welche früheren Erfahrungen diesen Prozess unerwartet schwierig machen. Es ist für den Patienten nicht ausreichend, zu hören, dass alle Befunde normal seien und ihm daher nichts fehle, sondern die Botschaft des Therapeut muss lauten, dass er verstehen kann, dass die Beschwerden dem Patienten Sorgen machen, obwohl er mit den durchgeführten Untersuchungen keine Anhaltspunkte für eine körperliche Störung finden konnte. Daher müssen Therapeut und Patient nun gemeinsam nach den Hintergründen der Beschwerden suchen.

Der Therapeut gibt dabei seine Rolle als Heiler von Krankheiten auf, weil er die Krankheit weder nach seinem medizinischen Modell fassen noch behandeln kann, wie beim Modell des akuten und chronischen Schmerzes bereits ausgeführt (Abschn. 3.2, Abb. 3.1). Dies muss aber auf Grund eines gemeinsamen Verständnisses der Störung (*shared understanding*) geschehen, welches zusammen erarbeitet werden muss. D. h., beide Seiten müssen überzeugt sein, dass es nicht weiter sinnvoll ist, nach einer fassbaren Ursache der Störung zu suchen, sondern dass es sich um eine funktionelle Störung handelt, mit welcher der Patient zu leben lernen muss. Wie dies geschehen kann wird in Kap. 9 dargestellt.

Um sich auf diesen Wechsel des Vorgehens und damit auf diesen Therapieprozess einlassen zu können, muss der Patient das Vertrauen haben, dass die notwendigen Abklärungen geschehen sind und er sich darauf verlassen kann, dass der Arzt neue Abklärungen in die Wege leiten würde, falls neue Symptome auftreten oder die Symptome sich in ihrer Intensität und ihrem Verlaufsmuster deutlich verändern würden. Dies wäre zum Beispiel der Fall, wenn bisher sehr wechselhaft auftretende Beschwerden nun plötzlich andauernd und mit deutlich zunehmender Intensität vorhanden wären. Dies ist eine wichtige Entscheidung, die auch vom Patienten respektiert werden muss, um sich auf einen psychotherapeutischen Prozess einlassen zu können, wozu es großes gegenseitiges Vertrauen braucht.

Es ist hilfreich, wenn der Psychiater oder Psychotherapeut mit dem Hausarzt oder zuständigen Spezialisten gut zusammenarbeitet und sich beide Seiten – selbstverständlich im Einverständnis und in Absprache mit dem Patienten – gegenseitig über den Verlauf der Behandlung und die eventuelle Notwendigkeit neuer Abklärungen besprechen. Leider versagen manche Ärzte und Therapeuten in dieser Beziehung, weil sie sich nicht die notwendige Zeit für diese Zusammenarbeit nehmen.

Fallbeispiel Marianne mit brennenden Schmerzen im Mund

Eine 47-jährige Telefonistin in einem kleinen Produktionsbetrieb teilte sich die Arbeitsstelle mit einer Kollegin, welche sie bei Ferien oder Krankheit vollzeitig vertreten musste. Ansonsten arbeitete sie zu 50 %. Seit einem Fahrradunfall litt sie an unklaren Schmerzen am Oberschenkel, welche man auf eine Nervenverletzung zurückgeführt hatte. Allerdings hatte eine Freilegung des Nervs, um diesen von Narbengewebe zu befreien, die Beschwerden verschlimmert statt verbessert. Die Schmerzen behinderten Marianne beim Gehen und vor allem beim Sport (Radfahren), störten sie aber auch nachts beim Liegen, weshalb ihr Schlaf unerholsam war. Zusätzlich litt sie unter Kopf- und Bauchschmerzen und vor allem unter einem quälenden Brennen im Mund. Nachdem wiederholte Abklärungen bei verschiedenen Spezialisten sowie Behandlungsversuche keine Linderung ihrer Beschwerden und auch keine Erklärung für das Brennen im Mund ergeben hatten, vermutete der Hausarzt, es liege ein Fibromyalgiesyndrom vor (was ich bestätigen konnte, wobei die Symptomatik etwas atypisch war), und schickte die Patientin zu mir zur Abklärung und eventuellen Behandlung.

Sie kam mit sehr gemischten Gefühlen, denn einerseits hoffte sie auf Hilfe von mir als Spezialisten, andererseits war sie überzeugt, dass ihre Beschwerden eine somatische Ursache haben müssten. Unsere Gespräche ergaben bald, dass sie sich am Arbeitsplatz sehr unter Druck fühlte, nicht nur ihre 50-prozentige, sondern auch ihre periodische 100-prozentige Präsenz aufrechtzuerhalten, um die Stelle nicht zu verlieren. Oft fühlte sie sich eigentlich zu erschöpft, um zur Arbeit zu gehen, zwang sich aber trotzdem dazu. Dies war ihr sehr wichtig, denn die Arbeitsstelle gab ihr doch eine Befriedigung und machte sie unabhängiger von ihrem schwierigen Ehemann.

Dieser war wenig einfühlsam und egoistisch und hatte sie vor allem jahrelang nicht von der dauernden Kritik seiner Mutter geschützt. Als einziger Sohn war er noch immer sehr stark an seine Mutter gebunden und wagte es nicht, ihr zu widersprechen. Wir führten auch zwei Paargespräche, doch zeigte der Ehemann keine Einsicht in sein eigenes Fehlverhalten und sparte nicht mit Vorwürfen an die Ehefrau, die zu empfindlich und nachtragend sei. Gleichzeitig beklagte er sich, dass sie nicht mehr gemeinsam Sport betreiben könnten wie früher, wobei er auch dabei nicht bereit war, auf sie Rücksicht zu nehmen und weniger belastende Unternehmungen zu planen. Die Patientin schwankte zwischen Schuldgefühlen und Vorwürfen.

Ähnlich verhielt es sich mit ihrer Haltung der Therapie gegenüber. Einerseits waren ihr die belastenden, aber scheinbar unlösbaren Konflikte bewusst, andererseits aber beharrte sie immer wieder darauf, dass ihre Beschwerden eine fassbare Ursache haben müssten. Es könne doch nicht sein, dass ihre Beschwerden ständig zunehmen würden und eigentlich nicht aushaltbar seien und es keine Abhilfe gebe. Auch meine Versuche, die Schmerzen mit Psychopharmaka oder anderen Schmerzmitteln zu beeinflussen waren gescheitert und die Psychotherapie brachte nur zaghafte Fortschritte. Die ehelichen Spannungen nahmen teilweise eher zu, weil die Patientin sich zu wehren begann und auch am Arbeitsplatz vermehrt für ihre Rechte kämpfte.

Ihre Angst, doch ein gefährliches Leiden zu haben, war gleichzeitig sehr stark, und sie verlangte von ihrem Hausarzt immer wieder neue Abklärungen oder suchte bei neuen Ärzten, die ihr von Bekannten empfohlen wurden, Rat. Diese veranlassten neue, teilweise wiederholte Untersuchungen, schickten sie weiter zu neuen Spezialisten oder schlugen riskante Behandlungen wie Einspritzungen oder Gabe von starken Medikamenten gegen ein vermeintliches entzündlich-rheumatisches Leiden vor, schreckten dann aber aus Unsicherheit meist davor zurück, etwas zu unternehmen, was die Patientin enttäuschte. Es gelang mir nicht, diesen „Ärztetourismus" zu unterbinden, und mit der Patientin zu vereinbaren, für längere Zeit auf neue Abklärungen zu verzichten, solange sich das Beschwerdebild nicht grundlegend verändere. Obwohl sie immer wieder enttäuscht oder gar verletzt wurde, führte die Patientin ihre Suche nach einem Arzt, der sie heilen könnte, weiter, obwohl sie deren Sinnlosigkeit eigentlich einsah – ganz zu schweigen von den hohen Kosten – und sich mit der Zeit für ihr Verhalten mir gegenüber schämte.

Schließlich wünschte sie eine Therapiepause, da sie den Eindruck hatte, dass die Therapie nichts bringe, und ließ mir dann mitteilen, sie habe nun einen neuen Psychotherapeuten gefunden, der auf die Behandlung von zahn- und kiefermedizinischen Beschwerden spezialisiert sei und in einer entsprechenden Spezialklinik arbeite. Da sie sich längere Zeit nicht mehr bei mir meldete, hoffte ich, sie habe dort effektiv Hilfe bekommen, doch erfuhr ich später sowohl von ihrem Therapeuten als auch von ihr selbst, dass auch er nicht weitergewusst habe. Irgendwie wirkte sie aber bei unserer zufälligen Begegnung im Krankenhaus unbeschwerter, so dass ich mich fragte, ob die Psychotherapie – wie angedeutet – ihr mehr Probleme geschafft habe als gelöst und sie sich nun mit ihren Beschwerden und ihrer Situation abzufinden versuchte.

Die Behandlung der Patientin wurde gewiss erschwert durch das Vorliegen verschiedener Symptome, die nicht eindeutig auf ein einzelnes Krankheitsbild (die Fibromyalgie) zurückgeführt werden konnten. Zwar kann sich auch aus verletzungsbedingten chronischen Schmerzen ein Fibromyalgiesyndrom entwickeln, doch waren die unfallbedingten Beinschmerzen mit fraglicher Nervenschädigung besonders schwierig zu ertragen und zu beeinflussen. Zudem weckten die plagenden, brennenden Schmerzen im Mund immer wieder den Verdacht auf eine somatische Störung, obwohl solche als funktionelle Störung unter Zahnärzten bekannt sind. Dies führte dazu, dass die Patientin immer wieder neue Ärzte aufsuchte, welche sich zu neuen Abklärungen hinreißen ließen. Es gelang nicht, eine enge Zusammenarbeit zwischen den verschiedenen Spezialisten zu etablieren und ein gemeinsames Behandlungskonzept festzulegen. Dies lag wohl auch am vordergründig kooperativen, charmanten Auftreten der Patientin, welches aber auch histrionische (theatralische) Züge hatte, wie es für die dissoziativen Störungen oder die Somatisierungsstörung typisch ist. Die Überzeugung, körperlich krank zu sein, die wiederholten Abklärungen und die hartnäckige Weigerung, die Versicherung des Fehlens einer körperlichen Ursache zu akzeptieren, sind charakteristische Merkmale der Somatisierungsstörung (Abschn. 3.5), die sehr schwierig zu behandeln ist und die Beziehung zu Ärzten sehr belasten kann.

Die Patientin hielt hartnäckig an ihrer Überzeugung fest, dass ihre Beschwerden eine körperliche Ursache haben müssten und konnte nicht glauben, dass die Beschwerden eine psychische Ursache haben sollen, obwohl sie die Konflikte sehen konnte. Diese kamen für sie aber nicht als mögliche Ursache der Beschwerden in Frage. Diese Konflikte als Ausdruck der psychischen Problematik zu sehen, löste Misstrauen aus, und sie hatte immer wieder das Gefühl (einmal mehr, wie vom Ehemann) nicht ernst genommen zu werden. Dazu gesellte sich die Angst, dass die Symptome Ausdruck einer gefährlichen Störung sein könnten mit schwerwiegenden Folgen. Die Mitteilung, dass keine körperliche Störung vorliege und daher eine psychische Ursache vorliegen müsse, klang für sie auch wie „Sie haben nichts, Sie bilden sich Ihre Beschwerden nur ein", obwohl ich es vermied, mich so zu äußern.

Hintergrund dieser Problematik war wohl eine tiefsitzende Störung des Vertrauens in andere Menschen und besonders in Autoritätspersonen. Sie erschwert diesen „Verständigungsprozess", doch muss der Therapeut hartnäckig daran arbeiten, dieses Verständigungs- und Vertrauensproblem zu überwinden. Er darf die Schuld an diesen Schwierigkeiten nicht dem Patienten zuschieben, sondern muss wissen, dass diese Probleme für somatoforme Störungen typisch sind und deren Überwindung ein wichtiger Teil der Therapie ist. Patienten sollen spüren, dass sie trotz dieser Schwierigkeiten akzeptiert werden und der Therapeut zuversichtlich ist, dass die Probleme überwunden werden können. Der Therapeut soll ihnen vermitteln, dass diese Schwierigkeiten gute Gründen haben und er dieses Verhalten als Herausforderung und nicht als Hindernis erlebt. Die Patienten sollten seine Motivation spüren, ihnen zu helfen, diese Schwierigkeiten zu überwinden, indem er sie erkennt und anspricht. Dabei muss er auch in der Lage sein, die therapeutische Beziehung ständig zu beobachten und zu erkennen, welche negativen Erfahrungen aus der Vergangenheit des Patienten diese ungünstig beeinflussen könnten.

In der Psychoanalyse wird dieser Vorgang als Übertragung bezeichnet. Gemeint ist damit, dass der Patient sein Bild von Personen aus der Vergangenheit – meist Vater und Mutter – auf den Therapeuten überträgt, also in ihm (unbewusst) diese Personen sieht. Wie in Abschn. 4.3 ausgeführt, haben Patienten mit somatoformen Störungen als Kinder vielfach nicht ausreichend Liebe, Geborgenheit und Vertrauen erlebt, um als Erwachsene Vertrauen haben zu können. Vielleicht haben sie Bezugspersonen aber auch gespalten erlebt: einerseits bewundernd und verwöhnend, andererseits aber auch – unerwartet und daher auch rasch wieder vergessen (verdrängt) – bedrohlich, verletzend und missbrauchend.

Der Therapeut muss diese Übertragungsmuster erkennen und mit den erwähnten sowie mit weiteren Maßnahmen dem Patienten helfen, dieses Misstrauen und diese Angst vor negativen Reaktionen zu überwinden. Dabei kann ihm (und dem Patienten) das Erkennen der aktuellen Beziehungsmuster helfen, besser zu verstehen, was sich in ihrer Kindheit abgespielt hat und umgekehrt. Ebenso können Parallelen zu aktuellen Partnerbeziehungen erkannt und dadurch besser verstanden werden. Oft wählen Menschen unbewusst Partner, welche ähnliche Verhaltensmuster zeigen, wie ihre früheren Bezugspersonen (Eltern oder Ersatzeltern).

Das beschriebene gespaltene Verhältnis zu wichtigen Bezugspersonen erklärt, weshalb Patienten immer wieder vergeblich hoffen, dass der Therapeut (oder Arzt) sie wie durch ein Wunder von ihren Beschwerden befreien könne, und enttäuscht sind, wenn er dies nicht schafft (näheres dazu in Abschn. 9.2).

Wer bietet Psychotherapie an?

Wenn sich jemand entschließt oder den Rat bekommt, sich in eine Psychotherapie zu begeben, ist es oft kein leichtes Unterfangen, einen geeigneten Therapeuten zu finden. In erster Linie bieten dies Psychologische Psychotherapeuten oder Psychiater an, die *in eigener Praxis* tätig sind. Sinnvoll ist es, sich an Therapeuten zu wenden, die spezielles Interesse an und Erfahrungen mit somatoformen Störungen haben.

Gegenüber den in staatlichen oder privaten Einrichtungen tätigen Psychotherapeuten haben sie folgende Vor- und Nachteile:

- Die Therapiesitzungen können diskret erfolgen, was weniger stigmatisierend wirkt.
- Sie bieten oft (abhängig vom Verfahren) Langzeitbehandlungen über Jahre an mit einer Intensität von in der Regel einer Stunde alle 1–2 Wochen (eventuell sogar mehr bei klassischer Psychoanalyse). Oft sind es sehr erfahrene, langjährig tätige Therapeuten.
- Viele fordern, dass regelmäßige (fixe) Termine einzuhalten sind (von beiden Seiten).
- Die Verfügbarkeit des Therapeuten in Krisensituationen ist beschränkt.
- Es bestehen eventuell lange Wartelisten, und die Therapeutensuche kann schwierig sein.
- Bezahlung der Behandlung durch die Krankenkasse ist bei Psychiatern die Regel, bei Psychologen abhängig von Rahmenbedingungen und zu erfragen.

Demgegenüber haben *staatliche oder private Einrichtungen* (ambulante psychiatrische oder psychologische Dienste, Psychiatrische Polikliniken) andere Vor- und Nachteile:

- Der Zugang (die Verfügbar- und Erreichbarkeit) ist leichter, sie haben meist Krisenangebote und Notfalldienste und sind daher (fast) jederzeit erreichbar.
- Sie bieten eher Kurztherapien, bei längeren Therapien kommt es eventuell zu mehrfachen Therapeutenwechseln. Oft sind dies wenig erfahrene Therapeuten in Ausbildung, allerdings unter Supervision von erfahrenen Spezialisten, besonders wenn die Einrichtung an eine Lehreinrichtung (Universität etc.) angeschlossen ist. Sie betreiben auch Forschung und bringen neueste Verfahren zum Einsatz.
- Besonders günstig sind Einrichtungen an Spezialkliniken für psychosomatische Störungen oder eventuell Schmerzkliniken.
- Die Kosten werden in der Regel von den Kassen getragen.

Reichen die ambulanten Möglichkeiten (wegen Überforderung oder Schwere der Störung) nicht aus, so kommen teilstationäre (Tagesklinik) und vollstationäre Psychotherapien eventuell in Kombination mit medikamentöser Behandlung (bei Psychiatern oder mit deren Unterstützung auch ambulant möglich) und weiteren Verfahren zum Einsatz. Sie bieten eine intensivere Behandlung und temporäre Entlastung von der gewohnten Lebenswelt, erlauben die Integration verschiedener Therapieformen (z. B. Physio- und Gestaltungstherapie) sowie die therapeutische Nutzung des Abteilungsmilieus und gruppendynamischer Prozesse. Dabei erlaubt die teilstationäre Psychotherapie die Bewahrung der sozialen Bezüge (Realität des Alltags) und verringert das Regressionsrisikos (Verlust der Selbständigkeit, Rückfall in kindliche Abhängigkeit). Sie ist weniger einschneidend als eine vollstationäre Behandlung, kann aber nur wohnortnah angeboten werden. Sie erleichtert eventuell den Übergang ins selbständige Leben (Rehabilitation) oder bereitet nach einem stationären Aufenthalt darauf vor. Besonders im stationären Bereich sind Spezialkliniken für psychosomatische Störungen oder eventuell Schmerzkliniken mit interdisziplinärem Ansatz (Kombination mit medizinischen Maßnahmen) wahrscheinlich besonders geeignet.

6.2 Welches sind die wichtigsten psychotherapeutischen Verfahren?

Es werden drei große Schulen unterschieden: Psychoanalyse, kognitive Verhaltenstherapie und Systemtherapie (Paar- und Familientherapie).

Psychoanalytische Psychotherapien (im weitesten Sinne)

Ziele:

* Bewusstwerden von emotionalen Konflikten, die eine Wurzel in den lebensgeschichtlich wichtigen Beziehungserfahrungen haben und zu Verhaltensstörungen oder psychischen Symptomen führen
* Emotionales Durchleben der mit dem Konflikt verbundenen Gefühle und Durcharbeitung der Konflikte in der therapeutischen Beziehung
* Stabilisierung des Selbstwerterlebens und der eigenen Identität
* Förderung und Vervollständigung der Selbst- und Fremdwahrnehmung

Methoden

* Therapeutische Nutzung von Übertragung und Wiederholung: Lebensbestimmende psychische Konflikte reinszenieren sich in Beziehungen, in der aktuellen Lebenssituation ebenso wie in der therapeutischen Beziehung. Psychoanalytische Psychotherapie arbeitet nicht an der Vergangenheit, sondern an den von vergangenen Erfahrungen geprägten oder eingeschränkten aktuellen und unmittelbaren Beziehungen.
* Psychoanalytische Psychotherapie bezieht das Material zum (Selbst-) Verständnis des Patienten aus zahlreichen Quellen: Gedanken des Patienten,

Träumen, Einfällen, Beziehungsmustern in der Gegenwart und in der Lebensgeschichte.
- Zentrale therapeutische Techniken sind: Konfrontation („Spiegeln"), Klärung und Deutung (von Zusammenhängen z. B. mit der Kindheit).
- Verfahren: Aus dem Setting der klassischen psychoanalytischen Methode haben sich eine Vielzahl therapeutischer Verfahren abgeleitet, sie unterscheiden sich durch die Therapiedauer (Kurz- oder Fokaltherapie, psychodynamische (Gesprächs-)Therapie, klassische analytische Psychotherapie) sowie durch das Behandlungssetting: im Liegen oder im Sitzen; einzeln oder in der Gruppe; ambulant oder stationär. Patienten mit einer neurotischen Persönlichkeitsorganisation können eher mit klassisch-analytischen Methoden behandelt werden als Patienten mit Persönlichkeitsstörungen, bei denen andere Abwehrmechanismen vorherrschen. Es gibt einige von der Psychoanalyse abgeleitete Verfahren mit speziellen Techniken und Behandlungssettings. Dazu gehören zum Beispiel *psychoanalytisch orientierte Körpertherapien* wie die konzentrative Bewegungstherapie.
- Sie nutzen die Körperwahrnehmung zur Selbsterfahrung und zur Erfahrung von Beziehungen bei Patienten, die verbal ungeübt oder in ihrem Phantasieleben eingeschränkt sind, aber auch bei Patienten, die Körperbildstörungen haben.

Von der Psychoanalyse abgeleitet sind letztlich auch die *Gesprächspsychotherapie* und weitere humanistische Verfahren wie die Transaktionsanalyse oder die Gestalttherapie. Ihre Ziele sind die verbesserte Selbstwahrnehmung und Wahrnehmung der Umwelt, vor allem bezüglich abgewehrter oder unbewusster Gefühle und Bedürfnisse durch „spiegelnde" Gesprächsführung oder spezielle Übungen und Kommunikationskonzepte. Diese Therapieverfahren betonen eine vertrauensfördernde, therapeutisch wirksamen Grundhaltung (echte Beziehung von Mensch zu Mensch) sowie die Förderung der Selbstverwirklichung und der Autonomie durch stärkere Beachtung der eigenen Bedürfnisse und Gefühle. Durch die bewusste Förderung der Selbstverantwortung vermeiden sie eine Abhängigkeit vom Therapeuten. Die Therapie dient als Modell oder Vorbild der Selbstentfaltung und der Gestaltung sozialer Situationen sowie der Konfliktbewältigung, zu welcher eventuell gezielt angeleitet wird (Kommunikationstraining).

Kognitive Verhaltenstherapie

Hier steht die Vermittlung des Gefühls der Selbstkontrolle durch Symptomkontrolle und Abbau von selbstschädigendem Verhalten ganz im Vordergrund. Dies geschieht mit Hilfe der Analyse und Korrektur von ungünstigen kognitiven Denkschemata sowie der Erarbeitung und dem Einüben von individuellen Strategien zu deren Veränderung. Das Verfahren wird in Abschn. 7.3. ausführlich besprochen, da es im Umgang mit somatoformen Störungen von zentraler Bedeutung ist.

Systemische Therapien

Zu den systemischen Therapien werden die Paar- und Familientherapie sowie die Gruppenpsychotherapie gezählt.

Während die *Familientherapie* besonders die Struktur der Familie und die Kommunikation innerhalb der Familie verbessern will, gilt es in der *Paartherapie* vor allem, die Kommunikation innerhalb der Paarbeziehung zu verbessern, indem die verschiedenen Ebenen der Kommunikation (bewusst/unbewusst, verbal/nonverbal) sowie Widersprüche zwischen dem Inhalts- und dem Beziehungsaspekt von Kommunikation analysiert und entsprechende Veränderungen geübt werden. Dabei wird auch das Ehepaar als geschlossenes, sich gegenseitig beeinflussendes System betrachtet. Die Partner werden zudem angeleitet, eigene Bedürfnisse und Wünsche besser auszudrücken respektive sich davor zu schützen, vom Partner einseitig ausgenützt zu werden. Dazu ist oft eine Analyse der individuellen, persönlichkeitsbedingten Verhaltensmuster notwendig, welche in Abschn. 4.5 ausführlich besprochen worden sind.

Bei somatoformen Störungen liegen oft schwierige Paarbeziehungen vor, welche keinen konstruktiven Einsatz einer Paartherapie erlauben. Es kann hilfreich sein, den Partner trotzdem kennenzulernen und ihn über die Ziele der Einzeltherapie zu informieren. Unter Umständen kann so seine Unterstützung gewonnen werden, wenn auch er (oder sie) sich der Tendenz zur Selbstüberforderung der Partnerin (oder des Partners) bewusst ist und sie oder ihn – auch durch eigene Leistungen – entlasten möchte. Manche Partner sehen jedoch keine Notwendigkeit der Verhaltensänderung von ihrer eigenen Seite und sind entsprechend nicht für eine Paartherapie motiviert. Nicht selten ist das Ziel der Einzeltherapie auch eine Trennung des Paares.

Die *Gruppenpsychotherapie* zählt zwar zu den Systemtherapien, wird aber oft mit Elementen anderer Therapieschulen kombiniert. Ihre Ziele sind die Förderung von Einsicht und sozialen Lernprozessen. Bei chronischen Schmerzen oder verwandten Störungen kommen stark strukturierte, didaktische, themenzentrierte Gruppen zum Einsatz, welche einer ökonomischen und effizienten Vermittlung von Informationen und kognitiver Verhaltenstherapie dienen. Entsprechend wird in Abschn. 7.9 näher darauf eingegangen.

7

Erschöpfung und Schmerz überwinden: Psychotherapie bei funktionellen Störungen

7.1 Diagnostikphase, Motivations- und Beziehungsaufbau

Motivation zu psychiatrisch-psychotherapeutischen Maßnahmen

Patienten mit somatoformen Störungen haben oft Mühe, die Versicherung des Fehlens einer körperlichen Ursache zu akzeptieren und sich auf psychotherapeutische oder psychiatrische Maßnahmen einzulassen. Besonders gilt dies für die – sehr seltene – eigentliche Somatisierungsstörung (F 45.0), welche mit weiteren Krankheitssymptomen aus anderen Organsystemen einhergeht und nicht von Müdigkeit oder chronischen Schmerzen und Schwäche allein geprägt ist. Bei den anhaltenden somatoformen Schmerzstörungen und besonders bei der Fibromyalgie kann eine Einsicht, dass Verhaltensfaktoren an der Entstehung der Störung beteiligt sind, mit einem strukturierten Vorgehen häufig erarbeitet und eine Motivation für psychotherapeutische Maßnahmen leichter erzielt werden. Dabei hilft es, ein Stufenkonzept anzuwenden, wie es im Folgenden beschrieben wird.

Voraussetzung und somit erste Stufe für die Entwicklung einer erfolgreichen Zusammenarbeit mit einem Psychiater oder Psychologischen Psychotherapeuten ist, dass es diesen gelingt, zum Patienten ein *Vertrauensverhältnis* aufzubauen. Dies geschieht in einer speziellen *Diagnostikphase*, die gleichzeitig dem *Beziehungsaufbau* dient, wie – unter Aspekten der therapeutischen Beziehung – bereits in Kap. 6 beschrieben. Ziel dieser ersten Schritte ist, dass der Therapeut dem Patienten empathisch und wohlwollend begegnet und ihn mit seinen Beschwerden ernst nimmt, indem er ausführlich auf diese eingeht. Dadurch dass er die Beschwerden mit einer guten psychosomatischen Anamnese in all ihren Dimensionen erfasst, schafft er nicht nur das nötige Vertrauen, sondern findet zusammen mit dem Patienten gleichzeitig Ansatzpunkte für Möglichkeiten, die Symptome zu beeinflussen. Somit schafft er die Voraussetzungen für eine kognitiv-verhaltenstherapeutische Behandlung (Abschn. 7.3). Diese kann in Form einer Gruppentherapie erfolgen, so dass die Patienten am Modell der andern lernen können und spüren, dass sie mit ihrem „mysteriösen" Leiden nicht allein sind.

Als zweite Stufe kann die sorgfältige Beobachtung der Symptome, ihres Verlaufs und der möglichen Einflussfaktoren (z. B. mit einem Beschwerdetagebuch) die Hintergründe einer Beschwerdezunahme aufdecken. Auf Grund der beobachteten Schwankungen der Beschwerdeausprägung (z. B. Schmerzintensität, Müdigkeit) kann als realistisches Ziel der Therapie formuliert werden, gemeinsam erreichen zu wollen, dass sich die Beschwerden möglichst oft im niedrigsten beobachteten Intensitätsbereich bewegen (Abb. 7.1, Abschn. 7.4). Schmerz- oder Beschwerdefreiheit kann also nicht Ziel der Behandlung sein. Gleichzeitig ist die Erkenntnis, dass die Beschwerden verschiedenen psychischen und physischen Einflüssen unterliegen, ein überzeugendes Argument für eine mindestens partielle psychische Verursachung. Allerdings erwähnen Patienten anfangs oft nur Einflüsse von Wetter oder (unumgänglichen) körperlichen Belastungen als Ursache von verstärkten Beschwerden. Daher muss z. B. mit einem Tagebuch oder einer Beschreibung des Tagesablaufs an Tagen mit stärkeren Beschwerden nach Einflüssen gefahndet werden. Dabei hilft es, die schon in Abschn. 4.3 beschriebenen Verhaltensmuster anzusprechen.

Der Umgang mit Belastungen bietet einen guten Ansatzpunkt für eine vertiefte Psychotherapie (als dritte Stufe), welche darauf abzielt, unbewusste Verhaltensmuster aufzudecken und zu verändern (Anleitung zu *Verhaltensänderungen*, Abschn. 7.4). Dazu gehört z. B., dass Patienten mit somatoformen Störungen dazu neigen, sich zu überfordern, weil sie eine perfekte Leistung vollbringen möchten. Sie wollen eine begonnene Arbeit krampfhaft zu Ende führen, auch wenn dies zu einer starken Zunahme der Beschwerden oder totalen Erschöpfung führt. Dieses als *endurance-avoidance* beschriebene Verhalten ist häufiger zu beobachten als das ängstliche Vermeidungsverhalten (*fear-avoidance-beliefs*), begünstigt aber auch die Zunahme und das Anhalten der Beschwerden (Abschn. 2.3). Entsprechend wichtig ist es zu lernen, Belastungen flexibler zu dosieren (*pacing*), sich Pausen zu gönnen und sich durch die Beanspruchung von Hilfe zu entlasten. Dagegen sträubt sich aber das Bedürfnis der Betroffenen, selbständig und unabhängig zu sein und möglichst „allen alles recht zu machen" (Box 4.2). Diese Verhaltensweisen führen zu einer chronischen Selbstüberforderung und entsprechenden stressbedingten Beschwerden, wozu neben Erschöpfung und chronischen Schmerzen auch eine Vielzahl weiterer funktioneller Beschwerden, wie sie für die Fibromyalgie typisch sind, gehören. Das unten beschriebene Konzept „Rücksicht auf den Rücken – Rücksicht auf sich selbst" versucht, einen ganzheitlichen Umgang

Wochentag, Datum:	Zeitperiode (ungefähre Zeit des Eintrags)	Schmerzstärke* (0 - 10) / ev. **Ort** (Kopf, **N**acken, **R**ücken, etc.) K N R M				Aktivitäten: Sitzen, Liegen, Spazieren, Arbeit, Übungen, Sport, etc.	Besonderes, Einflüsse: z.B. Behandlung, Medikamente; Freude, Ärger, Abwechslung
Montag:	Morgen (8h) 10 e	2	4	5		Wäsche + aufhängen	Rückensz
20.9.04	Vormittag (12h)	5	5	5	—	Liegen	Nisulid 100, 2 St.
	Nachmittag (18h)	3	3	4		Liegen, dann,	" 2 St.
	Abend (22h) 21.15	3	3	4		Essen rüsten, Bett	Erschöpfung schwere Glieder
Dienstag:	Morgen (8h) 9 e	—	4	3		Kassette von Therapie gehört	
21.9.04	Vormittag (12h)	4	4	3		Helfen beim Essen machen	Nisulid 100, 2 St.
	Nachmittag (18h) 15	5	5	3	—	Spazieren ca. 1 Std	" 2 St.
	Abend (22h) 21 e	4	4	2		müde, abliegen.	
Mittwoch:	Morgen (8h) 9 e	—	2	2		bügeln	nachher erschöpft
22.9.	Vormittag (12h)	6	6	2	—	ausruhen	Nisulid 100, 2 St.
	Nachmittag (18h)	5	5	2		einkaufen essen	" 1 St.
	Abend (22h) 20 e	4	3	2		Liegen	müde
Donnerstag:	Morgen (8h) 10 e	2	4	4	—	2 Zi putzen	unterbrechen müssen
23.9.	Vormittag (12h)	7	7	5	—	ausruhen	Nisulid, 2 St.
	Nachmittag (18h)	5	7	4		paar Zeitungs- artikel gelesen	" 2 St.
	Abend (22h) 20.15	6	6	3		Kopfweh-Zunahme, Bett	" 1 St.
Freitag:	Morgen (8h)	8	8	—	8	starke halb-	Imigran 1 St.
24.9.	Vormittag (12h)	8	8	—	8	seitige Migräne mit Erbrechen	" 1 St.
	Nachmittag (18h)	5	5	—	5	ganzer Tag Bett.	" 1 St.
	Abend (22h) 19 e	5	5	—	5	geschlafen	
Samstag:	Morgen (8h) 9 e	—	4	—		einkaufen	erschöpft
25.9.	Vormittag (12h)	4	4	3		Essen rüsten	Nisulid 100, 1 St.
	Nachmittag (18h) 15	3	4	2	—	ausruhen	" 1 St.
	Abend (22h) 21 e	2	3	2		Ent... in Badewanne	
Sonntag:	Morgen (8h) 9.30	—	4	2		Besuch ganzer Tag	Abwechslung
27.9.	Vormittag (12h)	4	5	2	—	Schiffahrt, 3 Std.	Nisulid, 1 St.
	Nachmittag (18h) 16	8	8	2		...	" 2 St.
	Abend (22h) 19 e	6	8	—		ins Bett, schlafen	" 1 St.

—— Beschwerden verstärkende Einflüsse ····· Beschwerden lindernde Einflüsse

Abb. 7.1 Muster eines Beschwerdentagebuchs

mit den Rückenbeschwerden umzusetzen (Box 7.1). Die Betroffenen sollen lernen, gegenüber Forderungen von anderen öfter nein zu sagen sowie eigene Bedürfnisse besser durchzusetzen, ohne übermäßige Angst vor Konflikten.

Es gilt aber auch, die hohen Ansprüche an sich selbst (Arbeitstempo, Perfektionismus) in Frage zu stellen und abzubauen. Nur so bleibt schließlich mehr Zeit für die Zuwendung zu sich selbst (Training, Entspannung, Erholung).

Diagnostisches Gespräch

Eine gute Abklärung der Symptome ist von großer Bedeutung. Dies beinhaltet, dass sich der Arzt nicht nur auf das beklagte Symptom und eventuelle Labor- oder Röntgenuntersuchungen konzentriert, sondern den Menschen als Ganzes vor Augen hat und nach weiteren Krankheitssymptomen fragt, um sich ein Bild der gesamten Beeinträchtigungen zu machen. Eine Liste der häufigsten funktionellen Symptome ("Beschwerdenliste", siehe Anhang), die Patienten selbst ausfüllen, kann dabei helfen. Sie ist ein gutes Maß der Beeinträchtigung, auch im weiteren Verlauf. Werte bis ca. 27 Punkte gelten noch als normal. Werte darüber sind Hinweis auf eine Beeinträchtigung der Befindlichkeit (z. B. Burnout oder große Erschöpfung), der nachgegangen werden sollte. Patientinnen mit Fibromyalgie oder ähnlichen Beschwerdebildern erreichen Werte zwischen 45 und 65 Punkten (der Maximalwert beträgt 72 Punkte). Errechnet wird der Punktwert, indem man die Anzahl stark ausgeprägter Beschwerden mit 3 multipliziert, jene der mäßig ausgeprägten Beschwerden mit 2 und diese zwei Werte zur Zahl der leicht ausgeprägten Beschwerden addiert, wozu unten entsprechende Felder vorbereitet sind.

Auch soll der Arzt mit dem Patienten die Symptome in all ihren Dimensionen (Eigenschaften) erfassen, denn dies liefert Ansatzpunkte für die spätere Behandlung (Tab. 7.1).

Wie erwähnt kann ein Beschwerdetagebuch dabei die Selbstbeobachtung unterstützen, damit den Patienten Einflüsse auf die Beschwerden bewusst werden (Abb. 7.1). Die Fragen „Wann ist es besser?", „Wann ist es schlimmer?" haben sich die Betroffenen meist schon vielmals gestellt, waren aber blind für bestimmte Zusammenhänge. Darum brauchen sie die Hilfe eines Therapeuten, der ihnen einen Spiegel vorhält, in welchem sie ihre krankmachenden Verhaltensmuster erkennen können. Manchen Patienten sind diese zwar durchaus bewusst, sie fühlen sich ihnen aber hilflos ausgeliefert oder sind unfähig, an diesen Verhaltensmustern etwas zu ändern. Zusätzlich entdeckte Symptome können entweder die Beurteilung, dass eine funktionelle Störung vorliegt – sei es ein Müdigkeits- oder ein Fibromyalgiesyndrom –, stützen, indem diese zu einem der Krankheitsbilder passen, oder aber Anlass für vertiefte Abklärungen sein, um nach einer anderen Ursache der Beschwerden zu fahnden.

Tab. 7.1 Die sieben Dimensionen der Symptome

1. Lokalisation	Generalisiert, umschrieben, diffus, ortskonstant, wechselnd, ausstrahlend, oberflächlich, tiefliegend
2. Qualität	Vergleichbar mit…
3. Quantität	Wie oft, wie stark, wie groß
4. Zeitlicher Ablauf	Seit wann, langsamer oder plötzlicher Beginn zunehmend, abnehmend, wellenartig „Fahrplan", Dauer der Episoden Wochenend- oder Ferienproblem
5. Umstände	Vor oder nach Mahlzeiten, Wasserlassen, Stuhlgang, zuhause, auswärts, im Auto, im Bett, bei Kontakt mit bestimmten Personen oder Tieren, nur in gewissen Räumen oder Situationen
6. Beeinflussbarkeit	Verschlimmernde oder erleichternde Faktoren
7. Begleitphänomene	Fieber, Gewichtsverlust, gestörte Funktionen

Diese ausführliche Befragung soll neben weiteren körperlichen Symptomen – auch solche, die in der Beschwerdenliste nicht enthalten sind –, zudem Zeichen von Angst, Spannungen, Depression und Erschöpfung erfassen, ohne davon auszugehen, diese psychischen Probleme seien Ursache der Beschwerden, da sie ebenso Folgen der unklaren Beschwerden sein können.

Beide Seiten – Arzt und Patient – müssen offen sein für eine solche Sicht, statt sich einseitig auf eine körperliche oder psychische Ursache zu fixieren. Neben den eigentlichen Schlafstörungen (Abschn. 1.6) bietet das Schlafverhalten Hinweise auf mögliche Störungen. Unerholsamer Schlaf kann auf psychische Belastungen hinweisen, selbst wenn keine Unterbrechungen stattfinden. Nächtliches Erwachen kann ein Hinweis auf eine belastende Traumtätigkeit sein, vor allem wenn es mit Schwitzen und Herzklopfen verbunden ist. Oft können sich die Betroffenen an die Träume aber nicht erinnern, und vielleicht beobachtete lediglich der Partner, dass sie im Traum geredet, geschrien oder sogar um sich geschlagen haben.

Auf den körperlichen Ausdruck von Angst (Herzklopfen, Schwitzen, Schwindelgefühle, Atemnot, Bauchschmerzen etc.) wurde schon in Abschn. 2.5 und 2.6 eingegangen. Dort wurde auch erwähnt, wie Betroffene oft nur die Symptome der Angst spüren, nicht aber, was diese Angst auslöste. Zudem besteht Gefahr, dass die Symptome der Angst selbst zur Quelle von Angst werden. Patient und Arzt oder Therapeut werden so gemeinsam zu Detektiven, die nach Erklärungen für körperliche und psychische Zeichen suchen müssen. Das Nichtwahrnehmen psychischer Probleme erschwert diesen Prozess, weshalb die Betroffenen den Hintergründen dieser Beschwerden ohne therapeutische Hilfe nicht auf den Grund gehen können.

Nicht nur harte, sondern auch weiche Daten erfassen

Nicht nur die Ärzte, sondern auch die Patienten verhalten sich bei der Abklärung unklarer Beschwerden oft wie der biblische ungläubige Thomas. So, wie er nur an die Auferstehung Jesu glaubte, nachdem er seine Finger in dessen Wunden hatte legen können, lassen sich auch Ärzte und Patienten vielfach nur durch harte Daten wie sichtbare Veränderungen sowie Labor- und Röntgenbefunde überzeugen.

Entsprechend häufig werden solche Untersuchungen eingesetzt, wozu auch Magen- oder Darmspiegelungen gehören, doch gibt der Körper seine Geheimnisse nicht so leicht preis. Im Blut lassen sich einerseits Anzeichen einer Entzündung oder einer Funktionsstörung von Leber und Nieren, andererseits eigentliche Bluterkrankungen (z. B. Blutarmut) erkennen. Andere funktionelle Störungen hinterlassen dort aber keine Spuren. Ähnlich verhält es sich mit den bildgebenden Verfahren. Zwar erlauben die Schichtbildverfahren (MRT und CT) heute auch die Erfassung von Weichteilen wie Muskeln oder inneren Organen und nicht wie früher nur von Knochen und allenfalls mit Luft gefüllten Organen (z. B. Lunge), doch über den Funktionszustand dieser Organe sagen die Bilder nur dann etwas aus, wenn die Störung zu einer Veränderung der Struktur geführt hat. Das Fehlen fassbare „harter Befunde" heißt darum nicht, dass keine fassbare Störung vorliege. Es gibt eine Reihe „weicher Befunde", die ebenso charakteristisch sind und klare Hinweise auf die Art der Störung liefern, aber Letztere nicht in dem Ausmaß beweisen können, wie Arzt und Patient sich dies wünschen würden.

Auch hier ist der Vergleich mit dem Detektiv oder dem Kommissar angebracht. Er ist froh, wenn er einen Täter anhand seiner Fingerabdrücke, DNA oder anderer Spuren eindeutig überführen kann. Fehlen solche klaren Beweise, so muss er sich auf „weiche Hinweise" (Indizien) verlassen, und es liegt dann am Richter zu entscheiden, ob diese „weichen Beweise" für eine Verurteilung ausreichen. In Tab. 7.2 sind die „weichen Befunde" aufgeführt, welche belegen können, dass funktionelle Rückenschmerzen vorliegen. Durch diese Art der Befragung und Untersuchung wird aus „Symptomen ohne Befund" plötzlich ein fassbares Krankheitsbild, was aber beide Seiten verstehen müssen. Es ist Aufgabe des Arztes oder Psychotherapeuten, dies dem Patienten zu vermitteln.

Es sind verschiedene Mosaiksteine, die zu einem ganzheitlichen Bild einer stressbedingten funktionellen Störung zusammengefügt werden können. Im Idealfall kann gezeigt werden, wie eine akute Belastungssituation auf eine Persönlichkeit traf, die dazu neigt, sich zu überfordern, und der Organismus nicht nur mit einem einzelnen Symptom, welches auch schon früher aufgetreten war und wieder verschwand, sondern vielleicht mit einer ganzen

Tab. 7.2 Positivdiagnostik bei somatoformen Störungen (am Beispiel unspezifischer Rückenschmerzen)

Anamnese:	Provokation durch ungewohnte Belastung, Verletzung; frühere Schmerzepisoden
Körperstatus:	Muskeln, Sehnenansätze: Verhärtungen, Verkürzungen, Dysbalance, Trainingsmangel
Schmerzverlauf:	Wechselhaft, typische Einflüsse
Systemanamnese:	Andere funktionelle Störungen
Persönlichkeit:	Hinweise auf Überforderung, Dauerbelastung

Palette von Symptomen reagiert hat. Die Fluktuation der Symptome ist, wie schon mehrfach betont, ein wichtiger Hinweis auf dessen funktionelle Ursache. Überzeugend wird dieser Zusammenhang allerdings erst, wenn es auch gelingt, den Zusammenhang mit entsprechenden Belastungssituation herzustellen, was zu Beginn einer Behandlung recht schwierig sein kann. Günstig ist, wenn eine Untersuchung durch den Arzt oder einen Physiotherapeuten zudem aufzeigen kann, dass durchaus Hinweise für Verspannungen und Verhärtungen von Muskeln vorliegen, welche z. B. die Schmerzen erklären können, auch wenn Röntgenbilder oder Laboruntersuchungen keine abnormen Befunde zeigen.

Die Befragung soll aber auch das Alltagsverhalten und den Umgang mit Leistungssituationen sowie die Beziehungsgestaltung als mögliche Stressursachen erfassen.

7.2 Informationsvermittlung: mit den Beschwerden leben lernen

Ziel: Positive Beeinflussung des Krankheitsverlaufs

Wie in Kap. 2 gezeigt, ist die Palette der funktionellen oder somatoformen Störungen breit. Sind die Symptome Ausdruck einer akuten, noch nicht so lange andauernden Belastungssituation, so können diese durch geeignete Maßnahmen durchaus wieder zum Verschwinden gebracht werden. Manche Beschwerdebilder wie das Müdigkeitssyndrom, die Fibromyalgie oder unspezifische Rückenschmerzen sind aber bereits derart chronisch geworden, dass auf Grund von Veränderungen in der Schmerzwahrnehmung oder Abnutzungserscheinungen und Folgeschäden zumindest eine Anfälligkeit für diese Beschwerden, wenn nicht anhaltende Symptome bestehen bleiben. Zudem bleibt auf Grund von andauernden, unlösbaren Belastungen, wie im *Fallbeispiel Birgit mit Reizdarm und Erschöpfung*, eine Dauerspannung bestehen, weshalb die Beschwerden ebenfalls bestehen bleiben, immerhin aber an

Tab. 7.3   Mit den Beschwerden leben lernen

Anleitung für Beschwerden…

… kennenlernen (Eigenheiten):	*Wann, wie, wo, was sonst?* (Einflüsse, Therapieeffekte, Zusammenhänge etc.)
… begreifen lernen (Eigenschaften):	*Was tut am ehesten weh?* (meist verspannte Muskeln, gereizte Sehnenansätze etc., nichts „Unheimliches")
… verstehen lernen (Botschaft):	*Was sagt der Schmerz vielleicht aus?* (Spannung, Überlastung, Erschöpfung, Wut etc.)
… beeinflussen lernen (Selbstkontrolle):	*Wie kann ich ihn verändern? (Mehr trainieren, geeignete Dehnübungen einsetzen, Pausen machen, Stress abbauen)*

Bedrohlichkeit verlieren können. Im *Fallbeispiel Verena, Schuhverkäuferin mit Fibromyalgie* gingen die Beschwerden auf ein tolerables Maß zurück, so dass die Behandlung beendet werden konnte. Im *Fallbeispiel Heinrich, der tüchtige Informatiker* war ein völliges Verschwinden der Beschwerden gar nicht mehr Ziel, da sie für ihn zu einem hilfreichen Wegweiser für ein entspannteres und genussvolleres Leben geworden waren und er sehr gut mit ihnen leben konnte.

Ohnehin ist in den meisten Fällen nicht Schmerz- oder Beschwerdefreiheit („Heilung") durch Behebung einer Ursache das Ziel, sondern ein besseres Leben mit der Krankheit durch positive Beeinflussung des Verlaufs. Mit dem Schmerz zu leben wird ermöglicht, wenn die Betroffenen mit dem Leiden besser vertraut sind und zu Experten für ihre Krankheit werden. Durch Schulung und Selbstbeobachtung sollen sie Einflüsse entdecken, die eine Zu- oder Abnahme der Beschwerden herbeiführen können, um wenigstens diesen, vielleicht bescheidenen Spielraum ausnutzen zu können. Dazu sind die im folgenden Abschnitt erläuterten Techniken der kognitiven Verhaltenstherapie geeignet. Zudem sollen die Betroffenen lernen, sich durch andere Aktivitäten vom Schmerz abzulenken, und anderweitig Befriedigung in ihrem Leben suchen als ausschließlich durch Leistung (Tab. 7.3).

Die Betroffenen brauchen bei diesem Vorgehen einen Arzt oder Therapeuten, der nicht die traditionelle Helferrolle einnimmt, sondern in einem partnerschaftlichen Verhältnis zu ihnen steht, indem er wie ein Coach vom Rand des Spielfelds zusieht und ihre Autonomie, Selbstverantwortung und Eigeninitiative fördert. Damit können auch unrealistische Erwartungen bezüglich Heilung des Leidens abgebaut und ständig neue Enttäuschungen über das negative Behandlungsergebnis vermieden werden (Kap. 9).

Ebenso ist es wichtig, beurteilen zu lernen, welche Selbsthilfemaßnahmen einen günstigen, welche gar keinen und welche einen ungünstigen Einfluss auf das Leiden haben. Auch dies ist Gegenstand der kognitiven Verhaltenstherapie, doch können auch andere Techniken eingesetzt werden, um dieses Ziel zu erreichen. Dazu gehören zum Beispiel Entspannungstechniken, Gymnastikübungen oder Sport allgemein, vor allem aber der Abbau von Belastungen. Zudem kann der Austausch unter Betroffenen in einer Selbsthilfegruppe hilfreich sein.

In Kap. 4 wurde bereits dargestellt, welche Verhaltensmuster zu einer Selbstüberforderung führen können. In Abschn. 7.4 wird außerdem erläutert, wie diese Verhaltensmuster erkannt und verändert werden können. Dies kann zu einer Veränderung des Lebensstils und zu einem genussvolleren Leben sowie auch zu einer geringeren Inanspruchnahme medizinisch-therapeutischer Leistungen führen.

Der Patient als informierter Partner

Voraussetzung für eine selbsthilfeorientierte Therapie sind ausreichende Informationen über das Krankheitsbild und dessen Hintergründe sowie allgemeine Informationen über das Phänomen der *Beschwerden ohne Befund*. Die für die entsprechende Störung relevanten pathophysiologischen Kenntnisse sowie jene über die Zusammenhänge mit psychosozialen Faktoren (Stresskonzept) können sich die Patienten problemlos aneignen. Am Beispiel der Bedeutung von akutem und chronischem Schmerz und der Schmerzverarbeitung wurde dies schon illustriert. Solche Informationen sind heute durch Broschüren, Sachbücher oder das Internet leicht zugänglich.

Es ist sinnvoll, solche Informationen in Gruppen zu vermitteln. Dies ist nicht nur ökonomischer, sondern der Erfahrungsaustausch unter den Gruppenmitgliedern kann auch zeigen, dass z. B. die eigenen Schmerzerfahrungen denen der Mehrheit der Gruppenmitglieder entsprechen, was sehr beruhigend wirkt. Auch hilft es, wenn Patienten erkennen, dass andere ähnliche Verhaltensmuster wie sie zeigen. In einem solchen Schulungsprogramm kann das Hinzuziehen eines entsprechenden Facharztes (z. B. Rheumatologen, Neurologen) hilfreich sein, damit er fundierte Auskünfte über die Krankheit und deren Behandlungsmöglichkeiten sowie je nach Bedarf über den Aufbau und die Funktionen des Bewegungsapparates, den Schlaf oder des Verdauungssystems geben kann. Beim Colon irritabile ist zudem Diätberatung indiziert, bei Rückenschmerz ergonomische Beratung.

Unterschied: Akutmedizin – Behandlung chronischer Beschwerden

Dieser veränderte Umgang mit den Beschwerden geht auch mit einem Wechsel vom Modell des *akuten* zu jenem des *chronischen* Schmerzes (oder anderen

Beschwerden) einher. Der akute Schmerz ist ein Alarmsignal, welches je nach Interpretation, die in Abb. 3.1 dargestellten Reaktionen auslöst. Der Schmerz zeigt an, dass im Körper etwas nicht stimmt, weshalb es auch richtig ist, nach einer Ursache zu suchen, in der Hoffnung, dass diese behoben werden kann. Insofern haben Schmerz und andere Symptome Schutzfunktion, weil sie den Körper vor Schaden bewahren sollen. Ein einfaches Beispiel ist das Berühren der heißen Herdplatte. Der Schmerz führt zum sofortigen Zurückziehen der Hand und soll unseren Körper vor einer weiteren Schädigung durch die Hitze schützen. Ein anderes Beispiel ist die schon in Abschn. 3.2 erwähnte akute Blinddarmentzündung.

Bei chronischen Beschwerden ist hingegen in der Regel keine körperliche Schädigung oder Fehlfunktion nachweisbar, die die Beschwerden beheben könnte, oder der Schaden lässt sich nicht beheben. So ist z. B. die Ursache der Schlafapnoe mehr oder weniger bekannt, und die Überdruckbeatmung bringt eine gewisse Erleichterung, im Übrigen müssen die Betroffenen aber lernen, mit der Störung zu leben. Oft bleiben aber die Ursachen von anhaltenden Schmerzen oder anderen Beschwerden unklar, was eine dauernde Bedrohung darstellen kann, die mit jeder weiteren erfolglosen Suche nach einer somatischen Erklärung oder wirksamen Behandlungsmaßnahme sogar noch zunehmen kann. Die Fallbeispiele *Massimo, der zu fleißige Mechaniker* oder *Birgit mit Reizdarm und Erschöpfung* zeigen diese lange erfolglose Suche nach einer Ursache, bei welcher viel kostbare Zeit verloren geht, eindrücklich. Daher sollte bei Beschwerden ohne Befund die Suche nach einer Einzelursache rechtzeitig aufgegeben und das ganzheitliche Krankheitskonzept zur Anwendung gebracht werden, um den chronischen Verlauf aufzuhalten.

7.3 Kognitive Verhaltenstherapie: Symptomkontrolle

Multimodales Behandlungskonzept

Kognitiv-verhaltenstherapeutische Interventionen, einschließlich Entspannungstechniken, zielen auf die Korrektur von ungünstigen (dysfunktionalen) Denkmustern infolge falscher Informationen oder negativer Erfahrungen. Ihre Wirksamkeit ist bei chronischen Schmerzen und anderen somatoformen Störungen sowie bei Depressionen und Angststörungen auf Grund vieler wissenschaftlicher Studien erwiesen. Die große Zahl von Studien beruht teilweise darauf, dass diese schulende Behandlungsmethode sich für Studien sehr gut eignet, da sie „kochbuchmäßig" (d. h. standardisiert) und auch zeitlich begrenzt angewendet werden kann.

Bei den *psychodynamischen Verfahren* ist eine Standardisierung schwieriger, da die Therapie individueller gestaltet wird, abgestimmt auf die individuelle Problematik und den spontanen Verlauf der – oft Jahre dauernden – Behandlung. Letzteres ist bei komplexen Krankheitsbildern mit begleitenden Persönlichkeitsstörungen, die häufig Ausdruck schwerer traumatischer Erfahrungen sind, aber notwendig. In solchen Fällen greift eine kognitive Verhaltenstherapie allein zu kurz, da sie nicht die Aufarbeitung traumatisierender Erfahrungen aus der Vergangenheit zum Ziel hat, sondern sich an der Gegenwart orientiert.

Vorteil des verhaltenstherapeutischen Zugangs ist, dass er dort ansetzt, wo die Patienten leiden und zugänglich sind, bei der Erschöpfung, der Angst oder dem Schmerz. In Kap. 5 wurde bereits deutlich, welchen enormen Einfluss unsere Vorstellungen und Erwartungen auf unseren Körper und speziell auf die Wahrnehmung von Schmerzen haben können. Auch bei der Angst spielt die Erwartung eine große Rolle, indem sie Körperreaktionen auslöst, welche wiederum Angst machen können, wie schon im Abschn. 2.5 und 2.6 gezeigt wurde. Entsprechend zielen kognitiv-verhaltenstherapeutische Strategien mit Stress-, Angst- oder Schmerzbewältigungstechniken auf direkte Veränderungen von Einstellungen oder Verhaltensweisen, um dadurch die Selbstkontrolle des Leidens (und des Lebens allgemein) zu verbessern.

Diese werden in ein multimodales Gesamtbehandlungskonzept mit Veranstaltungen zur Informationsvermittlung sowie weiteren scheinbar eher somatisch-medizinischen Begleitmaßnahmen wie Gymnastik (vermittelt durch Physiotherapeuten) und Entspannungsübungen sowie eventuell Medikamenteneinnahme u. a. m. eingebettet. Mal- und Kreativtherapie können das Spektrum mit einer weniger sprachgebundenen Methode ergänzen. Verhaltensänderungen scheitern aber oft an unbewussten Motiven (Ängsten, Zwängen), die nicht willentlich korrigiert werden können, weshalb sie mit psychodynamischen Elementen ergänzt werden müssen, die unbewusste Mechanismen einbeziehen.

Vorteile der kognitiven Verhaltenstherapie

Das Erlangen einer besseren Selbstkontrolle bildet das Kernstück einer Psychotherapie bei somatoformen Störungen. Die kognitiv-verhaltenstherapeutischen Verfahren eignen sich dazu, weil sie direkt auf eine Symptomkontrolle mit Selbstkontrolltechniken zielen. Eingedenk der erwähnten Forschungsarbeiten über die Wirksamkeit von Therapieverfahren (Kap. 5) überraschen diese Tatsachen nicht. Nicht nur ihre Effizienz prädestiniert diese Verfahren als Einstieg in die Behandlung von psychosomatischen Störungen, sondern auch ihre primäre Orientierung an den Symptomen.

Auf das Erlernen von Schmerz- oder Stressbewältigungsprogrammen können sich Betroffene meist leichter einlassen als auf eine eigentliche Psychotherapie, bei welcher unbewusste Konflikte aufgearbeitet oder unbewusste Gefühle bewusst gemacht werden sollen. Dies, weil manche von ihnen sich nicht psychisch, sondern körperlich krank fühlen. Insbesondere sind ihnen keine Konflikte bewusst. Ebenso erkennen sie oft keinen Zusammenhang zwischen schwierigen Lebensumständen und ihren Beschwerden, wie das *Fallbeispiel Heinrich, der tüchtige Informatiker* und andere zeigen.

Zudem bleibt die symptomorientierte Therapie oft nicht so oberflächlich, wie es anfangs scheint. Ein neuer Umgang mit den Beschwerden verhilft zu neuen Erfahrungen, die auch für die Bewältigung von anderen Problemen hilfreich sind. Verhaltensänderungen sind meist nicht möglich, ohne sich mit den damit verbundenen Persönlichkeitsmerkmalen auseinanderzusetzen. Diese sind den Betroffenen oft durchaus bewusst, aber sie fühlen sich diesen zwanghaften Verhaltensmustern hilflos ausgeliefert. Daher lässt sich von einem geeigneten Therapeuten rasch die Motivation und die notwendige Vertrauensbasis schaffen, um mit aufdeckenden Verfahren die abgewehrten, tieferliegenden psychischen Probleme anzugehen. Rückblickend sind die Betroffenen dann oft sehr dankbar, dass sie diesen Schritt getan haben, zu welchem letztlich ihr Körper sie gezwungen hatte. So werden die Beschwerden schließlich zum hilfreichen Signal des Körpers für ein freieres und erfüllteres Leben.

Schmerzwahrnehmung und -verarbeitung: Gedanken als Filter

Die individuell unterschiedliche Wahrnehmung eines identischen Reizes wird durch physiologische Steuerungs- oder Ventilmechanismen erklärt (Gate-Control-Theorie von Melzack und Wall 1965): Ein Schmerzreiz aus dem Körper (oder eine andere unangenehme Wahrnehmung wie Hitze oder Kälte) gelangt auf seinem Weg ins Zentralnervensystem über verschiedene Schmerzbahnen (die Aδ- und langsamer über die C-Fasern) ins Rückenmark, wo er durch absteigende (deszendierende) Bahnen aus dem Hirnstamm und dem limbischen System sowie verschiedene Neurotransmitter (u. a. Endorphine) moduliert (in der Regel abgeschwächt oder gar ausgeblendet) wird.

In Abschn. 2.2 wurde schon von den Untersuchungen zum spinalen nozizeptiven Flexorreflex berichtet, mit welchem eine Beeinträchtigung dieses Teils der Schmerzmodulation untersucht wurde. Welche Funktion der Hirnstamm und das limbische System haben, ist nur teilweise bekannt. Klar ist, dass ihnen eine wichtige Filterfunktionen zukommt, weil die peripheren Rezeptoren ständig Informationen an das Gehirn liefern und dieses erkennen muss, ob ein Reiz von Bedeutung ist oder nicht. Denn das Gehirn könnte die ganze Fülle von eingehenden Informationen gar nicht verarbeiten. Über das limbische System können Gefühle und Erwartungen, also kognitive Faktoren, die Wahrnehmung beeinflussen. Im Zentralnervensystem lösen Schmerz- oder andere Reize komplexe Antworten aus, die – wie beim Phantomschmerz – auch durch andere Stimuli als periphere Schmerzreize provoziert werden können.

Beim Phantomschmerz verspüren Menschen, welchen ein Körperteil amputiert werden musste, zeitweise Schmerzen in diesem amputierten Glied, als ob dieses noch vorhanden wäre. Die Erklärung für dieses eigenartige Phänomen ist, dass das Gehirn den Schmerz, den es damals bei der Verletzung oder der u. U. sehr schmerzhaften notfallmäßigen Amputation (z. B. unter Kriegsbedingungen) erlebt hat, als tiefen Eindruck bleibend gespeichert hat und dieser durch einen Reiz, der an das Trauma erinnert, wieder hervorgerufen werden kann. Man spricht vom Schmerzgedächtnis.

Die Neuromatrix: Vernetzung von Soma und Psyche

Gemäß dem Konzept der Neuromatrix (Melzack 1999), welche ein ausgedehntes Netzwerk von über das ganze Gehirn verbreiteten Neuronen umfasst, beeinflussen neben dem sensorischen Input (Wahrnehmung), welcher durch Aufmerksamkeitslenkung modulierbar ist, auch kognitive Prozesse (Beurteilungen, Kontrollüberzeugungen, Bewältigungsverhalten) und emotionale Faktoren (v. a. Angst und Depression) die Gehirnaktivität. Diese Aktivität umfasst die (zentrale) Schmerzwahrnehmung, willkürliche und unwillkürliche Aktionsprogramme (Schmerzreaktionen) sowie Stressregulationsprogramme (durch Cortison, Noradrenalin, Endorphine und Immunsystem). Einem dysfunktionalen Stresssystem kommt bei der Chronifizierung von Schmerz eine große Bedeutung zu. Die Neuroplastizität des Gehirns führt überdies bei lang anhaltenden Schmerzen zu einer Überempfindlichkeit durch zentrale und periphere Sensibilisierungsprozesse.

Die Beeinflussung der Schmerzwahrnehmung durch Aufmerksamkeitslenkung ist einfach zu verstehen und ein bekanntes Phänomen. Sind wir durch eine spannende Aktivität oder andere wichtige Gedanken abgelenkt respektive ganz auf diese konzentriert, können wir auch den stärksten Schmerzreiz vorübergehend vergessen. Dies kann hilfreich sein, wenn wir trotz eines schmerzenden Fußes zum bald abfahrenden Zug rennen wollen, kann aber auch schädlich sein, wenn wir eine Arbeit unbedingt erledigen wollen, obwohl sie Schmerzen auslöst. Dies, weil wir den Schmerz während der Arbeit unterdrücken können, dieser aber durch die Überlastung der Gewebestrukturen oder eine zentrale Schmerzverstärkung nachher umso stärker in Erscheinung tritt.

Schmerzwahrnehmung ist mental beeinflussbar

Ein weiteres Beispiel für die Modulierbarkeit der Schmerzwahrnehmung ist die hypnotische Trance, mit welcher eine ausreichende Analgesie (Schmerzfreiheit) herbeigeführt werden kann, um chirurgische Eingriffe ohne weitere Anästhesiemaßnahmen schmerzlos durchführen zu können. Den starken Einfluss von Gefühlen auf Schmerz haben schon Militärärzte im Zweiten Weltkrieg sehr deutlich beobachten können. Ihnen fiel auf, dass Soldaten, die mit einer schweren Verletzung von der Front zurückgebracht wurden, kaum über Schmerzen klagten oder nach Schmerzmittel verlangten, während Zivilisten, die bei einem Verkehrsunfall eine ähnliche Verletzung erlitten hatten, sehr stark klagten und Schmerzmittel verlangten. Die Erklärung ist, dass bei den Soldaten die Erleichterung, dass sie zwar verletzt, aber lebendig aus dem Gefecht herausgekommen und nun in Sicherheit waren, so starke Gefühle von Glück auslöste, dass sie ihren Schmerz gar nicht wahrnahmen. Im Gegensatz dazu waren die Zivilisten vielleicht verärgert über das Unfallereignis, welches zur Verletzung geführt hatte. Auf derartige gedankliche Prozesse versucht die kognitive Verhaltenstherapie Einfluss zu nehmen.

Schmerz und Spannung: muskelphysiologische Erklärungen

Gefühle und Gedanken haben aber auch ganz direkte Auswirkungen auf den Körper, die sich wiederum in Schmerzen äußern können. Eine mentale Anspannung ist als normale (physiologische) Antwort auf einen Stressor u. a. mit einer Erhöhung des Tonus (Spannung) der quergestreiften (Muskeln des Bewegungsapparates) und der glatten Muskulatur (Darm- oder Blutgefäßmuskulatur) verbunden. Solche Verspannungen z. B. der Nackenmuskulatur, die auch Kopfschmerzen auslösen können, sind ein bekanntes Phänomen. Mit Entspannungstechniken kann dieser Tonus gesenkt werden. Übermäßige Dauerspannung kann zu Durchblutungsstörungen und Schmerzen führen. Schmerzhafte Verspannungen werden durch einen schlechten Trainingszustand der Muskulatur begünstigt, insbesondere bei Belastung durch konstante Haltearbeit. Verspannungen der glatten Muskulatur des Darmes lähmen diesen und führen zu Blähungen und Verstopfung. Die Anspannung der Muskulatur der Blutgefäße führt zu einer Erhöhung des Blutdruckes. Die Möglichkeiten der Beeinflussung dieser Muskelverspannung sind vielfältig und reichen von Entspannungsübungen über Wärmeanwendungen bis hin zu Massagen und Dehnungs- oder Bewegungsübungen.

Kognitive Beeinflussungstechniken

Die beschriebenen Zusammenhänge erlauben eine Reihe von kognitiv-verhaltenstherapeutischen Interventionen, zu welchen auch Gymnastikübungen oder medizinische Trainingstherapie und Entspannungstechniken gezählt werden können, da auch sie ein Umdenken bewirken. Laien beherrschen in der Regel verschiedene Selbsthilfetechniken wie z. B. die Zähne zusammenzubeißen.

Die kognitiven Schmerzkontrolltechniken können anhand der erwähnten Gate-Control-Theorie in drei Hauptgruppen eingeteilt werden, die den drei Dimensionen der Schmerzwahrnehmung und Schmerzverarbeitung entsprechen. Die *sensorisch-diskriminative Dimension* umfasst die eigentliche Schmerzwahrnehmung. Sie kann durch Aufmerksamkeitslenkung beeinflusst werden. Eng damit verknüpft ist die *affektiv-motivationale Dimension*, welche durch eine Bewertung auf Grund der begleitenden Gefühle und Haltungen die Wahrnehmungsverarbeitung beeinflusst. Die *kognitiv-evaluative Dimension* schließt die Beurteilungsvorgänge ein, also die Interpretation der Schmerzen und die daraus resultierenden Verhaltensweisen.

Selektive Aufmerksamkeit

Die *sensorisch-diskriminative Dimension* kann selektiv sein und durch Aufmerksamkeitslenkung beeinflusst werden, indem wir uns auf etwas konzentrieren oder etwas ausblenden. Wird die Aufmerksamkeit also vom Schmerz weggelenkt, so spüren wir den Schmerz nicht mehr, während die Fokussierung auf den Schmerz diesen verstärken kann. Ebenso können wir uns z. B. auf etwas fixieren, das Angst macht (z. B. eine Spinne), oder aber den Anblick (z. B. eines Abgrundes) vermeiden. Zur Schmerzkontrolle wird z. B. mit Hilfe einer zielgerichteten Phantasie (im Rahmen einer Entspannungsübung) die Aufmerksamkeit auf eine andere, angenehme Wahrnehmung gelenkt. Geeignet sind Eindrücke, welche mit möglichst vielen Sinnen intensiv aufgenommen werden, wie die Vorstellung, an einem Strand zu liegen, wobei versucht werden soll, die Szene lebhaft vor sich zu sehen, die Wärme der Sonne und des Sands zu spüren, das Rauschen des Meeres zu hören und die Meeresluft zu riechen. Eine andere Phantasie kann sein, eine Frucht (z. B. eine Zitrone) in allen ihren Details und mit der Umgebung vor sich zu sehen, die Frucht zu befühlen, sie zu riechen und sie schließlich zu essen, wobei man sich den Geschmack und die Feuchtigkeit im Mund vorstellen soll. Solche Vorstellungen führen gleichzeitig auch zu einer allgemeinen Entspannung, was ihre Wirksamkeit verstärkt. Diese Techniken induzieren einen tranceähnlichen Zustand, denn Trance wird definiert als „Zustand der vollen Konzentration auf einen Stimulus, Gedanken oder ein Bild, wobei diese Aufmerksamkeitslenkung zu einer Einengung des Wahrnehmungsfeldes, einer Verlangsamung der Gedankenprozesse und weiteren, direkt beobachtbaren physiologischen Veränderungen führt", wie Muskelentspannung, Verlangsamung von Atem und Herzschlag sowie Zunahme von Hautdurchblutung und Darmtätigkeit (Keel 1995/Watzlawick 1977).

In einem solchen Entspannungszustand können auch Imaginationen eingesetzt werden, die den Schmerz direkt beeinflussen, sei es als phantasierte Behandlungen (Eis oder Wärme applizieren, Einnahme eines Medikamentes etc.), sei es allenfalls durch imaginierte Manipulationen des Schmerzes: In der Phantasie wird das schmerzhafte Areal eingekreist und eine Mauer oder ein Zaun darum herum gebaut. Diese Umzäunung lässt man dann langsam immer näher zusammenrücken, bis das Schmerzareal nur noch einen kleinen Punkt bildet oder ganz verschwindet.

Andere Formen der Aufmerksamkeitslenkung sind praktische Ablenkungsstrategien mit Hilfe von zielgerichteten Aktivitäten. Dazu eignen sich Freizeitaktivitäten, welche den Betroffenen in ihren Bann ziehen können und mit einer gewissen Freude verrichtet werden. Die Aktivität selbst sollte auch einen günstigen Effekt auf den Schmerz haben. Die Palette der Möglichkeiten reicht von Telefongesprächen mit Angehörigen oder Freunden über Kinobesuche, Kuchen backen, Pflanzenpflege, Häkeln bis hin zu Sport. Mit körperlicher Aktivität lassen sich zwei Fliegen auf einer Klappe schlagen: Die sportliche Betätigung lenkt die Aufmerksamkeit vom Schmerz weg und bekämpft zugleich den Schmerz.

Kognitive Umbenennung

Die *affektiv-motivationale Dimension* beeinflusst die Wahrnehmungsverarbeitung durch die Bewertung auf Grund der begleitenden Gefühle und Haltungen, wie die erwähnten Gefühle von Hilflosigkeit, katastrophalen Erwartungen, Angst und Depression. Adäquate Informationen und die Vermittlung von Selbstkontrollstrategien helfen, eine verzerrte Wahrnehmung zu korrigieren, wie im Beispiel (Tab. 7.4) dargestellt. Beim Einschlafen können wir uns z. B. ängstlich darauf fixieren, dass wir bisher nicht eingeschlafen sind und anderntags müde sein werden, und so das Einschlafen ungewollt verzögern oder aber das Wachliegen gelassen hinnehmen, an etwas Entspannendes, Positives denken bzw. uns mit einer Denksportaufgabe von der Angst, nicht schlafen zu können, ablenken.

Neben Hilflosigkeit, katastrophalen Erwartungen und Angst kann auch eine depressive Stimmung die Schmerzwahrnehmung ungünstig beeinflussen. Diese gefühlsmäßige (affektive) Bewertung des Schmerzes (z. B. Angst

Tab. 7.4 Beispiel einer kognitiven Strategie

Ungünstige Reaktionen (maladaptiv, katastrophisierend)	Günstige Reaktionen (realistisch, positiv, selbsteffizient)
Es sind schreckliche Schmerzen	Ich habe wieder diese Schmerzen, es spannt
Ob ein Nerv eingeklemmt ist?	Ich bin wohl verspannt, weil ich diese Reise vor mir habe und noch vieles vorbereiten muss; ich habe Angst, zu spät zu kommen
Es wird immer schlimmer	Wenn es mir gelingt, mich zu entspannen, wird der Schmerz erträglicher werden
Ich muss zum Arzt	Ein warmes Bad und ein paar Entspannungsübungen werden helfen
Ich muss mich schonen	Ich sollte wieder regelmäßig schwimmen gehen

Situation: Mein Nacken schmerzt, ich kann den Kopf kaum drehen, auch beim Liegen tut es weh

vor Folgen) und das daraus resultierende Verhalten (z. B. Schonung) haben zentrale Bedeutung bei der Chronifizierung von Schmerzen. Vor allem das durch Angst vor Schmerzprovokation bedingte Vermeiden von körperlicher Belastung begünstigt diesen Prozess. Aber, wie in Abschn. 2.3 schon ausgeführt, ist auch das Gegenteil ungünstig. Auch das Ausblenden von Schmerzen und das krampfhafte Weiterarbeiten können die Chronifizierung der Schmerzen begünstigen. Um Hilflosigkeit, katastrophale Erwartungen und Depression zu bekämpfen, soll versucht werden, die verzerrte Wahrnehmung durch eine zuversichtliche Haltung zu ersetzen und so einen angenehmeren Gefühlszustand zu erreichen. Durch aktive Bewältigungsstrategien kann ein Gefühl der Selbstkontrolle (Selbsteffizienz) vermittelt werden. Die Techniken für eine kognitive Umstrukturierung der Denkprozesse in der Behandlung von Angst und Depressionen sind identisch. Da Angst bei vielen somatoformen Störungen eine zentrale Rolle spielt, ist die Veränderung der entsprechenden Denkprozesse für deren Behandlung besonders wichtig.

Das Konzept der *somatosensorischen Verstärkung* illustriert sehr gut, wie Aufmerksamkeitslenkung, Interpretationen und entsprechende Folgen für das Handeln die Wahrnehmung körperlicher Prozesse beeinflussen können (Abb. 7.2). Dies gilt in besonderem Maße für die Hypochondrie (Abschn. 2.6), aber auch die somatoformen autonomen Funktionsstörungen und die Schmerzsyndrome. Das Schema zeigt deutlich die verschiedenen Stufen der Verstärkung. Sie beginnt mit der Fehlinterpretation einer kleinen Missempfindung, welche einerseits zu einer erhöhten Aufmerksamkeit auf den eigenen Körper und einer ängstlichen Erregung führt, was eine Symptomverstärkung zur Folge hat, und andererseits Verhaltensänderungen nach

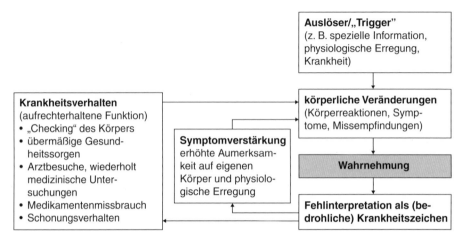

Abb. 7.2 Allgemeines Störungsmodell der somatosensorischen Verstärkung. (Aus Rief und Hiller 1998)

sich zieht. Dieses wiederum ängstliche und passive Verhalten führt ebenfalls zu einer Symptomverstärkung. Entsprechend bietet dieses Konzept Ansatzpunkte für kognitive Strategien.

Interpretation und Handeln

Die *kognitiv-evaluative Dimension* umfasst die Beurteilungsvorgänge und Interpretation von Reizen und die daraus folgenden Verhaltensweisen. Es handelt sich z. B. um die durch schmerzhafte Reize ausgelöste Beurteilungsprozesse, welche ebenfalls durch Kenntnisse und Erfahrungen der Patienten stark beeinflusst werden. Die Überbewertung harmloser radiologischer Befunde oder katastrophisierende Mitteilungen („Ihre Wirbelsäule sieht ja furtchbar aus") durch einen Arzt können Anlass zu katastrophalen Befürchtungen geben (z. B. Gefahr einer Lähmung, Angst, im Rollstuhl zu landen). Irrelevante Befunde wie unbedeutende harmlose Abnutzungserscheinungen (degenerative Veränderungen, sog. Arthrosen) oder leichte Normabweichungen wie eine ungewohnte Krümmung der Wirbelsäule und unbedeutende Bandscheibenvorwölbungen (asymptomatische Diskusprotrusionen) werden oft als Erklärung von Kreuz- oder Nackenschmerzen herangezogen und begünstigen unrealistische Einschätzungen oder übermäßiges Schonverhalten. Dieses wird u. U. durch Instruktionen in sogenanntem rückengerechten Verhalten oder Verboten von bestimmten (anstrengenden) Tätigkeiten verstärkt. Dabei wäre es im Gegenteil wichtig, sich möglichst rasch wieder normal zu bewegen und die betroffenen Körperstrukturen zu belasten.

Einem 42-jährigen Patienten mit Rückenschmerzen verbot der Hausarzt das Skifahren, weil die dabei vorkommenden Schläge auf den Rücken für die Bandscheiben schädlich seien. Er war im Übrigen als Handwerker arbeitsfähig und hatte die Wochenenden beim Skifahren mit den Kindern sehr genossen. Ich fragte ihn, ob er sich denn an das Verbot gehalten habe. Er antwortete, dass er trotzdem sehr vorsichtig weiterhin Skifahren gegangen sei. Auf die Frage, wie sich denn dies auf seine Beschwerden ausgewirkt habe, berichtete er, dass es ihm nach dem Skifahren jeweils besser gegangen sei. Entsprechend ermutigte ich ihn, den Zeichen seines Körpers mehr Vertrauen zu schenken als den Empfehlungen eines übervorsichtigen, schlecht informierten Arztes.

Das Beispiel der Sportler allgemein, die kurz nach einer Verletzung und Operation schon wieder in den Wettkampf gehen, zeigt, wie falsch zu lange Schonung sein kann und welchen Einfluss eine hohe Motivation, aktiv zu bleiben, haben kann. (Natürlich ist auch ein rücksichtsloser Umgang mit dem Körper schädlich.) Untersuchungen an Athleten haben gezeigt, dass diese im Alter trotz stärkerer degenerativer Veränderungen sich bei besserer körperlicher Gesundheit fühlen und aktiver sind als die Durchschnittsbevölkerung.

Neben den Verboten von sportlichen Aktivitäten können auch Diätempfehlungen mehr schaden als nützen. Gute Psychotherapeuten vermeiden es, Ratschläge zu geben oder Verbote auszusprechen, weil sie bewusst ihren Patienten helfen wollen, selbst herauszufinden, welcher Weg für sie der richtige ist.

Auch Gedanken können krank machen

Angst vor einem bedrohlichen Leiden wie Krebs, welches vom Arzt nicht erkannt oder vielleicht verheimlicht wird, kann angstbedingte Krankheitssymptome auslösen. Dies führt oft dazu, dass Patienten, die über ihre Krankheit und deren Prognose mangelhaft aufgeklärt worden sind, eine Vielzahl von zusätzlichen Symptomen und auffälliges Verhalten entwickeln. Daher ist es so wichtig, dass zwischen Arzt und Patient ein Vertrauensverhältnis besteht, um solche unnötigen Ängste abzubauen. Dazu braucht es Offenheit und Ehrlichkeit des Arztes, und der Patient sollte spüren, dass er sich Zeit nimmt, auf seine Fragen einzugehen und diese in einer für ihn verständlichen Weise zu beantworten.

Um kognitive Fehlinterpretationen zu korrigieren, werden in der kognitiven Verhaltenstherapie Patienten z. B. angeleitet zu beobachten, welche Gedanken sie sich machen, wenn bei ihnen Schmerz erneut oder verstärkt auftritt. Tab. 7.4 zeigt ein Beispiel von möglichen günstigen und ungünstigen Gedankenabläufen (kognitiven Strategien). Der erste Schritt beinhaltet in der Regel eine Benennung des Schmerzes („schrecklich"). Darin steckt eine pessimistische Beurteilung. Optimistischer und objektiver wäre, bloß von einem vertrauten „Spannen" zu sprechen. Meist schließt an die qualitative und quantitative Beurteilung eine ebenso pessimistische kausale an. Die mechanistische Vermutung, ein Nerv könnte eingeklemmt sein, ist eine unheilvolle Erwartung, welche übermäßig beunruhigt und zu Schonung verleitet. Demgegenüber lässt die dargestellte optimistischere Einschätzung Raum für eigene Aktivitäten. Während im ungünstigen Beispiel der Betroffene sich seinem Schmerz gegenüber hilflos verhält, als erlebe er diesen das erste Mal, greift der Patient im günstigen Beispiel auf seine eigenen, früheren Erfahrungen mit Schmerz zurück, welche ihm eine realistischere Einschätzung erlauben. Das daraus resultierende Verhalten entspricht in beiden Fällen der Einschätzung der Situation, wobei die Selbsthilfemaßnahmen im günstigen Beispiel den Betroffenen erleben lassen können, dass der Schmerz beeinflussbar ist. Dieses Erlebnis der Selbstkontrolle verstärkt das günstige Verhalten.

Ganzheitliches Konzept: Rücksicht auf den Rücken – Rücksicht auf sich selbst

Am Beispiel von Rückenschmerzen wird gezeigt, wie fließend die Übergänge zwischen somatischen und psychologischen Maßnahmen sind. Manches davon kann der Patient selbst umsetzen, weil es eigentlich einleuchtend ist und der Erfolg einer Verhaltensänderung dazu ermutigt, dieses Verhalten beizubehalten. Wenn jemand lernt, auf seinen Rücken (körperlich) mehr Rücksicht zu nehmen, wird er auch zu einem rücksichtsvolleren Umgang mit sich selbst finden. Je nach Lebens- und Arbeitssituation heißt dies, den Rücken vor Überlastung zu schützen oder aber diesen (bei Bewegungsarmut) durch Training zu stärken. Entlastung durch Ausgleich und Entspannung ist in Anbetracht der starken Leistungsorientierung meistens auch angezeigt (außer bei völligem Rückzug in die Passivität). Diese Techniken werden in Abschn. 7.7 ausführlich besprochen. Die Umsetzung dieser Maßnahmen für den Rücken scheitert oft, weil die Betroffenen glauben, keine Zeit dafür (und für sich) zu haben. Um diese zu schaffen, müssen sie lernen, öfter gegenüber Forderungen anderer nein zu sagen sowie die eigenen hohen Ansprüche herunterzuschrauben. Sie sollen sich besser durchsetzen ohne übermäßige Angst vor Konflikten und zu starken Stress durch hohe Ansprüche an sich selbst vermeiden. Dies gelingt vielleicht mit Unterstützung durch eine aufdeckende Psychotherapie, da eine entsprechende Prägung in der Kindheit für dieses zwanghaft überangepasste Verhalten verantwortlich ist.

> **Box 7.1: Rücksicht auf den Rücken – Rücksicht auf sich selbst**
>
> Rücken
> … vor **Überlastung schützen**: Schwerarbeit dosieren, konstante Haltungen meiden
> … durch **Training stärken**: Bewegung im Alltag, Sport
> … durch **Ausgleich entlasten**: Pausen, Sport, Entspannung
>
> Sich selbst schützen: Stressbewältigung:
> - nein sagen lernen
> - sich durchsetzen lernen
> - konfliktfähiger werden
> - Zeit nehmen für sich selbst
> - Perfektionismus abbauen

7.4 Motivation zu aufdeckender Psychotherapie: Verhaltensmuster erkennen

Dem Leistungszwang ausgeliefert?

Patienten mit somatoformen Störungen sehen primär oft keinen Bedarf für eine aufdeckende Psychotherapie, entweder weil sie überzeugt sind, dass außer ihren unerklärlichen Beschwerden in ihrem Leben alles in Ordnung sei, oder weil sie zwar Probleme sehen, aber glauben, dass sich daran nichts verändern lasse. Sie sind der Ansicht, dass sie nun einmal all das tun und so leben müssten, wie sie es bisher getan haben, weil sie sich sonst nicht wohlfühlen würden. Das *Fallbeispiel Angela* zeigt dies deutlich. Sie sah zwar ihre Erschöpfung durch die viele Arbeit, hätte sich aber nicht wohlgefühlt, wenn sie auf ihre hohen Ansprüche bezüglich Sauberkeit verzichtet hätte, Kleider einen zweiten Tag getragen hätte, ohne sie vorher zu waschen. Viele erkennen aber vorerst gar nicht, wie gestresst sie sind, wie das *Fallbeispiel Heinrich* zeigt.

Dabei sollten sich Patienten auch dann Ausgleich und Entspannung gönnen, wenn sie nicht alle vermeintlichen Pflichten vollständig erledigt haben. Am ehesten kommen die Betroffenen zu dieser Einsicht, wenn die Ausübung der Arbeit Müdigkeit und große Schmerzen verursacht. So sind z. B. viele Hausfrauen der Überzeugung, sie müssten die Haushaltswäsche nicht nur am gleichen Tag waschen und trocknen, sondern auch gleich bügeln und wegräumen, damit die Wohnung abends wieder völlig ordentlich aussieht. Sie versuchen, diese Regel selbst dann einzuhalten, wenn diese Anstrengung die Erschöpfung oder Schmerzen regelmäßig verstärkt. Sie sind überzeugt, dass ihr Partner diese Leistungen von ihnen erwartet und unzufrieden reagieren würde, wenn sie die Wäsche noch einen Tag liegen ließen.

Werden solche Verhaltensmuster hinterfragt, können die Patientinnen allerdings selbst erkennen, dass entsprechende Befürchtungen gar nicht der Realität entsprechen, sondern mit ihren eigenen zwanghaften Überzeugungen zu tun haben. Schon erwähnt wurde die Patientin, die erkennen musste, dass ihre Befürchtung, dass unerwartete Besucher die herumliegenden Wäschestücke sehen könnten, unrealistisch war, da sie über ein separates Wäschezimmer verfügte. Sie musste sich dann selbst eingestehen, dass ihre Besucher dieses sicher nicht inspizieren würden, sondern es lediglich ihr eigenes – aus ihrer belasteten Kindheit stammendes – Gefühl der Unordnung war, welches sie daran hinderte, die Haushaltswäsche nicht einen Tag lang liegen zu lassen und sich mehr Pausen zu gönnen. Manche erkennen, dass sie in solchen Momenten die Kritik des strengen Vaters oder der strengen Mutter fürchten, auch wenn diese längst verstorben sind.

Um solche Veränderungen von Verhaltensmustern zu erreichen, braucht es eine Umsetzung in kleinen Schritten. Die Betroffenen sollen sich selbst beobachten und z. B. sobald sie spüren, dass eine Arbeit ihre Schmerzen verschlimmert, prüfen, ob sie nicht eine Pause einschalten und sich einer angenehmeren Tätigkeit widmen könnten (z. B. spazieren oder schwimmen gehen). Auch Berufstätige sollen den Spielraum für Pausen, Abwechslung und Entlastung ausnutzen, was ihnen durchaus zusteht.

Oft braucht es viel Überwindung für solche Verhaltensänderungen, weshalb z. B. Die Unterstützung und das Vorbild anderer Gruppenmitglieder oder die Ermutigung durch einen Therapeuten nützlich sind. Auch der Austausch mit guten Freunden kann helfen, eine realistischere Sicht der Dinge zu bekommen und eigenen Perfektionismus abzubauen. Eine weitere Hilfe kann die Reaktion des Partners sein, wenn dieser unerwartet nicht enttäuscht, sondern erfreut reagiert, weil wohl mancher abends lieber eine zufriedene, entspannte als eine gereizte, von Schmerzen geplagte Ehefrau vorfindet. Meist stellt sich heraus, dass sie die eigenen hohen Erwartungen auf den Partner oder Vorgesetzten projiziert hatten.

Nicht alle Partner, Familienangehörige oder Vorgesetzte sind allerdings so rücksichtsvoll. Andere neigen dazu, Menschen, die sich schlecht wehren können und überengagiert sind, auszunutzen, sich von ihnen verwöhnen zu lassen oder sie tyrannisch zu unterdrücken, weil diese Mühe haben, Wünsche oder Forderungen abzuweisen und etwas für sich selbst zu verlangen. Unbewusste Motive bei der Partnerwahl spielen dabei oft eine große Rolle.

Viele Menschen suchen sich unbewusst Partner, welche ihren Eltern in ihrem Verhalten ähnlich sind. Dadurch geraten sie an Partner, die sie ähnlich schlecht behandeln, wie es ihre Eltern getan haben. Gerade die ewige Suche nach Liebe und Anerkennung macht Menschen anfällig, ausgebeutet zu werden. Treten Schwierigkeiten in der Partnerschaft auf, so neigen sie dazu, die Schuld bei sich, statt beim Partner zu suchen. Sie werfen sich vor, sich nicht genügend Mühe gegeben zu haben, weshalb der Partner sich nun so verhalte (zum Beispiel zu viel trinke). Diese Problematik ist im Buch *Wenn Frauen zu sehr lieben: Die heimliche Sucht, gebraucht zu werden* von Robin Norwood anschaulich beschrieben. Nur wenn die Erschöpfung oder die Schmerzen sie dazu zwingen, ist es den Betroffenen möglich, eigene Bedürfnisse nach Unterstützung, Entlastung oder Erholung anzumelden und durchzusetzen. Durch eine Psychotherapie können sie lernen, dies auch unabhängig von der Krankheit zu tun.

Die starke Leistungsorientierung („Arbeitssucht") geht meist mit einem Mangel an Ausgleich und Erholung einher, da sich die Betroffenen zu wenig Zeit für Freizeitbeschäftigungen, einschließlich Sport, nehmen. Viele haben auch wegen ihrer Beschwerden auf frühere Freizeitbeschäftigungen verzichtet, sei es, dass die Schmerzen sie daran hindern, sei es, dass sie auf Grund ihrer Erschöpfung und vielleicht Depressivität das Interesse und die Energie dafür verloren haben, was den sozialen Rückzug verstärkt.

Immerhin können manche Betroffenen aber erkennen, dass sie einen Lebensstil haben, der sie belastet. So bezeichnen sich einige selbst als übertriebene Perfektionisten, sehen ihren Ordnungsdrang oder „Sauberkeitswahn" und sind sich bewusst, dass sie zu hilfsbereit sind und schlecht nein sagen können. Auch finden sie es zwar normal, dass sie alles selbst machen müssen und nicht gerne auf Hilfe von anderen angewiesen sind, doch leiden sie gleichzeitig unter der Ungerechtigkeit und fühlen sich ausgebeutet. Zudem glauben sie zwar, dass andere Dinge nicht so gut erledigen können wie sie und sind entsprechend stolz auf ihre perfekten Leistungen, erleben aber auch dies als Last (Abschn. 4.3). Entsprechend wären sie motiviert, an diesen Verhaltensmustern etwas zur verändern, wissen aber nicht wie. Sie sind aber dankbar für Unterstützung beim Versuch, die Verhaltensweisen, die eine Selbstüberforderung und Dauerbelastung fördern (Box 4.2), zu verändern.

Die Behandlung in einer Gruppe ist dabei sehr hilfreich, weil die Betroffenen so einerseits erkennen können, dass auch die anderen diese übertriebenen Verhaltensweisen zeigen, und sie sich gegenseitig bei der Verhaltensänderung unterstützen können. So wird ein Abbau der belastenden, zwanghaften Arbeitshaltung möglich, indem sie lernen, von ihren hohen Erwartungen bezüglich Leistung, Sauberkeit, Ordnung und Hilfsbereitschaft langsam abzurücken. Sie können nun endlich beginnen, sich mehr Zeit für ihre Gesundheit und Erholung z. B. in Form von Sport oder Entspannung zu nehmen.

Widerstände von innen, nicht von außen

Meist stellen die Betroffenen fest, dass ihre Verhaltensänderungen auf wenig Widerstand oder gar ein erstaunlich positives Echo stoßen. Sie merken, dass sie bisher nicht gewagt haben, andere Menschen um Hilfe zu bitten, weil sie sich zu sehr vor einem Nein fürchteten respektive ein solches erwarteten, weil sie von der Überzeugung ausgingen, keine Hilfe verdient zu haben, oder unter keinen Umständen anderen Menschen lästig sein möchten. Die Erlebnisse von *Massimo* illustrieren dies, vor allem wie er nicht wagte, ein Hilfsangebot seines Chefs in Anspruch zu nehmen. Ähnliches erleben Patienten, wenn sie nein sagen, wie im *Fallbeispiel Erna.*

Als sie einen dringenden Auftrag ihres Chefs kurz vor Schluss zurückwies, ver-
ließ dieser wütend das Büro. Sie fürchtete daraufhin, dass er sie nun wegen Un-
gehorsam entlassen würde, und war sehr erstaunt, dass er sich anderntags bei ihr
für seinen Wutausbruch entschuldigte. Kurz darauf konnte sie im Gegenteil fest-
stellen, dass er befürchtete, sie könnte sich eine andere Arbeitsstelle suchen gehen,
als sie einen freien Tag wünschte. (Was sie effektiv auch tat.)

Wut auf den Körper, der versagt

Eine weitere Schwierigkeit liegt darin, dass die Betroffenen sich nicht als krank, sondern als faul oder als Versager erleben, wenn sie durch körperliche Beschwerden daran gehindert werden, ihre gewohnten Leistungen zu erbringen. Manche reagieren mit Wut und Selbstvorwürfen, wenn bei einer Arbeit Schmerzen oder Müdigkeit auftreten und sie an der Erfüllung ihrer Aufgaben hindern. Nur mit Mühe lernen sie, auf den Körper zu hören und sich eine Pause und Entlastung zu gönnen. Langsam gelingt es ihnen, die „Botschaft" des Körpers zu verstehen und so auf das Leiden Einfluss zu nehmen.

Eine 45-jährige Sozialarbeiterin, welche alleinstehend war, klagte, dass sie
abends oft bereits um 20:00 Uhr keinerlei Energie mehr habe und am liebsten
schlafen gehen würde. Sie wünschte sich vom Therapeuten Hilfe gegen diese ver-
meintliche Antriebslosigkeit oder Faulheit. Dieser fragte sie, ob sie ihrem Bedürf-
nis, schlafen zu gehen, auch schon nachgekommen sei (was sie bejahte) und was
dann geschehen sei. Sie berichtete, dass sie zehn Stunden ohne Unterbrechung
habe schlafen können und sich anderntags deutlich besser gefühlt habe. Scherzhaft
sagte der Therapeut, dass sie offenbar seine Erlaubnis brauche, im Falle großer
Müdigkeit ohne schlechtes Gewissen bereits um 20:00 Uhr ins Bett zu gehen.
Eigentlich sollte ihr aber die Reaktion ihres Körpers zeigen, dass sie zeitweise ein-
fach sehr erschöpft sei und so viel Schlaf brauche.

Diese Verhaltensmerkmale (Leistungsorientierung, Konfliktvermeidung etc.; Box 4.2) können Hinweise auf traumatische Kindheitserlebnisse geben. Viele mussten schon sehr früh hart arbeiten und wurden als faul hingestellt, wenn sie wegen Krankheit nicht arbeiten konnten. Manchen liegen Aussagen von Eltern wie „Nur faule Menschen sind krank" noch in den Ohren. Für andere waren die Eltern diesbezüglich auch ein schlechtes Vorbild, indem sie selbst Raubbau an ihrer Gesundheit betrieben. Gerade Kinder von Migranten, wie das *Fallbeispiel Massimo* illustriert, lernten oft von ihren Eltern, hart zu arbeiten und sich für andere aufzuopfern, und merken vorerst nicht, wie sie sich damit selbst geschadet haben. Manche Patienten erkennen, dass sie sich so verhalten, wie sie es als Kinder gelernt haben. Sie stellen fest, dass sie sich jetzt anderen Menschen gegenüber automatisch so verhalten, als hätten sie ihre Eltern vor sich, und dass sie mit ihren Verhaltensmustern unbewusst gegen Ängste ankämpfen, die mit ihrer Vergangenheit zu tun haben.

Konfrontiert sie der Therapeut damit, kann die Motivation für eine aufdeckende Psychotherapie geweckt werden. Das Ansprechen der typischen Verhaltensmuster, welche den Betroffenen meist bewusst sind, verbunden mit Erklärungen zu Stress und Erschöpfung, bilden den Einstieg.

7.5 Unbewusste Verhaltensmuster erkennen und ablegen (Anleitung zu Verhaltensänderungen)

Manchen Betroffenen fällt es nicht leicht, auf die Erkenntnis, dass sie überfordert oder erschöpft sind, entsprechend zu reagieren. Bei der Umsetzung dieser Ziele machen sich oft hartnäckige Widerstände bemerkbar, weil die Betroffenen das Gefühl haben, diese Verhaltensmuster nicht ablegen zu können, weil ihnen sonst nicht wohl sei. „Ich brauche das", sagen sie oft, ohne zu wissen, dass die gezeigten Verhaltensweisen eingeschliffene Gewohnheiten sind und eventuell der Abwehr traumatischer Erfahrungen dienen. Die Sehnsucht nach Liebe und Anerkennung, die sie als Kinder nicht bekamen, ist oft der unbewusste Motor für übermäßig hilfsbereites Verhalten.

Eine Krankenschwester kam zur Psychotherapie, nachdem sie von ihrem Ehemann überraschend wegen einer anderen Frau verlassen worden war. Im Laufe der Behandlung erkannte sie, wie sehr sie ihn all die Jahre bewundert und verwöhnt hatte und sein egoistisches Verhalten als normal hingenommen hatte. Erst jetzt kam eine Wut darüber auf, wie sie ihn bei der Ausübung seines luxuriösen Hobbys, dem Ballonfliegen, treu unterstützt und als „Bodenpersonal" begleitet hatte (sie fuhr ihm im Auto nach und wartete am Landeort auf ihn). Lange Zeit konnte sie keinen Grund für dieses Verhalten in ihrer Kindheit erkennen, da sie den Eindruck hatte, bei lieben Eltern geborgen aufgewachsen zu sein. Eines Tages erinnerte sie sich, dass sie als Neunjährige zu ihrem Vater gegangen war und ihn bat, ihr das Sparbuch auszuhändigen, damit sie ihr Erspartes von der Bank abheben könne. Sie brauche ihr Geld, weil sie die Familie verlassen wolle. Sie werde weggehen. Der Vater lachte sie nur aus, die Bank sei abends um 19:00 Uhr geschlossen, sie könne gar nicht weggehen. Mit keinem Wort erkundigte er

*sich, weshalb sie die Familie verlassen wolle. Erst jetzt in der Therapie wurde ihr
bewusst, wie uneinfühlsam und lieblos sich ihr vermeintlich lieber Vater in diesem
Moment verhalten hatte.*

Wie in Abschn. 2.5 ausgeführt, sind zwanghaftes Putzen oder Waschen
ebenfalls unbewusste Abwehrmechanismen oder Defensivhandlungen
(Box 2.12), die von den Betroffenen als selbstverständlich und normal betrachtet werden. Erst im Rahmen einer Psychotherapie erkennen sie, dass
diese Gewohnheiten als Schutz gegen das Auftreten unangenehmer Gefühle
oder dissoziativer Phänomene dienten, ihrerseits aber wieder mit negativen
Konsequenzen (z. B. Erschöpfung und Schmerzzunahme durch die anstrengende körperliche Arbeit) im Alltag verbunden sind. Das *Fallbeispiel Angela
mit ihrem erschöpfenden Waschzwang* illustrierte dies. Es macht deutlich, dass
diese belastenden Verhaltensmuster oft nur abgelegt werden können, wenn
es gelingt, mit einer speziellen – in Anbetracht der Häufigkeit von traumatischen Kindheitserfahrungen oft traumaorientierten – Psychotherapie die
unbewussten Hintergründe der Widerstände abzubauen. Die Aufarbeitung
der oft stark verdrängten Kindheitserlebnisse ist eine Zusatzaufgabe, die nur
noch indirekt mit der aktuellen Problematik zu tun hat. Es kann sich zeigen,
dass neben Schmerz und Erschöpfung noch weitere krankhafte Verhaltensweisen oder Symptome bestehen (siehe Box 7.2). Sie kann entsprechend viel
weiterreichende Folgen für das Leben haben, besonders im Umgang mit Beziehungen, aber auch (bisherigem) Verzicht auf Aktivitäten. Die Aufarbeitung kann eine große Befreiung bringen (siehe unten den Abschnitt: Rückeroberung – Wiederanknüpfung), aber auch Angst machen. Auf die besonderen Rahmenbedingungen und Vorsichtsmaßnahmen wurde in Kap. 6
schon eingegangen. Sie sollen ein vorzeitiges Scheitern einer aufdeckenden
Psychotherapie oder ihre Wirkungslosigkeit verhindern. Diese Gefahr besteht, wenn sowohl Patient als auch Therapeut die Besprechung belastender
Inhalte und das Aufkommen heftiger Gefühle vermeiden. Beim Ausbleiben
von Therapieerfolgen haben Patienten das Recht, die Wirksamkeit der Therapie zu hinterfragen und einen Therapeutenwechsel in Betracht zu ziehen.
Leider verharren viele Patienten zu lange in einer oberflächlichen, unwirksamen Therapie, in welcher sie sich unwohl fühlen, weil sie es nicht wagen,
am Therapeuten Kritik zu äußern, sondern die Schuld an den Schwierigkeiten bei sich selbst suchen, wie sie dies auch in anderen Beziehungen tun.

Für eine tiefenpsychologische Therapie ergeben sich zu den bereits genannten Rahmenbedingungen noch spezifischere: So sollte es der Therapeut unbedingt respektieren, wenn der Patient vorerst Mühe hat, über belastende Ereignisse zu sprechen, oder diese gar durch Verdrängungsmechanismen aus dem
Bewusstsein verschwunden sind. Der Patient sollte spüren, dass der Therapeut
Geduld hat und sie trotz ihrer Zurückhaltung nicht verstoßen wird, sie aber

mit der Aufarbeitung der verdrängten Gefühle und Erinnerungen auch nicht unnötig belasten will.

Der Patient sollte den Mut haben, dem Therapeuten Störungen oder Schwierigkeiten mitzuteilen, statt die Therapie ohne zwingende Gründe abzubrechen. Gute Therapeuten laden ihre Patienten ein, wenn nötig Kritik an ihnen zu äußern, um zu verhindern, dass es zu einem Therapieabbruch kommt. Diese Einladung klingt für viele Patienten fast unglaublich, weil sie dies von Autoritätspersonen (Elternfiguren) nicht gewohnt sind. Gleichzeitig nehmen sie diese Einladung aber gern an und üben Kritik, allerdings nicht ohne Angst vor der Reaktion des Therapeuten.

Hilfreich ist ein Therapeut, der durch aktives Fragen, z. B. nach Verhaltensmustern, und die Anleitung zu Verhaltensänderungen die Gespräche strukturiert, denn auf Grund ihrer Unsicherheit in Beziehungen ertragen viele Patienten mit somatoformen Störungen eine passiv abwartende Haltung schlecht. Das „Schweigen des Psychoanalytikers" erleben sie als Desinteresse, wenn nicht gar als Ablehnung. Sie sind dankbar, wenn der Therapeut den Therapieprozess mit Fragen oder Anregungen in Gang hält. Hilfsmittel für die Strukturierung der Therapie wurden in Abschn. 7.1 bereits genannt. Besonders Beschwerdentagebücher können zu Beginn der Therapie eine Hilfe sein, um einerseits nach Schwankungen der Beschwerdeintensität zu fahnden und andererseits Zusammenhänge mit bestimmten Verhaltensmustern zu erkennen. Abb. 7.1 zeigt ein Muster eines solchen Tagebuches.

Fallbeispiel Fiorina, die von einem Baum gefallen war

Fiorina litt an den Folgen einer Schädelfraktur, die sie sich beim Sturz von einem Baum (übrigens, weil sie einen Nistkasten für Vögel hoch oben im Baum reinigen wollte) zugezogen hatte. Offenbar kam es dabei zu einer milden traumatischen Hirnschädigung, obwohl in Röntgenbildern keine Gehirnverletzung nachweisbar war. Sie litt seither unter Konzentrationsstörungen, Kopf-, Nacken- und Rückenschmerzen sowie Migräne.

Im Beschwerdetagebuch über zwei Wochen lassen sich deutliche Unterschiede in der Schmerzintensität und im Auftreten der Migräneattacken erkennen. Einerseits führte das Wäschebügeln, welches sie auch erschöpfte, zu mehr Kopfschmerzen (Zunahme auf Stärke 6), andererseits aber auch eine dreistündige Schifffahrt mit den Eltern. Bei Letzterer machte ihr die Konzentration auf die Gespräche mit den Eltern und dem Ehemann in der lauten Umgebung des Schiffes zu schaffen, was zu einer starken Schmerzzunahme im Kopf- und Nackenbereich führte. Das Tagebuch zeigt aber auch, dass sie schon gelernt hatte, sich Ruhe und Entspannung zu gönnen, wenn sie nach dem Einkaufen und Kochen erschöpft war und ebenfalls eine Zunahme der Kopfschmerzen verspürte. So konnte sie die Schmerzstärke von 4 auf 2 reduzieren, musste allerdings auch drei Schmerztabletten einnehmen, was sie allerdings praktisch jeden Tag tat. Nicht bei allen außergewöhnlich starken Schmerzattacken, die sogar mit einem Migräne-anfall verbunden waren, ließ sich ein so klarer Zusammenhang mit einem belas-tenden Ereignis feststellen. Möglicherweise hatte das Putzen von zwei Zimmern am Donnerstagmorgen die verstärkten Schmerzen ausgelöst, und es folgte darauf am Freitag eine Migräneattacke mit sehr starken Kopfschmerzen. Wahrscheinlich hätte die Patientin die Putzarbeiten auf mehrere Tage verteilen oder zumindest eine längere Pause machen sollen, als sie dabei eine Schmerzzunahme feststellte. Das hartnäckige Durchhalten hat wahrscheinlich die starke Schmerzzunahme provoziert.

Auf Grund dieser Beobachtungen lernte sie sich vor übermäßigen Belastungen zu schützen und bat z. B. ihre Eltern, nur noch wenige Stunden am Stück zu Besuch zu kommen, statt den ganzen Tag mit ihnen zu verbringen. Auch schaffte sie es, Putzarbeiten besser einzuteilen, um Schmerzspitzen und Migräneanfälle zu verhindern. So war sie mit der Zeit auf weniger Schmerzmedikamente angewie-sen und die Migräneattacken verschwanden fast vollständig. Diese Veränderungen schaffte sie aber nur mit Schwierigkeiten, denn vorerst bekam sie Schuldgefühle, wenn sie von ihren Eltern Rücksicht verlangte. Sie erlebte diese noch immer als sehr dominant, einengend und kritisierend, wie damals in der Kindheit, obwohl sie in-zwischen 50 Jahre alt war. Als sie ihren Eltern erklärte, dass sie auf die Belastungen durch einen längeren Besuch mit Kopfschmerz und Migräne reagiert hatte, was die Eltern ohnehin gesehen hatten, zeigten diese Verständnis und wurden zurück-haltender.

Das Beispiel zeigt, wie schwierig solche Verhaltensänderungen sind, wenn sie die eigenen Eltern betreffen, bei welchen sich das ängstlich-überangepasste Verhalten entwickelt hatte. Die Patientin hatte sehr unter ihrem streng-stra-fenden Vater gelitten und immer versucht, ihm alles recht zu machen, um Bestrafung zu vermeiden, was sie aber nie schaffte, da er jähzornig war und Kleinigkeiten als Anlass für harte Strafen nahm. Als Erwachsene tat sie dies weiterhin auch anderen Menschen gegenüber. Wollte sie nein sagen, wurde ihr unwohl und sie verspürte Schuldgefühle. Als sie begann, auf Forderungen anderer nicht einzugehen, machte sie unterschiedliche Erfahrungen. Nicht alle Menschen zeigten das gleiche Verständnis wie ihre Eltern (die Mutter vor allem), sondern ihr Ehemann schmollte und versuchte, ihr Schuldgefühle ein-zureden, wenn sie ihm einen Liebesdienst verweigerte oder selbständig etwas unternehmen wollte. Auch sogenannte Freundinnen, die gewohnt waren, sie ausnutzen zu können, bestraften sie mit verärgertem Rückzug, wenn sie nicht mehr bereit war, ihnen z. B. mit einem unentgeltlichen Taxidienst zu helfen. Schwierig war es für sie aber auch, nein zu sagen, wenn es um einen leidenden

Menschen oder ein leidendes Tier ging. Die große Tierliebe von Menschen, die als Kinder zu wenig Liebe erfahren haben, ist sehr typisch. Diese Patienten betonen oft, dass sie zu ihrem Haustier (einem Hund oder eine Katze) größeres Vertrauen als zu den Menschen hätten, da ein Tier treu, verlässlich, aufrichtig, feinfühlig und einfühlsam sei.

Sprache des Unbewussten aktivieren, Therapie als Lernlabor

Wie mit Tagträumen oder der Interpretation von Nachtträumen die Sprache des Unbewussten aktiviert und verstanden werden kann, wurde bereits an den Fallbeispielen *Heinrich* und *Tamara* gezeigt. Eine weitere Hilfe für ein besseres Verständnis des eigenen Verhaltens ist die Beobachtung des Verhaltens dem Therapeuten gegenüber. Oft sind Überanpassung, übermäßige Hilfsbereitschaft und der Hang zum Perfektionismus deutlich sichtbar. Das Ausfüllen von Fragebogen kann z. B. wertvolle Hinweise liefern. So hatte die Patientin mit dem Reizdarm beim Ausfüllen der Depressionsskala einen Fehler gemacht. Sie korrigierte diesen sorgfältig mit Korrekturtinte und zeichnete gar das übermalte Viereck wieder nach. Als der Therapeut sie darauf ansprach, wie sie versuche, Dinge fehlerfrei zu machen, gestand sie, dass sie sich sehr geschämt habe, den Fragebogen so unordentlich abzugeben. Am liebsten hätte sie ein neues Formular geholt, um es fehlerfrei abliefern zu können.

Es ist hilfreich, wenn ein Therapeut solche Verhaltensweisen anspricht, denn in der Therapie werden sie direkt sichtbar und können bearbeitet werden. Solche Erlebnisse zeigen ein relativ unverzerrtes Bild des eigenen Verhaltens (sowohl des Patienten als auch des Therapeuten). Oft fürchten Patienten, ihrem Therapeuten mit ihren Klagen zur Last zu fallen und ihn mit den immer gleichen Problemen zu langweilen. Daraus lässt sich ablesen, welche Erfahrungen Patienten mit anderen Menschen, vor allem Elternfiguren, gemacht haben. Sie können kaum glauben, dass jemand ihnen geduldig und verständnisvoll zuhört. Zudem sehen Patienten oft selbst nicht, dass zwar langsame, aber deutliche Fortschritte stattgefunden haben. Dies spiegelt die Ungeduld der Patienten mit sich selbst.

Aufschlussreich kann auch die Beobachtung der Patienten im Wartezimmer sein. Als ich irrtümlich zwei Patienten zur gleichen Zeit eingeschrieben hatte, so reagierten diese nicht etwa wütend über meinen Fehler, sondern boten beide sofort an, später wiederzukommen, damit der andere Patient zuerst an die Reihe kommen könne. Dies zeigt deutlich das unterwürfig-überangepasste Verhalten.

7.6 Aufdeckende Psychotherapie: Befreiung von der Last der Vergangenheit

Vielen Betroffenen sind ihre Verhaltensmuster durchaus bewusst. Langsam wächst die Erkenntnis, dass sie dadurch leicht Opfer von vielfältiger Ausbeutung (als Arbeitskraft, Zuhörer, Sexualobjekt) werden. Aus bisher „lieben" Partnern oder scheinbar guten Freunden werden schrittweise uneinfühlsame Egoisten. Diese ernüchternden Erkenntnisse können Angst machen, weil eine Trennung von diesen unvorstellbar wäre, sei es aus Angst vor dem Alleinsein, sei es, weil sie sich schuldig fühlen würden, wenn sie die Beziehung beenden würden.

Die vertrauensvolle therapeutische Beziehung, deren Eigenschaften in Kap. 6 beschrieben worden sind, kann Modell für ein adäquateres („normales") Beziehungsverhalten sein, wobei die Betroffenen oft über das einfühlsame, hilfsbereite Verhalten des Therapeuten überrascht sind. In der Beziehung zum Therapeuten lassen sich auch die anormalen (vermeidenden) Beziehungsmuster erkennen, z. B. die Überanpassung oder die ständige Angst vor Verstoßung („Ich fürchte, dass Sie meine ewigen Klagen bald nicht mehr aushalten und die Therapie beenden werden"). Daher geben regelmäßige, auf längere Zeit vereinbarte Termine den Patienten Sicherheit.

Bewusste und unbewusste Gefühle, die oft abgespalten sind, sollen in der Therapie zur Sprache kommen, aber der Patient muss das Vertrauen haben, dass der Therapeut weiß, wie mit den „Geistern, die da gerufen werden" umzugehen ist, d. h. wie er auf aufkommende heftige Gefühle richtig zu reagieren hat. Kommen die abgewehrten Gefühle und Erinnerungen einmal hoch, kann dies zu Dissoziation, Flashbacks und heftigen Folgeerscheinungen (anhaltende dissoziative Zustände, Alpträume, Sinnlosigkeitsgefühle, Suizidimpulse etc.) führen. Denn hinter diesen Verhaltensmustern stecken meist stark abgewehrte traumatische Erfahrungen.

Nicht alle Patienten sind in der Lage, sich aus einer ausbeutenden Beziehungen zu lösen und ihre Verhaltensmuster zu verändern. Sie brauchen aber vielleicht eine stützende Beratung, um das Leid besser aushalten zu können, wie im *Fallbeispiel Birgit mit Reizdarm und Erschöpfung*. Werden keine Fortschritte gemacht, kann dies aber auch zur Beendigung der Therapie vonseiten des Patienten führen, da diese ihn nur unglücklich macht oder gar zu bedrohlich wirkt. Doch sollen Therapeuten keinesfalls Druck ausüben und den Patienten zu Verhaltensänderungen drängen, weil die Therapie sonst nicht weitergeführt werden könne.

Wann ist eine aufdeckende Traumatherapie sinnvoll?

Eine aufdeckende Therapie ist angezeigt, wenn das Leben durch Folgeerscheinungen der unverarbeiteten Traumen eingeengt wird oder sich andere störende Symptome zeigen. Die Liste von möglichen Symptomen oder Störungen ist lang (Box 2.13). Die Betroffenen gehen in der Regel nicht in die Psychotherapie, weil sie ihre Traumen aufarbeiten möchten, sondern sie leiden unter körperlichen Beschwerden, für welche keine Ursache gefunden werden konnte. Die Erschöpfung weist auf eine Überbelastung hin und der chronische Schmerz ist nicht selten in der Körperregion lokalisiert, die einem Missbrauch ausgesetzt war. So finden sich Unterbauchbeschwerden häufig bei sexuellem Missbrauch, Rücken- oder Kopfschmerzen bei erlittenen Schlägen, sei es zur Strafe oder durch Folter.

Erst mit der Zeit wird klar, was hinter dem auffälligen Verhalten oder den Schlafstörungen steckt. Da traumatisierte Menschen Angst vor den aufkommenden heftigen Gefühlen haben, vermeiden sie das Gespräch über die schlimmen Ereignisse oder erwähnen diese nur beiläufig und scheinbar unbeteiligt. Es ist wichtig, einen Therapeuten zu finden, der dies beobachtet und zurückgemeldet.

Auch die sozialen Folgen der Traumatisierung sind den Betroffenen meist nicht bewusst. Sie wissen lediglich, dass sie ungern von anderen Menschen abhängig sind und echte Nähe vermeiden, weil ihnen dabei unwohl ist. Sie sind es gewohnt, stark und unabhängig zu sein, und stolz darauf. Oft leben sie sehr isoliert und zurückgezogen. Allerdings haben nicht wenige paradoxerweise gleichzeitig Angst vor dem Alleinsein und binden sich daher an scheinbar schwache, ihnen unterlegene Partner, von welchen sie aber wiederum ausgenutzt werden (Abschn. 4.4 und 4.5). Der auffällige, zur Erschöpfung führende Lebensstil wurde in Kap. 4 erläutert, dort wurden auch die anderen Merkmale der *Vermeidung von Abhängigkeit* respektive der *Tendenz zur Selbstüberforderung* beschrieben.

Alkohol-, Medikamenten- und Drogenmissbrauch sind oft auch Hinweise auf Traumatisierungen, weil diese Mittel eingesetzt werden, um aufkommende heftige Gefühle zu betäuben. Selbstverletzungen durch selbst zugefügte Schnittwunden („Ritzen") oder Verbrennungen (z. B. mittels Zigarette) können ebenfalls der Abwehr heftiger Gefühle dienen, aber auch dazu, sich aus einem dissoziativen Zustand wieder zurückzuholen. Essstörungen (z. B. Bulimie) haben einen ähnlichen Zweck. Auch sie dienen der Abwehr heftiger Gefühle, indem die Betroffenen mit dem Überessen eine Leere zu füllen versuchen, sich dann aber gezwungen sehen, das viele Essen durch Erbrechen wieder loszuwerden, ein Verhalten, welches unbewusst gleichzeitig dem Abreagieren heftiger Gefühle und der Selbstbestrafung dient. Als Folge davon fühlen sie sich wertlos und schämen sich für ihr Verhalten, wie der Abschiedsbrief einer jungen Frau (Box 2.10) zeigt.

Box 7.2: Symptome von unbearbeiteten Traumen:

- Chronische Schmerzen, z. B. in Form des Fibromyalgiesyndroms oder Teilsymptome wie Müdigkeit und Erschöpfung, unerholsamer Schlaf
- Chronische Unterbauchbeschwerden
- Andere psychische Störungen mit Impulsivität und selbstschädigendem Verhalten (Borderlinestörungen) oder Vernachlässigung des Körpers
  - Essstörungen
  - Medikamenten- und Drogenmissbrauch
  - Selbstverletzungen(„Ritzen", Verbrennungen) mit
- Angst, Rückzug, Isolation
- Schlafstörungen, Alpträume
- Suizidalität
- Übererregbarkeit, Nervosität, Reizbarkeit
- Selbstüberforderung, krampfhaftes Aufrechterhalten der Leistungsfähigkeit
  - Selbstzerstörerischer Arbeitsstil, ausbeuterische Beziehungen (Arbeitsplatz, Partnerschaft), unerfülltes Sexualleben (Erdulden von erzwungenen Sexualhandlungen)
  - Selbstschädigung, Verstümmelung durch fragwürdige schmerzlindernde Maßnahmen (Medikamente, Infiltrationen, Operationen)

Beginn der Traumatherapie

Aus diesen Verhaltensweisen und Einschränkungen leiten sich die Ziele der Therapie ab: das (Wieder-)Entwickeln der Fähigkeiten, Vertrauen zu bilden, echte Autonomie zu gewinnen, lebenstüchtiger zu werden durch Befreiung von erschöpfendem Schutzverhalten (Defensivhandlungen), eigene Bedürfnisse zu spüren und zu befriedigen und allenfalls die Freiheit zu haben, echte (auf Gegenseitigkeit beruhende), enge Beziehungen einzugehen oder aber sich wohl und sicher zu fühlen in der Selbständigkeit und Unabhängigkeit.

Doch die traumabedingten Einschränkungen sind gleichzeitig auch hinderlich bei der Aufnahme einer aufdeckenden Psychotherapie. Die Betroffenen haben aus mehreren Gründen Angst, sich auf die Therapie einzulassen. Sie fürchten in eine Abhängigkeit vom Therapeuten zu geraten, welche dieser ausnützen könnte und in welcher sie von diesem ebenfalls verletzt oder fallengelassen werden könnten. Daher haben manche von ihnen Angst vor den in der Therapie aufkommenden Gefühlen, weil sie erlebt haben, dass sie dabei in einen dissoziativen Zustand geraten können, in welchem sie sich macht- und wehrlos erleben. Auch fürchten sie, dass sie nicht mehr aus diesem Zustand herauskommen und lange Zeit von heftigen einschießenden Erinnerungen, schmerzhaften Gefühlen und Alpträumen geplagt sein werden, wie sie es schon erlebt haben. *Samantha*, eine schwer traumatisierte Patientin (sie wurde von ihrem Vater jahrelang grausam sexuell missbraucht, konnte sich ihm aber nicht entziehen und fand nirgends Schutz und Verständnis), schildert dies in einer E-Mail eindrücklich:

Fallbeispiel Samantha, die von ihren schrecklichen Erinnerungen verfolgt wird

„Jetzt krieg ich diese Bilder nicht mehr los, wie wenn jemand eine Tür geöffnet hat und nun krieg ich sie nicht mehr zu. Das macht mir unglaublich Angst, ich will mich einerseits erinnern und das endlich verarbeiten, doch andererseits will ich gar nicht wissen, was hinter dieser Türe ist. Denn ich spüre und weiß, dass es ganz schlimme, schreckliche Dinge sind. Aber dieser Kontrollverlust, ich lass etwas zu und dann kommt die ganze Flut. Ich fühle mich dem immer noch und immer wieder so ausgeliefert. Wo bitte schön ist die Stopptaste? Das Öffnen dieser Tür ist wirklich lebensbedrohlich, denn was da kommt, nimmt mir die Luft zum Atmen und die Freude am Leben. Ich habe das Gefühl, ich ersticke daran. Es ist, wie wenn ich dafür bestraft werde, wenn ich darüber rede.

Ich versuche, lieb zu mir zu sein und mir Gutes zu tun: Ich nehme ein warmes Bad und versuche, mich zu entspannen. Stattdessen verfolgen mich schlimme Bilder. Ich verlasse fluchtartig die Badewanne und übergebe mich (ohne den Finger in den Hals zu stecken!). Ich gehe dreckig in die Badewanne und fühle mich noch schmutziger, wenn ich wieder rauskomme. Alles wird beherrscht von diesem schmutzigen, schäbigen Gefühl, und ich kann's nicht mal betäuben. Es schwimmt oben auf wie ein dicker Ölfilm auf meiner Seele und erstickt alles Leben in mir. Ich möchte schreien, ich möchte alles rauskotzen. Ich muss mir wehtun. Ich dreh sonst durch. Es macht mich wahnsinnig. Ich habe Angst, verrückt zu werden. Ich verliere mich. Ich will doch so vieles loswerden, doch ich kann nicht. Jedes Mal, wenn ich es versuche, büße ich dafür. Doch diese Erinnerungen fressen mich und meine Seele auf. Ich darf das doch nicht zulassen. Ich will das nicht. Ich will, dass dieser Dämon verschwindet. Ich muss jetzt aufhören und ich muss unbedingt raus an die Luft und den kalten Regen im Gesicht spüren. Ich will mir doch nicht noch mehr weh tun. Doch oft geht es einfach nicht anders."

Samantha konnte das Dilemma, in welchem sie steckte, ausgezeichnet darstellen. Mit speziellen Therapietechniken musste sie lernen, ihr Trauma dosiert aufzuarbeiten und dazwischen immer wieder die Stabilität zurückzugewinnen. Dazu gibt es eine Reihe von Techniken, die in entsprechenden Fachbüchern beschrieben sind.

Sehnsucht nach Nähe und zugleich Angst davor

Der Wunsch nach Nähe einerseits und die Angst davor andererseits können scheinbar losgelöst voneinander vorkommen. Ein Ich-Anteil der Patientin kann sich sogar (zumindest im Traum) wünschen, mit dem Therapeuten eine sexuelle Beziehung zu haben, weil sie sich selbst wertlos und unattraktiv fühlt. So hatten manche Patientinnen zu ihrem Peiniger eine ambivalente Beziehung, da dieser sie einerseits begehrte und verwöhnte und ihnen jene Geborgenheit gab, die sie sonst vermissten, ihnen aber gleichzeitig zu spüren gab, dass er nicht an ihnen als Kind, sondern mehr an ihrem weiblichen Körper interessiert war.

Wichtig ist, dass Patientinnen spüren, dass der Therapeut sie, wenn irgend möglich, vor Leiden und Schaden schützen will. Dies, indem er sich nur mit ihrem Einverständnis und schrittweise an die Aufarbeitung der traumatischen Erfahrungen macht und immer wieder sicherstellt, dass Patientinnen nicht in gefährliche dissoziative Zustände geraten oder, falls dies trotzdem geschieht, sie rasch wieder zurückholt und ihnen Sicherheit und Stabilität geben kann. Dieser Prozess muss geübt werden. Gemeinsam sollen Patientin und Therapeut herausfinden, welche Maßnahmen am ehesten Sicherheit geben können. Erschreckenderweise überlassen Patientinnen die Wahl der Methode oft dem Therapeuten mit Äußerungen wie „Sie wissen schon, was richtig ist", ohne zu spüren, wie sie sich wie ein hilfloses Kind dem Therapeuten ausliefern. Dies kann allerdings auch damit zusammenhängen, dass ein abgespaltener Ich-Anteil der Patientin in dieser Situation Angst vor Nähe und Missbrauch hat und ein anderer Teil sich gleichzeitig diese Nähe und Geborgenheit wünscht. Der Therapeut muss daher jeweils gemeinsam mit der Patientin jenes Maß an Nähe finden, welches für diese als Ganzes stimmig ist. Vor allem muss er klar machen, dass er sie vor erneutem Missbrauch schützen und ihr helfen will, sich selbst davor schützen zu können. Auf diesem Weg entwickeln Patientinnen langsam Vertrauen in den Therapeuten, aber auch in die eigenen Möglichkeiten, in schwierigen Situationen präsent und stark (erwachsen) zu bleiben.

Das Einüben dieses Verhaltens erlaubt Betroffenen, sich auch außerhalb der Therapie entsprechend wehren zu können. Dies kann allerdings zu einer Belastung in der Partnerschaft führen, wenn sich der Partner bisher rücksichtslos oder ausbeutend verhalten hatte. *Verena, die Schuhverkäuferin mit Fibromyalgie,* stieß bei ihrem Ehemann mit ihren Autonomiewünschen auf viel Widerstand, und er versuchte, sie mit verschiedenen Druckmitteln wie Fürsorglichkeit und Schüren der Angst vor dem Alleinsein wieder gefügig zu machen. Bei *Tamara, der erschöpften Erzieherin,* führte dies zu einer Trennung, die ihr allerdings die Augen öffnete und eine große Befreiung für sie war.

Sichere Rahmenbedingungen: Möglichst kein weiterer Täterkontakt

Um diese Therapiearbeit leisten zu können, muss auch die äußere Sicherheit gegeben sein. Eine Fortsetzung des Missbrauchs und weiterer Täterkontakt sollten vermieden werden, doch ist dies oft nicht realisierbar, sei dies, weil der Missbrauch in der eigenen Beziehung stattfindet, oder sei dies, weil Kontakte mit den inzwischen alten Tätern und Mitschuldigen (Vater, Mutter, Bruder oder Verwandte) nicht zu umgehen sind.

So wurde Rosa von ihren Stiefgeschwistern gezwungen, ihre pflegebedürftige Mutter bei sich aufzunehmen, um das Geld für ein Pflegeheim zu sparen, obwohl sie zu dieser herzlosen Frau, die sie als Kind verstoßen und beim sexuellen Missbrauch durch das „Göttipaar" verleugnend weggeschaut hatte, noch immer eine sehr gespannte Beziehung hatte. Die Mutter drohte, dass sie sterben werde, sollte die Tochter sie in ein Pflegeheim abschieben.

Es gibt viele Gründe, weshalb sich Betroffene nicht aus schwierigen Beziehungen lösen können, wie in Kap. 4 schon erörtert. Weitere Gründe können sein, dass die Beziehung idealisiert und erneuten Verletzungen gar nicht wahrgenommen, sondern verleugnet werden, dies auch mangels positiverer Beziehungserfahrungen (sprich: die Betroffenen haben keine Vorstellung, wie eine wirklich gute Beziehung sein könnte). Oft nehmen Patientinnen einen schlechten Partner gar in Schutz, indem sie seine positiven Eigenschaften herausstellen („Wenigstens geht er regelmäßig arbeiten und schlägt mich nicht"). Zudem besteht eine Neigung, die Schuld bei sich selbst zu suchen statt beim Partner, da sich traumatisierte Menschen ohnehin in absurder Weise gar für Dinge (Unfälle, Missbrauch) schuldig fühlen, die ihnen gegen ihren Willen zugefügt wurden.

So haderte ein Patient, der einen schweren Motorradunfall mit einem bleibenden Hirnschaden erlitten hatte, indem er von einem Lastwagen, der ins Schleudern geraten war, wegkatapultiert wurde, noch nach Jahren mit seiner vermeintlichen Schuld: Er warf sich vor, dass er zehn Minuten später den Heimweg hätte antreten sollen, so dem Unfall hätte ausweichen können.

Frauen, die als Kind sexuell missbraucht wurden, werfen sich vor, dass sie sich gegen den Täter hätten wehren sollen, obwohl sie eigentlich wissen, dass sie gegen den übermächtigen Erwachsenen keine Chance hatten. So warf sich Rosa vor, dass sie sich dem späteren Täter auf den Schoß gesetzt hatte. Dabei gab er ihr eben auch jene Zärtlichkeit und Geborgenheit, die sie bei ihren Eltern so sehr vermisste. (Sie war das unerwünschte, böse Stiefkind.)

Auf die absurden Schuldgefühle von unerwünschten Kindern in schwierigen Familien wurde in Abschn. 4.5 schon eingegangen.

Das Infragestellen einer Beziehung durch den Therapeuten kann bedrohlich sein. Konfrontatives oder gar ultimatives Vorgehen ist daher kontraproduktiv. „Wenn Sie sich nicht trennen, kann ich Ihnen nicht helfen", solche laienhafte Vorschläge hören Patienten aber nicht selten, auch von vermeintlich wohlgesinnten Therapeuten. Sie identifizieren sich übermäßig mit ausgebeuteten Patienten, indem sie glauben, sie vor weiterem Schaden schützen zu müssen, aber nicht erkennen, dass sie dies nicht gegen den Widerstand der

Patienten tun können. Vor allem lassen sie die notwendige Einfühlung ver-
missen und bedenken nicht, dass eine Trennung schwierig sein kann, wenn
eine finanzielle oder emotionale Abhängigkeit besteht, z. B. wegen gemeinsa-
mer Kinder, eines gemeinsamen Geschäfts oder Wohnhauses, besonders wenn
die Beziehung schon viele Jahre angedauert hat und die Betroffenen schon in
einem reiferen Alter sind, wie dies bei Schmerzpatienten oft der Fall ist (Al-
tersgipfel dieser Krankheiten zwischen 40 und 60 Jahren).

Schutz und Sicherheit in Krisen

Für Krisenzeiten brauchen Traumatisierte möglicherweise Schutzangebote in
einer Klinik, bei Angehörigen oder echten Freunden. Vorübergehend kann
eine intensive Betreuung (dauernde Erreichbarkeit) durch den Therapeuten
und sein Team notwendig sein. Solche Maßnahmen müssen aber sorgfältig
überdacht und geplant sein, weil sonst die Gefahr von neuer, unguter Abhängigkeit besteht. In der Regel fällt es Patientinnen ohnehin nicht leicht, solche
Hilfsangebote in Anspruch zu nehmen, und sie tun dies sehr zögernd und
mit schlechtem Gewissen. Befürchtungen, vom Therapeuten abgelehnt zu
werden, wenn sie diesen zwischen den Sitzungen und vielleicht sogar nachts
belästigen, sind aber unangebracht, denn wenn sich Therapeuten auf eine
solche Therapie einlassen, müssen sie deren Auswirkungen auch mittragen
und ihre Patientinnen vor eventuellem Schaden so weit wie möglich schützen.
Kontakte über E-Mail oder SMS können dies erleichtern, weil der Therapeut
dann entscheiden kann, wie und wann er antworten will.

Ein Entzug von Suchtmitteln oder deren Ersatz durch ungefährliche Medikamente (Antidepressiva, eventuell Neuroleptika; kurzfristig Benzodiazepine) kann nötig sein. Wichtig ist, dass die Selbstverantwortung der Patienten
durch gute Information gefördert wird und sie frei entscheiden können, wann
sie ein Medikament nehmen möchten. Damit unterstreicht der Therapeut,
dass er die Autonomie der Patienten bewahren und fördern will. Er respektiert ihre Angst vor psychotropen (psychoaktiven) Medikamenten, weil deren Einnahme das Gefühl des Kontroll- oder Autonomieverlustes entstehen
lassen könnte. Dies kann traumatische Erinnerungen und ungute Gefühle
hervorrufen.

Medizinische Behandlungen oder Klinikaufenthalte bergen auch die Gefahr der Retraumatisierung: Eine gynäkologische Untersuchung kann an eine
Vergewaltigung erinnern, der Einsatz (elektrischer) medizinischer Apparate
an Folter, das „Eingesperrtsein" in einem Klinikzimmer oder einem Unter-
suchungsraum kann an eine Gefängniszelle erinnern. Entsprechend sollte die
Sitzordnung im Besprechungszimmer so gewählt sein, dass die Patienten jederzeit den Raum leicht verlassen können. Manchmal ist es auch hilfreich,

die Therapiesitzungen im Freien abzuhalten. Patienten sollten sich nicht fürchten, solche Wünsche zu äußern, aber dies zu lernen, ist ja Ziel der Therapie.

Samantha wollte die Sitzungen im Freien abhalten, damit sie ihren jungen Hund mitbringen könnte, den sie nicht allein zu Hause oder bei anderen Menschen lassen wollte. Im Krankenhaus, in dem ich tätig war, war er nicht erlaubt. Erst viel später teilte sie mir mit, dass sie die Sitzungen im Freien auch als wohltuend erlebte und sich in meinem Büro im dritten Stock des Krankenhauses gefangen fühlte. Ähnliche Probleme hatte sie phasenweise auch beim Fahren in öffentlichen Verkehrsmitteln, weshalb sie, wenn immer möglich, mit dem Fahrrad zu den Sitzungen kam. Sie merkte, dass das Mitbringen des Hundes mit der Zeit nur noch ein Vorwand war, um die Sitzung nicht in meinem Besprechungszimmer abhalten zu müssen.

Das Beispiel macht auch deutlich, wie wichtig es ist, dass ein Therapeut intuitiv handelt und auf scheinbar unmögliche Wünsche des Patienten eingeht. Damit drückt er dem Patienten gegenüber seine Akzeptanz und sein Wohlwollen aus (Kap. 6), was für eine gute therapeutische Beziehung wichtig ist. Sich hinter sturen Regeln zu verstecken, kann eine Therapie verunmöglichen.

Das Trauma aufarbeiten: Erinnern und Trauern

Bei der eigentlichen Traumaarbeit geht es darum, die schlimmen Ereignisse respektive Erinnerungen hervorzuholen und zuzulassen. Die Betroffen sollen in die Lage kommen, mit Hilfe des Therapeuten die Dinge beim Namen zu nennen, Bericht zu erstatten über das Schreckliche und zu erforschen, was sich wohl abgespielt hatte. Oft fehlen den Betroffenen die Worte dafür oder sie schaffen es nicht, diese auszusprechen (z. B. „Penis" oder „Sperma", aber auch den Namen eines Unglücksortes). Sie wissen nur, dass alles, was sie daran erinnert, ekelerregend ist (z. B. Spargel oder Bananen) und sie sich nach der Konfrontation damit übergeben müssen oder einen unwiderstehlichen Zwang verspüren, sich zu duschen, oft mehrfach und erfolglos. (Der Zwang, sich mehrfach täglich zu duschen, steht oft in einem solchen Zusammenhang.)

Manchmal ist es einfacher, die schrecklichen Dinge aufzuschreiben und so loszuwerden als diese aussprechen zu müssen, wie es *Samantha* mit obiger E-Mail auch tat. Der schriftliche Bericht sollte allerdings dann trotzdem in der Therapie bearbeitet werden. Diese Arbeit muss in kleinen Schritten geschehen, wobei Therapeut und Patient dauernd auf Zeichen von Dissoziation achten sollten und möglichst sicherstellen, dass die Betroffenen wieder ganz in der Realität der Gegenwart sind, bevor sie die Therapiestunde verlassen.

Rekonstruktion des Traumas: Vorgehen und Hilfsmittel

Die Rekonstruktion erfolgt schrittweise: Die Vorgeschichte und die Ausgangssituation sollen detailliert erfasst werden. Das eigentliche Trauma ist oft nur bruchstückhaft gespeichert: Fetzen von Gefühlen, Gerüchen, Bildern. Oft liegt kein logischer Ablauf vor. Bei der Aufarbeitung kommt es nicht selten zur Dissoziation, indem die Betroffenen abwesend vor sich hin starren oder heftiger mit einschießenden Gefühlen von großer Angst bis zu Übelkeit und Erbrechen, Wut und Trauer reagieren. Auch kann die Aufarbeitung schwere Nachwirkungen auslösen: Angst, Alpträume, Derealisation (Gefühl, die Umgebung sei nicht wirklich), Kontrollverlust mit anhaltenden dissoziativen Zuständen (die Betroffenen wissen für einige Zeit nicht, wo sie waren und was sie taten), Suizidgefahr; auch Rückzugstendenz und eventuell Therapieabbruch. Die Ereignisse wecken auch Sinnfragen („Warum ich?"), Schuldgefühle („Ich bin doch selbst schuld"), Hoffnungslosigkeit („Es hört nie auf"), Einsamkeit („Niemand versteht das"). Über diese möglichen Reaktionen müssen die Betroffenen vor Beginn der Traumaarbeit informiert sein.

Als Hilfsmittel für die Aufarbeitung können Maltherapie, Imagination und Körperwahrnehmung eingesetzt werden. Zur Aufarbeitung eines Unfalls kann z. B. auch der Zeugenbericht nützlich sein. Von Hypnose oder gezielter (begleiteter) Reizüberflutung ist bei diesen komplexen Traumafolgestörungen eher abzuraten. Solche Methoden können bei einem einmaligen, umschriebenen Trauma (z. B. ein Verkehrsunfall) hilfreich sein, wobei unterschiedliche Strategien (z. B. EMDR) Verwendung finden können. Für die Bearbeitung von wiederholten (chronischen) Traumen ist eine solche Beschleunigung nicht geeignet.

Im Rahmen der Therapie sollten dem Patienten auch Informationen über Symptome und Mechanismen von Dissoziation und PTBS und anschauliche Beschreibungen der zu erwartenden Phänomene gegeben werden. Auch können eventuell Informationsbroschüren mitgegeben oder entsprechende Bücher empfohlen werden (sehr hilfreich und illustrativ ist das Buch *Die Narben der Gewalt* von Judith Herman, auf Deutsch erschienen bei Kindler, München 1993 und mehrfach neu aufgelegt. Das vorliegende Kapitel basiert teilweise darauf).

Oft erfolgt die Aufarbeitung bruchstückhaft und in Etappen und die ganze Tragik sowie das Ausmaß der Traumatisierungen lässt sich vorerst nicht erkennen, weil die ganze Wahrheit zu grässlich scheint und die Vorstellungen, was ein Mensch ertragen kann, übersteigt. Dies kann vor allem bei Folterereignissen und mehrfachem sexuellem Missbrauch der Fall sein. Unter Umständen haben aber Patienten auch das Bedürfnis, die Sache durch eine „gewaltsame Austreibung" („Augen zu und durch") rasch hinter sich zu bringen. Dies ist oft mit dem Wunsch zu vergessen verbunden, führt aber in der Regel zu einer Überforderung und schweren Krisen.

Van der Hart und Kollegen haben im Buch *Das verfolgte Selbst* diesen Prozess und das Ziel der Aufarbeitung (recht anspruchsvoll, aber einleuchtend formuliert) als „Realisation" beschrieben. Gemeint ist damit, dass Patienten erkennen müssen, dass die verdrängten traumatischen Erfahrungen ein Teil ihres Lebens sind (also nicht mehr verdrängt und abgespalten, als ob sie jemand anderem zugestoßen wären) und sie einen Weg finden müssen, diese als real, aber nicht mehr als bedrohlich zu erleben. Sie sollten also ohne ungute Gefühle und Vermeidungsverhalten an diese denken und erinnert werden können.

Die Verleugnungs- und Verdrängungstendenz (Vermeidungsverhalten, Vergessen, Verschleierung, v. a. bei früher Traumatisierung) aus Angst vor dem Wiedererleben sollte der Therapeut wohlwollend ansprechen. Gleichzeitig sollte er die Patienten mit den Nachteilen des Verdrängens (Einengung im Alltag, Defensivhandlungen, Energieverschleiß, Entscheidungsunfähigkeit) konfrontieren. Sind sie von der Notwendigkeit der Aufarbeitung überzeugt, so sind klare Abmachungen über das Vorgehen nötig: Tempo vereinbaren, Schutz anbieten, Schutzmaßnahmen besprechen. Betroffene entscheiden mit, wie und wann die Aufarbeitung geschehen soll, ihre Autonomie ist zu respektieren, um zu vermeiden, dass sie den Aufarbeitungsprozess als neues Trauma, wie eine neue Vergewaltigung, erleben. Auch eine zu rasche Aufarbeitung kann ein neues Trauma sein.

Wie im *Fallbeispiel Jane, die junge Musiklehrerin* gezeigt, erfolgt die erste „Aufarbeitung" oft mit einem emotionslosen Bericht, da die Gefühle abgespalten werden. Die Betroffenen erzählen ihre tragische Geschichte mit großer Distanz oder fast gleichgültig, als ob sie von einem anderen reden würden. Doch dies kann heftige Nachwirkungen haben, weil die abgespaltenen Gefühle sich später mit heftigen Reaktionen melden. Daher sollte der Therapeut wachsam sein und Patienten nach den Gefühlen oder Zeichen des Unwohlseins fragen. Und die Betroffenen sollten versuchen, ehrlich zu sein, und diese nicht verbergen, was sie aber oft tun, weil sie diese Gefühle als gefährliches Zeichen von Schwäche interpretieren. Eine (passive) Vermeidung der Aufarbeitung durch den Therapeuten unterstützt das Vermeidungsverhalten. Deshalb brauchen Betroffene einen Therapeuten, der aufmerksam auf Hinweise auf ein mögliches Trauma achtet und diese aktiv verfolgt. Bei den Betroffenen weckt dies gemischte Gefühle: Angst vor dem, was kommt, das Gefühl, bedroht und eingeengt zu werden, und gleichzeitig eine wohltuende Erleichterung.

Bei Susanne, der Jurastudentin mit dem Motorradunfall, blieb das schwere psychische Trauma auch ihren Psychotherapeuten verborgen, weil sie es vermied, darüber zu sprechen. Trotz ihrer Panikattacken ahnten ihre Therapeuten leider nicht, dass das Unfallereignis für sie weit schwerwiegender gewesen war, als es vorder-

gründig schien. Ihre Todesangst beruhte wie schon erwähnt nicht auf den eigenen Verletzungen, die nicht lebensgefährlich waren, sondern auf jenen ihres Freundes, der schwer verletzt war und dem sie an der Unfallstelle während des bangen Wartens auf Hilfe auf Grund der eigenen Verletzungen nicht beistehen konnte. Sie fürchtete daher, er werde sterben. Dieses psychische Trauma hielt sie später davon ab, ihr Studium wieder aufzunehmen, und sie führte ein sehr zurückgezogenes, eingeschränktes Leben. Als ihr neuer Therapeut auf ihr Vermeidungsverhalten aufmerksam wurde und das Trauma mit ihr zu bearbeiten begann, kam eine fruchtbare Therapie in Gang und die Patientin konnte sich von ihren Ängsten befreien.

Dies ist ein Beispiel, wie das Vermeiden der Aufarbeitung auch weitere Therapiephasen blockiert und zu Stagnation und Chronifizierung der Beschwerden führt. Auch kann das Trauma zwar über einige Zeit verleugnet werden, es kehrt aber immer wieder zurück, weil neue Ereignisse (im schlimmsten Fall ein neues Trauma) ein Wiedererinnern auslösen.

Samantha kam ursprünglich in psychiatrische Behandlung, weil sie sich wiederholt durch Schneiden mit scharfen Gegenständen verletzt oder mit Drogen und Medikamenten (Diazepam in hoher Dosis) vergiftet hatte. Sie hatte eine Entzugsbehandlung durchgemacht und ihren Drogenkonsum (Kokain und Cannabis) eigentlich aufgegeben, griff aber in solchen Situationen erneut zu Drogen, wofür sie sich anschließend schämte. Die Therapiegespräche deckten auf, dass die Drogen oder die Selbstverletzungen ihr dazu dienten, aufkommende heftige, schlechte Gefühle abzutöten. Manchmal kam es auch zu Fressattacken mit anschließendem Erbrechen.

Sie erkannte, dass die heftigen Gefühle jeweils durch Männer, die sie sexuell belästigten, ausgelöst wurden. Sie arbeitete in Musiklokalen oder Bars, wo sie solchen Belästigungen besonders oft ausgesetzt war. Nachdem sie in der Psychotherapie den Missbrauch durch ihren Vater aufzuarbeiten begonnen hatte, konnte sie sich vor solchen Übergriffen schützen, zudem wechselte sie auch den Arbeitsplatz. Entsprechend stellte sie das selbstschädigende Verhalten weitgehend ein. Sie begann, ein recht zurückgezogenes Leben zu führen, und flüchtete sich oft in die Einsamkeit einer abgelegenen Alp, um sich vor Konfrontationen mit „Triggern" zu schützen. Sie spürte aber, wie sie in ihrer E-Mail (siehe Fallbeispiel Samantha) anschaulich schildert, dass sie ihre Traumatisierungen trotz der dadurch ausgelösten heftigen Gefühle noch weiter aufarbeiten müsste, um sich von dieser Einengung befreien zu können. Zudem kostete das Vermeidungsverhalten und die ständige Wachsamkeit sehr viel Energie, so dass sie oft erschöpft war. Auch wurde sie weiter von Alpträumen geplagt, die ihren Schlaf schwer störten.

Trauern um die Verluste

Anschließend an die Aufarbeitung folgt eine Trauerarbeit, die sich mit den Verlusten durch das Trauma auseinandersetzt. Verloren gingen oft die körperliche Unversehrtheit oder das Gefühl für den eigenen Körper (Teile des eigenen Körpers – meist die Sexualorgane – werden dauerhaft als fremd erlebt, können nicht bewusst betrachtet oder berührt werden), aber auch das Vertrauen in die Menschen und die Umwelt). Aber auch die oben erwähnten klaustrophoben Ängste können eine große Einbuße an Lebensqualität zur Folge haben, wenn Reisen mit Bus, Bahn, Flugzeug etc. unmöglich sind. Verloren sind oft auch Stolz, Würde und Ehre, es bleiben Schuld und Scham. Die damalige Abwehr von Tränen, Trauer und Schmerz, damit der Täter sich nicht als Sieger fühlen kann, behindert das Aufkommen solcher Gefühle.

Rachephantasien (z. B. Impulse, den Täter umzubringen) können beunruhigen („Bin ich ein Monster?") und Schuldgefühle wecken. Wiedergutmachungs- oder Vergebungsphantasien sind meist unrealistisch, da Täter und Mittäter sich kaum je entschuldigen, sondern die Tat weiter verleugnen.

Eine 50-jährige Fibromyalgiepatientin reiste wiederholt zu ihrem alten und kranken Vater, als sie spürte, dass dieser bald sterben werde. Sie hoffte, dass er sich endlich für sein damaliges Verhalten entschuldigen und ihr zeigen würde, dass er sie wirklich liebe. Als Kind hatte sie ein völlig gespaltenes Verhältnis zu ihm gehabt. Einerseits hatte er sie bewundert, verwöhnt und mehr wie seine Freundin als seine Tochter behandelt, andererseits – meist unter Einfluss von Alkohol – sie sexuell missbraucht und zugelassen, dass andere dies ebenfalls taten.

Die Mutter war krank, schwach und häufig betrunken. Sie zeigte wenig Interesse an ihrer Tochter und glaubte ihr nicht, dass der Vater sie belästigte. Vielmehr warf sie ihr vor, sie sei auf Grund ihres „hurenhaften Benehmens" selbst schuld, da sie sich auf Wunsch des Vaters sexuell aufreizend kleidete und frisierte. Zum Bruch mit dem Vater war es nach Schwierigkeiten mit seiner Firma, in welcher auch die Patientin gearbeitet hatte, und nach seiner Scheidung von der Mutter gekommen. Zur zweiten Ehefrau des Vaters hatte die Patientin ein sehr schlechtes Verhältnis, weil sie den Eindruck hatte, diese würde sich am Vater lediglich bereichern.

Bei jedem Besuch wurde sie erneut schwer enttäuscht. Der Vater machte ihr Vorwürfe und wies jede Schuld von sich. Er behauptete, sie übertreibe und sei nur eifersüchtig auf seine zweite Frau.

Hintergrund dieses Verhaltens und dieser Enttäuschungen ist das gefühlsmäßig gespaltene Verhältnis der Patientin zu ihrem Vater. Sie hatte das Bild des liebevollen, verwöhnenden Vaters, der vermeintlich stolz auf sie war, abgespalten und in sich gespeichert und hoffte immer wieder, diese Seite des Vaters werde wieder hervortreten, wenn sie lieb und nett zu ihm sei. Seine brutal ausbeutende und übergriffige Seite (sie war für ihn letztlich nur als Sexualobjekt etwas wert gewesen) verdrängte sie immer wieder.

Unter Umständen kann das Kranksein als Anklage gegen den Täter verstanden werden. Oft verharren die Betroffenen in einer Opferhaltung und kämpfen nun darum, als Kranke und Invalide anerkannt zu werden. Sie projizieren ihre

Wut, die eigentlich z. B. ihren Eltern gelten würde, auf Ärzte und Behörden. Dies erklärt, weshalb Patienten mit somatoformen Störungen teilweise so vehement für die Anerkennung ihrer Krankheit kämpfen. Auffallend ist dies bei Patienten mit Chronic-Fatigue-Syndrom, Fibromyalgie und Empfindlichkeit auf Elektrosmog und chemische Substanzen in Gebäuden (Multiple Chemical Sensitivity Syndrome). Das Nicht-wahr-haben-Wollen dieser Krankheiten vonseiten der Ärzte und Behörden ist für die Betroffenen eine Wiederholung ihrer eigenen Geschichte, da ihnen z. B. in der Familie der sexuelle Missbrauch durch den Vater nicht geglaubt wurde.

Das Bewusstwerden der verlorenen Kindheit kann tiefe Trauer und Sinnlosigkeitsgefühle auslösen. Unterstützung durch einen Therapeuten, der dem Patienten standhaft versichert, dass es ein besseres Leben geben könne, ist in dieser Phase hilfreich. Schuldgefühle, man habe das Trauma selbst herbeigeführt oder wenigstens nicht verhindert (teilweise absurde Vorstellungen), können die Therapie behindern, weil die Betroffenen das Gefühl haben, ein besseres Leben gar nicht verdient zu haben und ewig büßen zu müssen.

Rückeroberung – Wiederanknüpfung

Die letzte Phase der Bearbeitung der Traumen ist die der Rückeroberung und des Wiederanknüpfens ans Leben. Das alte, zwar zerstörte Selbst abzulegen macht u. U. Angst, weil es das vertraute war und vermeintliche Sicherheit gab. Die Loslösung davon schafft Ungewissheit und Schuldgefühle. Darf ich so egoistisch sein? Schaffe ich es, ohne die anderen, von denen ich mich lösen sollte?

Verena, Schuhverkäuferin mit Fibromyalgie, erlebte dieses Dilemma sehr intensiv und kehrte mehrmals zu ihrem Ehemann zurück, obwohl er sie einengte und sexuell ausbeutete. Sie fühlte sich aber ungeschützt und litt unter Ängsten, wenn sie allein lebte. Daher schaffte sie die Trennung erst endgültig, nachdem sie diese in der Therapie bearbeitet hatte. Neue problematische Männerbeziehungen gaben ihr Gelegenheit, sich gegen erneute Ausbeutung und Einengung zu wehren, wobei der „Wiederholungszwang" erschreckend war. Sie geriet immer wieder an scheinbar liebevolle, hilflose Männer, die rasch von ihr abhängig wurden. Teilweise nahm sie sie gar bei sich auf, weil sie keine richtige Wohnung hatten, oder um Geld zu sparen, merkte aber bald, wie diese Männer sie ganz besitzen wollten und erwarteten, dass sie sich ihnen anpasse. Dank der Therapie schaffte sie es aber besser, teilweise fast genüsslich, „diese Männer wieder in die Wüste zu schicken". (Am Ende der Therapie beschloss sie sich einen Hund zuzulegen als Partnerersatz.)

Die Gefahr, dass eine Selbstschädigungstendenz und ein Selbsthass weiter das freie Leben erschweren, ist gegeben, denn auf Grund eines geringen

Selbstwertgefühls erleben sich Betroffene als nicht liebenswert. Die ungewohnte Freiheit ist bedrohlich. Die Erfahrung des Ausgeliefertseins („Die
anderen sind übermächtig, können alles tun") und das Gefühl, ständig auf
der Hut sein zu müssen, sind weiter da und sie führen zur Vernachlässigung
eigener Gefühle, Wünsche, Neigungen und Ziele.

Es braucht einen neuen Glauben an sich selbst. Ein neues selbstbewusstes
Selbst darf sich entwickeln. Dieses erlaubt, Vertrauen in andere zu finden und
neue, gute Beziehungen aufzubauen. Die therapeutische Beziehung dient dabei als Modell. Hier können die Betroffenen erleben, was eine normale (sicher
auch nicht perfekte) Beziehung ist. Darum ist es wichtig, dass Therapeut und
Patient das Hier und Jetzt der therapeutischen Beziehung beobachten. Kleins-
te Störungen sollen beachtet und analysiert werden. Sie sind eine Fundgrube
für die Therapie.

Bei der Aufnahme neuer Beziehungen können die Missbrauchserfahrungen weiterhin eine Barriere darstellen, beim Versuch, eine sexuelle Beziehung
aufzunehmen. Dem Wunsch nach eigenen Kindern kann eine Angst gegenüberstehen, diese könnten Schaden erleiden. Allerdings sind nicht geborgen
aufgewachsene, missbrauchte Frauen in der Regel eher überfürsorgliche, ver-
wöhnende Mütter, die zu viel Angst haben, eine schlechte Mutter zu sein.
Auch können die Betroffenen nun für ihre Rechte kämpfen lernen, sich gegen
Ausbeutung wehren und Kraft gewinnen, weil sie keine Energie mehr für
sinnlose Defensivhandlungen verschwenden müssen, welche ihnen vermeintliche Sicherheit geben. Sie können also ihren erschöpfenden Lebensstil ablegen und ihre Energien für sinnvollere Aktivitäten einsetzen.

Therapieabschluss

Der Therapieabschluss wird möglich, wenn

- die physiologischen (vegetativen) Symptome der Übererregung abgeklungen sind (sich in Grenzen halten),
- die Gefühle bei Wiedererinnern an das Trauma tragbar sind (Distanz kann
  beibehalten werden),
- die Betroffenen ihre Erinnerungen unter Kontrolle haben, also ein bewusstes Zulassen und ein sachliches Erzählen der Geschichte möglich ist (keine
  Dissoziation mehr).
- ihr Selbstwertgefühl wiederhergestellt (aufgebaut) ist,
- sie eventuell wichtige Beziehungen (wieder) aufgenommen haben (oder
  sich allein wohlfühlen) und
- ihr Trauma in ein neues Wertesystem integriert haben (d. h., es hat einen
  neuen Sinn).

Der Therapieabschluss heißt auch, sich vom Therapeuten verabschieden müssen, von welchem man trotz anderer Absicht abhängig geworden ist. Aber es soll kein gewaltsamer Abbruch sein, sondern ein schrittweises Loslösen, ein Abschied, wie man ihn vom Elternhaus nimmt. Der Therapeut soll in Form eines wohlwollenden Eltern-Ichs als Teil der Persönlichkeit erhalten bleiben und seine Empfehlungen und Ermutigungen sollen die ehemaligen Patienten auf ihrem weiteren Lebensweg begleiten. Wenn Patienten berichten, dass sie sich in einer bestimmten Situation überlegt hatten, was der Therapeut dazu sagen würde, und dies als Entscheidungshilfe verwenden konnten, so ist dies ein Anzeichen, dass die Therapie langsam zu Ende gehen kann, weil sie gelernt haben, von ihr auch in Abwesenheit des Therapeuten zu profitieren.

7.7 Entspannungstechniken und Sport: Direkte Symptomlinderung

Entspannungsübungen können bei stressbedingten Störungen wie innerer Anspannung, muskulärer Verspannung, Erschöpfung und Schlafstörungen direkt zur Symptomlinderung und zur allgemeinen Entspannung eingesetzt werden. Sie sind ein gutes Mittel, um die Zuwendung zu sich selbst zu üben.

Entspannungsübungen haben eine neurophysiologische Grundlage und lassen sich in die eingangs beschriebenen Krankheitsmodelle integrieren. Um ein Gefühl der Selbstkontrolle zu erzielen, eignen sich Methoden, welche als Selbstbehandlung praktiziert werden können, wie die *progressive Muskelrelaxation* (PMR; Bernstein und Borkovec 1975), das *autogene Training* (AT; Schultz 1932) sowie das kontrollierte Atmen und die imaginativen Techniken. Diese können auch in Gruppen vermittelt werden, was Verstärkereffekte hat. Aus diesen Gründen ist z. B. die *Biofeedback-Methode* weniger geeignet, da sie zumindest zu Beginn apparative Unterstützung und individuelle Anleitung voraussetzt, wobei die modernen Verfahren wie das Herzratenvariabilität-Biofeedback (HRV) heute in vielfältiger Form zur Stressbekämpfung auch als Selbstbehandlung (mit Computerprogrammen und einem einfachen Pulssensor am Finger) angeboten wird. Der Einsatz von Biofeedback kann hilfreich sein, wenn andere Entspannungstechniken versagt haben. Bei Methoden, die stark vom Therapeuten abhängig sind, wie Massagetechniken oder andere Anwendungen von Licht, Wärme, Druck etc., besteht die Gefahr, dass nur vorübergehende Placeboeffekte erzielt werden, wenn keine Umsetzung in die Selbstbehandlung erfolgt.

Mit der Konzentration und der unkomplizierten Anwendung sind schon zwei wichtige Voraussetzungen für die erfolgreiche Vermittlung von Entspannungstechniken erwähnt worden. Weitere sind: Die Methode muss dem Wert- und Glaubenssystemen der Betroffenen entsprechen und einleuchtend erscheinen, was durch einen Therapeuten, der diese überzeugend vermittelt, unterstützt werden kann. Damit schafft er eine hilfreiche, hoffnungsvolle Erwartung, die die Wirksamkeit des Verfahrens erhöht (Placeboeffekt, Kap. 5). Der Entspannungszustand kann mit Hilfe irgendeiner Maßnahme, die eine konzentrative Steuerung der Aufmerksamkeit bewirkt, herbeigeführt werden, in der Regel durch Konzentration auf bestimmte Körperteile oder -funktionen, aber auch durch Imagination oder z. B. durch das Fixieren eines Punktes mit offenen Augen, wie dies bei der Hypnose oft praktiziert wird. Im Weiteren sind suggestive Formeln nötig, welche Veränderungen von Körperfunktionen bewirken, die nicht oder nur teilweise der bewussten Kontrolle unterliegen, wie die Grundspannung der Muskulatur, die Hautdurchblutung, die Herz- und Atemfrequenz. Die Stirn- oder Nackenmuskeln unterliegen besonders stark einer unbewussten Steuerung, welche durch psychische Faktoren wie Angst oder psychische Spannung (Stress) beeinflusst wird. Die Verfahren können unter Berücksichtigung dieser Grundprinzipien variiert werden, und individuelle Anpassungen an Schwierigkeiten können zur Bewältigung von Hindernissen oder Widerständen hilfreich sein.

Progressive Muskelrelaxation (PMR)

Die progressive Muskelrelaxation nach Jacobson (PMR) ist sehr wirksam und daher wohl das am meisten angewendete Verfahren. Es ist für den Einstieg in die Entspannungstechniken geeignet und hilft auch dann, zum Erfolg zu kommen, wenn es z. B. mit dem unten beschriebenen autogenen Training nicht gelingt, sich zu entspannen. Diese Methode hat den Vorteil, dass sie die Aufmerksamkeit durch die reichhaltigen Instruktionen gezielter steuert und zugleich auf physiologische Art ein Schwere- und Wärmegefühl hervorruft, da der Körper auf eine längere isometrische Muskelanspannung automatisch mit Entspannung und Durchblutungserhöhung reagiert. Indem man versucht, diese Veränderungen möglichst genau wahrzunehmen, richtet man die Konzentration stark nach innen, was die Entspannung zusätzlich fördert. Ebenso enthalten die Formeln manche suggestiven Elemente. Wer mit dem AT Erfolg hat, empfindet die vielen Instruktionen und das Anspannen jedoch als störend. Erfahrungsgemäß lohnt es sich, verschiedene Methoden auszuprobieren und diejenige auszuwählen, die am besten gelingt. Die Formeln der PMR sind im Anhang wiedergegeben. Tonaufnahmen dieser Formeln (CD etc.) können einen Therapeuten ersetzen und die regelmäßige Durchführung unterstützen, wobei die Absolvierung eines Kurses bei einem qualifizierten, erfahrenen Therapeuten als Einstieg zu empfehlen ist, um Enttäuschungen zu vermeiden. Leider gibt es auch viele Angebote, die diese Voraussetzungen nicht erfüllen und zu Misserfolgen führen.

Autogenes Training

Das autogene Training (AT) setzt eine gute Konzentration voraus, da lediglich mit Hilfe der bewussten Wahrnehmung von suggerierten Veränderungen von Körperempfindungen (Schwere, Wärme etc.) eine Entspannung herbeigeführt wird. Für Geübte ist es damit möglich, rasch in eine wohltuende Entspannung zu sinken, da anders als bei der progressiven Muskelrelaxation keine Bewegungen durchgeführt werden.

Hier der Ablauf der Übungen, welcher 10 bis 20 Min. in Anspruch nimmt. Die Idee der *Schwereübungen* (Formeln: „Arme schwer", „Beine schwer", „Nacken und ganzer Körper schwer") ist, dass die Vorstellung von „Schwere im Körper" zu einer Muskelentspannung führt und das Gefühl entsteht, die Arme hätten an Gewicht zugenommen oder würden von unsichtbaren Kräften nach unten gezogen. Durch Senkung der Muskelspannung kann auch Schmerzlinderung (v. a. bei Spannungskopfschmerzen) erzielt werden. Zudem führt diese muskuläre Entspannung – wie auch die übrigen Teile des AT – zu einer allgemeinen (mentalen und emotionalen) Tiefenentspannung. Manche Leute erleben in bestimmten Körperteilen oder einer ganzen Körperhälfte eine besonders ausgeprägte Schwere, wobei sich oft herausstellt, dass in diesem Körperteil stärkere Schmerzen verspürt oder er bei der Arbeit mehr belastet worden war. Vermutlich wird die Entspannung in einer Region, welche besonders angespannt war, ausgeprägter wahrgenommen.

Die Schwereübungen können beim Vorliegen von Schmerzen im Schulter-Nacken-Bereich unter Umständen zu einer momentanen Zunahme der Beschwerden führen. Meist reicht es aus, bei den Formeln mehr Betonung auf „locker" oder „angenehm entspannt" als auf „schwer" zu legen oder zumindest die Formulierung „bleischwer" wegzulassen.

Unerwünschte Nebenerscheinungen der Entspannungstherapie wie Zunahme der Schmerzen beim Liegen oder Entspannen, kommen anfangs oft vor und können Ausdruck von Skepsis oder Widerstand sein. Auch versuchen viele pflichtbewusste Patienten, es dem Therapeuten recht zu machen, und geraten dadurch, wenn Schwierigkeiten auftreten, in eine Spannung, weil sie krampfhaft danach trachten, sich zu entspannen. Es ist hilfreich, wenn ein Therapeut wohlwollend und einfühlend auf solche Schwierigkeiten eingeht. Er soll mit Zuversicht reagieren und deutlich machen, dass diese Störungen kein Hindernis zu sein brauchen und es mit Geduld oder allenfalls mit einer anderen Technik allen gelingen wird, sich zu entspannen. Eine solche zuversichtliche Haltung ist entscheidend für das Gelingen der Entspannung. Dazu braucht es das Vertrauen des Patienten in den Therapeuten und die Methode, was als allgemeiner Wirkfaktor auch für Placebos in Kap. 5 beschrieben worden ist. Daher sind die Erfolgsaussichten für Entspannungsübungen größer, wenn diese vom gleichen Therapeutenteam im Rahmen eines integrierten Behandlungsprogramms vermittelt werden, als wenn diese Aufgabe an einen anderen Therapeuten delegiert wird, welcher die Übungen womöglich noch einer großen, inkonstanten Gruppe vermitteln soll.

Manche Patienten können sich anfangs nur in der Gruppe entspannen, wahrscheinlich weil sie die entspannende Umgebung und die Anleitung des Therapeuten brauchen. Manche Therapeuten fordern, dass die Patienten rasch zur Selbständigkeit erzogen werden sollten und weigern sich zum Beispiel, die Entspannungsformeln allzu oft vorzusagen („ausnahmsweise fünfmal zugesprochen"). Solcher „Puritanismus" mag bei gut motivierten, wenig gestörten Patienten oder Gesunden am Platz sein, in der Behandlung von chronischen Schmerzpatienten ist er aber kontraproduktiv. Die Fibromyalgiepatienten kommen oft mit viel Skepsis zur Entspannungsbehandlung. Da sie ohnehin Mühe haben, sich für sich selbst Zeit zu nehmen und ungeduldig rasche Erfolge von sich erwarten, ist die Erlaubnis, sich verwöhnen zu lassen, wohltuend für sie.

Etwas schwieriger ist es, bei den an die Schwereübungen anschließenden *Wärmeübungen* die Wärme überall wahrzunehmen. Während die Formeln „beide Arme strömend warm bis in die Finger hinein" und „beide Beine strömend warm" noch leichter zu Erfolg führen, gelingt es manchmal nicht bei der „Sonnengeflechtübung" („Sonnengeflecht strömend warm"), die Wärme im Bauch zu spüren. Eine Hilfe können suggestive, einführende Erklärungen sein, indem man sich bildhaft vorstellt, wie nicht nur die Nerven des Sonnengeflechts, sondern auch Blutgefäße aus der Tiefe des Bauches heraus über alle inneren Organe ausstrahlen. Manche vermögen dabei intensive Wärmegefühle zu produzieren und erleben dies besonders wohltuend, als ob sie einen warmen Wickel appliziert bekämen. Bei somatoformen Störungen treten auf Grund der vegetativen Dysbalance vielfach Kältegefühle in Beinen und Armen auf, und viele Betroffene leiden unter kaltem und feuchtem Wetter, da solche Witterungseinflüsse die Schmerzen verstärken können. Möglicherweise spielt dabei der Mangel an emotionaler Wärme eine Rolle und das AT schafft eine wohltuende Möglichkeit, einen Teil dieses Mangels im übertragenen Sinne wettzumachen.

Wird der Herzübung die Formel „Herz warm umströmt, warm ums Herz" vorangestellt, lassen sich damit eventuell auftretende unangenehme Herzsensationen vermeiden. Die *Herzübung* selbst und die *Atemübung* (Formeln: „Herz schlägt ruhig und gleichmäßig" und „Atem geht ruhig ein und aus, wie von selbst") machen meist keine Probleme, abgesehen davon, dass es nicht immer gelingt, den Herzschlag zu spüren, was aber für den Erfolg der gesamten Entspannung von geringer Bedeutung ist.

Die Formeln für den *Kopf* stellen meist einen angenehmen Abschluss dar, auch wenn es nicht alle schaffen, eine kühle Stirn herbeizuführen. Allerdings ist gerade dieser Teil für Migränepatienten von Bedeutung, ließ sich doch zeigen, dass durch eine Verringerung der Durchblutung der Kopfhaut Migräneanfälle bekämpft werden können. Die Formeln „Gesichtsmuskeln schlaff, Unterkiefer locker" führen meist zu einer angenehmen Schwere im Gesichtsbereich und vertiefen die allgemeine Entspannung. Sie sind bei Kiefergelenkschmerzen besonders hilfreich. Das Gleiche gilt für „Zunge schwer und Augen schwer". Vorstellungen wie „ein kühles Lüftchen wehe über die Stirn" oder „ein feuchtes Tüchlein liege auf dieser" können eine Kühlung der Stirn („Stirne etwas kühl") erleichtern.

Imaginative Entspannungstechniken

Aus der Vielfalt von imaginativen Entspannung- oder Schmerzbewältigungstechniken wird der imaginative „Gang durch den Körper" oft geschätzt. Bei dieser Übung wird in Gedanken eine Wanderung durch den Körper gemacht, und man versucht dabei, sich in die entsprechenden Körperteile (vor allem Muskelgruppen) einzufühlen. Die Wanderung kann am Scheitel begonnen werden und über Hinterkopf, Nacken vorerst in die Arme, dann über den Rücken in die Beine führen. Die Rückkehr findet über Bauch und Brust (Herz, Atmung) zum Gesicht und wieder zum Scheitel statt. Der Vorteil dieses Vorgehens liegt wie bei der PMR darin, dass die ausführliche Anleitung es erleichtert, sich auf den Körper zu konzentrieren, wobei die teilweise als störend erlebten isometrischen Übungen wegfallen. Der natürliche Ablauf der Körperreise macht es leichter, die einzelnen Schritte zu memorieren und flexibel zu gestalten.

Gymnastikübungen und Ausdauertraining

Bei Schmerzen am Bewegungsapparat und beim Müdigkeitssyndrom wird körperliche Aktivität als zusätzliche Therapiemaßnahme empfohlen und hat sich auch in Studien bewährt. Sie fördert die Kraft und die Ausdauer, bekämpft die rasche Erschöpfbarkeit, dient aber auch der Ablenkung, senkt die Schmerzempfindlichkeit und fördert Erholung und Entspannung (beruhigender Effekt). Zudem wirkt körperliche Aktivität gut gegen Depressionen. Die sportliche Leistung kommt zudem der Leistungsorientierung dieser Menschen entgegen, weshalb aber auch Instruktionen für einen rücksichtsvollen Einsatz nötig sind, um eine Überlastung und eine frustrierende Symptomverschlechterung zu vermeiden.

Empfohlen werden vor allem Gymnastikübungen zur Förderung von Beweglichkeit, Kraft, Ausdauer und Koordination. Diese haben nicht in erster

Linie Schmerzreduktion, sondern Verbesserung der Belastbarkeit sowie Abbau von Schonverhalten und Fehlhaltungen bei gleichbleibenden oder vorübergehend stärkeren Schmerzen zum Ziel.

Das Ausdauertraining kann in einer Gruppe spielerisch vermittelt werden und wird auch in vielen Formen angeboten (Aerobic etc.). So können Betroffene ihre Schmerzen vorübergehend vergessen und spüren u. U. die Anstrengung kaum, besonders im warmen Bewegungsbad. Oft wird den Betroffenen erst anderntags bewusst, wie viel sie geleistet haben, weil sie mehr Schmerzen verspüren. Daher müssen sie informiert sein, dass ungewohnte Belastungen auf Grund des Konditionsmangels und der Schmerzempfindlichkeit ungefährliche Schmerzen provozieren können, welche aber nicht Anlass zu erneuter Schonung sein sollen, sondern zur Fortsetzung des Trainings. Im Laufe des Trainings nimmt die Belastbarkeit zu, und sie haben Freude an der wieder gewonnenen Bewegungsfähigkeit.

7.8 Mal- und Kreativtherapie: Zugang zu Gefühlen

Eine sinnvolle Ergänzung zu den bisher beschriebenen mehrheitlich verbalen Methoden sind die Mal- und Kreativtherapie oder Gestaltungstherapie. Auch Musik- und Tanztherapie können dazu gezählt werden, also alle Verfahren, bei welchen auf nonverbale Weise Gefühlen und unbewussten Impulsen Ausdruck gegeben wird. Ähnlich wie bei Nacht- oder Tagträumen erlaubt das entstandene Material Einblicke in das Gefühlsleben und in innere Konflikte. Das Unbewusste kann sich so ohne Worte symbolhaft ausdrücken und die Betroffenen finden Zugang zu unbewussten Gefühlen, wie am *Fallbeispiel Heinrich, der tüchtige Informatiker* dargestellt (Abb. 4.5). Ähnlich wie Tagträume oder Entspannungsverfahren kann der meditative Gestaltungs- und Bewegungsprozess auch für sich allein eine beruhigende und heilende Wirkung haben. Entsprechend ist deren Einsatz als ergänzende oder eventuell alleinige therapeutische Maßnahme sinnvoll. Diese Verfahren können im Einzel- und Gruppensetting zur Anwendung kommen.

7.9 Gruppenbehandlung: Hilfreicher Erfahrungsaustausch

Gruppenverfahren sind für die Vermittlung von Informationen über Schmerz- und Stressbewältigung (z. B. bei Fibromyalgie) sowie zum Einüben dieser Techniken einschließlich der beschriebenen Verhaltensänderungen ökonomischer und effizienter als Einzeltherapie (Box 7.3). Sie ermöglichen zudem einen hilfreichen Erfahrungsaustausch (Lernen am Modell der anderen). Die Erkenntnis, dass andere sich ähnlich extrem („gestört") verhalten, fördert die Akzeptanz der psychosomatischen Konzepte und die Motivation für Veränderung. Theoretische Ausführungen über die Störungen und Vorschläge für Veränderungen gewinnen an Überzeugungskraft, wenn sie anhand der Erfahrungen von Patienten erarbeitet und illustriert werden, besonders, wenn einzelne es geschafft haben, die Strategien erfolgreich umzusetzen. Es kann ein regelrechter Wettbewerb entstehen, wer die „Hausaufgaben" (z. B. Hilfe holen) besser erledigt hat.

Selbsthilfegruppen

Neben der eigentlichen Gruppentherapie, welche unter Leitung von erfahrenen Psychotherapeuten oder anderer Therapeuten (Physio-, Ergo-, Kreativtherapeuten etc.) durchgeführt wird, können auch Selbsthilfegruppen von Betroffenen eine Hilfe sein. Solche werden oft für einzelne Störungsbilder (z. B. Fibromyalgie, Müdigkeitssyndrom) speziell angeboten. Günstig ist, wenn auch diese Gruppen von einer Person geführt werden, die mit den Möglichkeiten, aber auch Gefahren von Selbsthilfegruppen vertraut ist. Denn selbst in therapeutisch geführten Gruppen braucht es einige Disziplin des Gruppenleiters und der Mitglieder, um zu verhindern, dass sich die Gruppenteilnehmer mit ihren Klagen gegenseitig belasten und daher vom Gruppenprozess negativ beeinflusst werden. Diese Befürchtung wird häufig geäußert. Auch Selbsthilfegruppen brauchen daher bestimmte Ziele und eine Struktur sowie eine Gruppenleitung, welche deren Realisierung auch durchsetzt. Auch besteht die Gefahr, dass Gruppenmitglieder falsche Informationen zusammentragen und sich mit unüberprüften Berichten über angebliche neue Erkenntnisse oder Behandlungsmöglichkeiten verunsichern, wenn nicht schaden. In Anbetracht der hohen Wirksamkeit von Placebomaßnahmen ist es verständlich, dass unwirksame neue Verfahren anfangs große Hoffnungen wecken können, wenn sie überzeugend vermittelt werden, wie in Kap. 5 dargestellt. Die Betroffenen sind oft empört darüber, dass sich die Schulmedizin solcher „sensationeller Neuentdeckungen" nicht annimmt. Daher lohnt es sich, gelegentlich Fachleute in die Selbsthilfegruppe einzuladen, um sich von ihnen wieder über den aktuellen Stand des Wissens informieren zu lassen und Fragen stellen zu können. Selbsthilfegruppen haben gleichzeitig den Vorteil, dass die sozialen Interaktionen intensiver sind und auch der Übergang zu einer gemeinsamen Freizeitgestaltung fließend sein kann, was nützlich ist gegen die soziale Isolation, unter welcher viele Patienten leiden.

Box 7.3: Vorteile der Gruppenbehandlung

Gruppenerlebnis: Andere haben ähnliche Probleme, Verbesserung der Einfühlung, Rollenerleben

Gruppe als sozialer Bezugsrahmen, gruppendynamischer Prozess: Verbesserung der Realitätsanpassung und Durchsetzungsfähigkeit

Ökonomisch und effizienter für: Informationsvermittlung, Instruktionen und Einüben von Techniken, „Rollenspiel"

Erfahrungsaustausch: Gegenseitige Motivation, Verstärkung, Unterstützung

Neue soziale Kontakte: Hilfe gegen soziale Isolation

8

Medikamente gegen Müdigkeit, Erschöpfung und Schmerz

8.1 Medikamente gegen Müdigkeit und Schlafstörungen

Medikamente gegen Müdigkeit einzusetzen ist nur sinnvoll, wenn es ein entsprechendes Symptom oder einen Mangel zu behandeln gilt. Wie in Kap. 1 ausgeführt, kann z. B. ein Eisen- oder Vitaminmangel der Müdigkeit zu Grunde liegen, so dass es richtig ist, diesen entsprechend zu therapieren. Eine Einnahme von Vitaminen oder Spurenelementen ohne entsprechende Mangelerscheinungen ist aber letztlich unsinnig und verlorenes Geld, auch wenn die Pharmaindustrie gerne suggeriert, dass bei Müdigkeit solche und andere (oft pflanzliche) stärkende Präparate eine Wirkung hätten. Entsprechende Werbung für solche Präparate (übrigens auch Schmerzmittel) ist im Fernsehen, auf Plakaten (Abb. 8.1) und in Zeitschriften erstaunlich oft anzutreffen, woraus sich schließen lässt, dass mit diesen Produkten trotz fehlender nachgewiesener Wirksamkeit (offenbar nur auf Grund von Placeboeffekten) gute Geschäfte zu machen sind. Dies zeigt aber auch, wie weit verbreitet das Problem der Müdigkeit ist und der Wunsch, dieses mit einer Tablette zu beseitigen.

Eine zweite Möglichkeit ist der Einsatz von Medikamenten zur Verbesserung der Schlafqualität. Vor allem die alten, trizyklischen Antidepressiva (der Name rührt von der chemischen Struktur dieser Substanzen mit drei Benzolringen) sind gut wirksam, weil sie den Schlaf vor den negativen Einflüssen von übermäßigem Stress schützen. Wie in Abschn. 2.2 ausgeführt, eignen sich dazu vor allem die Substanzen Trimipramin und Amitriptylin bzw. damit verwandte Substanzen wie zum Beispiel Nortriptylin. Bereits geringste Dosen vom 6–12 mg bei Trimipramin (als Tropfen fein dosierbar) oder 10–20 mg bei Amitriptylin bzw. Nortriptylin sind ausreichend, um die Qualität des Schlafes zu verbessern. Auch wenn sich bei Untersuchungen im Schlaflabor keine klaren Störungen des Nachtschlafes sehen lassen, und die Betroffenen auch weitgehend durchschlafen können, erwachen viele von Müdigkeit geplagte Menschen am Morgen trotzdem zerschlagen und unausgeruht. Auf

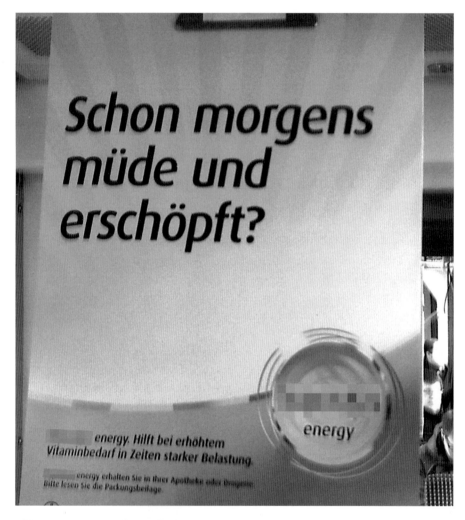

Abb. 8.1 Werbung für Multivitaminpräparat in der Straßenbahn: Suggeriert einen (nicht allgemein nachgewiesenen) erhöhten Vitaminbedarf in Zeiten starker Belastung

diese Störungen wirken sich die erwähnten Medikamente oft erstaunlich positiv aus. Das Eruieren der geringsten notwendigen Dosis, um zwar besser zu schlafen, aber sich anderntags nicht übermäßig müde oder benommen zu fühlen, ist nicht immer einfach. Retardierte Medikamente wie z. B. Saroten®, d. h. solche, die den ganzen Tag noch weiterwirken, weil sie im Darm nur verzögert freigesetzt werden, sind für diesen Zweck weniger geeignet. Zudem ist die Dosis oft zu hoch. Sie sind für den Einsatz bei eigentlichen Depressionen oder Angst, wo eine anhaltende Wirkung tagsüber gewünscht ist, geeignet. Diese älteren Medikamente haben allerdings eine Reihe von Nebenwirkungen, welche manchmal auch schon in diesen geringen Dosen auftreten. Von

Bedeutung sind fast nur die Harnverhaltung bei Männern ab ca. 50 Jahren, die unter einer Prostatavergrößerung leiden, sowie die Blutdrucksenkung, die bei nächtlichem Aufstehen Schwierigkeiten (Schwindel wegen Blutdruckabfall) machen kann. Ebenso können durch die Einnahme dieser Medikamente Alpträume verstärkt auftreten, wodurch der Schlaf mehr gestört als verbessert wird. In diesem Fall ist der Wechsel zum alternativen Medikament Trazodon (Trittico®) zu empfehlen, welches nebenwirkungsarm ist. Die empfohlene Dosis zur Schlafverbesserung liegt bei 25–100 mg. Am ehesten treten als Nebenwirkungen eine zu große anhaltende Müdigkeit, Übelkeit oder Kopfschmerzen auf.

Box 8.1 Medikamente gegen Müdigkeit und Schlafstörungen

Schlaffördernde Antidepressiva:
- Trimipramin
- Amitriptylin, Nortriptylin
- Trazodon (Trittico®)
- Agomelatin (Valdoxan®)
- Mirtazepin (Remeron®)
- Evtl. als Alternative: Lorazepam (Temesta®) oder Oxazepam (Seresta®)

Mögliche Nebenwirkungen (von Trimipramin, Amitriptylin, Nortriptylin):
- Mundtrockenheit
- Sehstörungen (Akkommodationsstörung, d. h. Rückgang der Sehschärfe)
- Harnverhaltung (praktisch nur bei Männern mit Prostatavergrößerung)
- Blutdrucksenkung (Blutdruckabfall mit Schwindel bei raschem Aufstehen)
- Herzrhythmusstörungen (Herzklopfen, Herzstolpern)
- Gewichtszunahme
- Libidoverminderung
- Alpträume

Haben alle diese Mittel nicht den gewünschten Effekt, so gibt es noch weitere selektiv wirksame (siehe Glossar) Alternativen wie Agomelatin (Valdoxan®) oder allenfalls Mirtazepin (Remeron®), wobei Letzteres in der Regel zu stark müde macht und lediglich bei ausgeprägten Schlafstörungen mit häufigem Erwachen und längerem Wachliegen angezeigt ist. Sind diese Medikamente nicht wirksam oder werden nicht ertragen, so ist der Einsatz von angstlösenden Benzodiazepinen wie Lorazepam (Temesta®) oder Oxazepam (Seresta®) in Betracht zu ziehen. Die zwei erwähnten Substanzen werden im Körper relativ rasch und vollständig abgebaut und führen dabei nicht zu einer anhaltenden Müdigkeit. Zu beachten ist aber, dass Personen mit Suchtneigung sich an diese Medikamente gewöhnen können, dann wegen abnehmender Wirksamkeit sukzessive die Dosis steigern müssen und so in eine Abhängigkeit geraten können. Deshalb empfiehlt es sich, sie lediglich bei Bedarf maximal fünf

Tage einzunehmen und dann ca. zwei Tage Pause einzuschalten. Allerdings gibt es viele Menschen, die über Jahre diese Medikamente in konstanter Dosis regelmäßig als Schlafhilfe einsetzen, was zeigt, dass längst nicht alle dazu neigen, in eine Abhängigkeit mit dem Zwang zur Dosissteigerung zu geraten.

Schlafmittel im engeren Sinne wie Zolpidem oder Zopiclon sind langfristig nicht zu empfehlen, denn sie beeinflussen die Schlafqualität negativ. Sie sind hilfreich bei vorübergehenden Einschlafstörungen, die natürlich auch Müdigkeit nach sich ziehen können. Für solche Fälle eignen sich auch pflanzliche Mittel, die Baldrian (Valeriana officinalis) und Hopfen enthalten. Sie sind gut verträglich, wirken aber nur etwa vier Stunden, können also den Schlaf nicht die ganze Nacht schützen. Ähnlich lange hält die Wirkung von Alkohol an. Ein Glas Rotwein oder Bier (aber nicht mehr), kann das Einschlafen erleichtern. Mehr Alkohol verdirbt dann aber u. U. die Nachtruhe, weil nach 3–4 Stunden tiefem Schlaf oft eine Wachphase folgt.

8.2 Medikamente gegen Schmerz

Die Wirksamkeit von Antidepressiva in der Schmerzbehandlung wird oft überschätzt. Sie haben ihren Platz bei der Behandlung neuropathischer Schmerzen (wenn eine Schädigung von Nerven vorliegt wie z. B. bei Zuckerkrankheit oder nach einer Virusinfektion mit Herpes zoster) sowie – wie in Abschn. 2.2 schon erwähnt – bei der Fibromyalgie, wo sie aber hauptsächlich durch eine Verbesserung der Schlafqualität das Befinden verbessern. Dabei wirken bereits die erwähnten geringen Dosen von trizyklischen Antidepressiva oder von Antiepileptika mit anxiolytischer Wirkung (25 mg Pregabalin). Der vorsichtige Einsatz (Ein- und Ausschleichen!) moderner dual wirksamer selektiver Antidepressiva (SNRI: Duloxetin oder Venlafaxin) ist vor allem dann sinnvoll, wenn auch Symptome von Angst und Depression vorhanden sind. Bei unspezifischen Rückenschmerzen wirken Antidepressiva nicht besser als Placebo, wie große Übersichtsarbeiten gezeigt haben (White et al. 2011).

8.3 Medikamente gegen Schmerz: Stufenschema

Die schmerzlindernden Medikamente werden entsprechend dem von der WHO empfohlenen Schema in *drei Stufen* eingeteilt. Zudem führt das Schema weitere Medikamente auf, die eigenen positiven Effekt auf Schmerzen haben können. Dazu gehören neben den eben besprochenen Antidepressiva auch die Antiepileptika und allenfalls muskelentspannende Medikamente wie Tizanidin (Sirdalud®) oder Tolperison (Mydocalm®). Vor allem Tizanidin macht müde und eignet sich daher bei Muskelverspannungen und Schlaf-störungen. Eine Alternative stellen vorübergehend auch die Benzodiazepine dar, vor allem Diazepam, welches gut muskelentspannend wirkt, aber wegen Abhängigkeitsentwicklung und auch Kumulation (Anhäufung) von Abbau-produkten im Blut nicht über längere Zeit eingenommen werden sollte.

Erste Stufe: die scheinbar harmlosen, frei erhältlichen Mittel

Die erste Stufe umfasst die *einfachen schmerzlindernden und fiebersenkenden Analgetika* wie Paracetamol (z. B. Panadol®, Dafalgan®), Metamizol (Noval-gin®) sowie die Entzündungshemmer, auch nichtsteroidale Antirheumatika genannt (NSAR). Ihr Name leitet sich davon ab, dass ursprünglich nur mit Cortison eine ähnlich gute entzündungshemmende Wirkung erzielt werden konnte. Allerdings war die Acetosalicylsäure (Aspirin® u. a.), die auch entzün-dungshemmende Eigenschaften hat, längstens bekannt. Es wirkt ähnlich wie Paracetamol, ist aber zusätzlich entzündungshemmend und verursacht daher auch die typischen Nebenwirkungen der Entzündungshemmer.

Paracetamol (z. B. als Dafalgan oder Panadol im Handel) ist in den meis-ten frei käuflichen Medikamenten gegen Schmerzen und Erkältungskrank-heiten enthalten. Da es auch fiebersenkend ist, wird es auch bei Kindern gegen fiebrige Erkrankungen verwendet. Laut neueren Studien hat es auch eine entzündungshemmende Wirkung neben einem Effekt auf die Schmerz-wahrnehmung im Gehirn. Dies belegt seine gute Verträglichkeit und relati-ve Ungefährlichkeit. In der normalen Dosierungen verursacht es auch kaum Nebenwirkungen, allenfalls Schwitzen, jedoch darf die empfohlene maximale Tagesdosis von 4 g pro Tag (d. h. 8 Tabletten zu 500 mg oder 4 Tabletten zu 1 g) nicht überschritten werden, da das Medikament ab ca. 7,5 g täglich schwere Leberschädigungen verursachen kann. Entsprechend ist Vorsicht ge-boten bei einer Leberfunktionsstörung.

Eine Alternative stellt *Metamizol* (Novalgin®) dar. Es war in Verruf geraten, weil es in seltenen Fällen eine Agranulozytose (Mangel an weißen Blutkörper-chen) verursachen kann. Es ist gut schmerzstillend sowie auch krampflösend und fiebersenkend. Als weitere mögliche Nebenwirkungen gelten Allergien und Hypotonie (Blutdrucksenkung). Vorsicht ist geboten bei einer Nieren-funktionsstörung.

Die *Entzündungshemmer* bewirken eine Analgesie (Schmerzstillung) durch die Prostaglandinsynthesehemmung. Da sie vor allem am Ort der Entzün-dung wirken, weil sie sich dort konzentrieren, sind sie bei entzündungs- oder verletzungsbedingten Schmerzen (z. B. einer schweren Prellung) sehr wirk-sam. Sie haben aber auch häufige Nebenwirkungen: Übelkeit, Völlegefühl,

Erbrechen, erosive Gastritis, eventuell Ulcera (Magengeschwüre), Magenblutungen (eventuell Mikroblutungen), Nieren- und Leberfunktionsstörungen. Zudem verursachen sie Schläfrigkeit und eine verminderte Reaktionsbereitschaft. Sie werden daher besser am Abend eingenommen. Um sich vor den Nebenwirkungen im Magen zu schützen, kann die gleichzeitige Einnahme eines Magenschoners (Protonenpumpenblockers wie z. B. Omeprazol) sinnvoll sein. In Dosierungen bis 400 mg ist zum Beispiel Ibuprofen (Brufen®) frei erhältlich und entsprechend in vielen Schmerzmitteln enthalten. Andere bekannte Substanzen sind Diclofenac (Voltaren®), Mefenaminsäure (Ponstan®), Nimesulid (Nisulid®), u. a. m.

Zweite Stufe: „schwaches Morphium", gut verträglich

Die zweite Stufe umfasst die schwachen Opioide, d. h. Substanzen, die von den Opiaten, also im Rohopium enthaltenen Medikamenten, abgeleitet sind. Dazu gehört das Dihydrocodein oder Codein, welches nur in Kombination mit anderen Substanzen (z. B. Co-Dafalgan® = 500 mg Paracetamol und 30 mg Codeinphosphat) zur Anwendung kommt. Reines Codein wird als hustenstillendes Mittel eingesetzt. Es wird im Körper übrigens in Morphium umgewandelt und zeigt daher schmerzstillende Effekte.

Ein synthetisch hergestelltes schwaches Opioid ist das Tramadol. Es ist stark wirksam und gut verträglich, hat allerdings ähnliche Nebenwirkungen wie die eigentlichen (starken) Opioide. Es ist auch niedrig dosiert (37,5 mg) in Kombination mit 325 mg Paracetamol als Zaldiar® verschreibungspflichtig im Handel. Die empfohlene Anfangsdosierung von Tramadol ist bei anhaltenden Schmerzen 2 mal 50 bis 100 mg retardiertes Tramadol. Dieser Form ist gegenüber den Tropfen oder gewöhnlichen Kapseln der Vorzug gegeben, da die Gefahr der Dosissteigerung oder Abhängigkeit dadurch geringer ist.

Dritte Stufe: Morphium und Co.

Die dritte Stufe schließlich beinhaltet die *starken Opioide* (Erläuterungen zu Namen und Herkunft im Glossar). Sie sind sehr gut, aber z. T. nur kurz wirksam gegen sehr starke Schmerzen (wirken im Gehirn). Sie sollen anders als bei akutem, bei chronischem Schmerz regelmäßig statt bei Bedarf verabreicht werden, am besten retardiert statt als Tropfen oder Spritzen. Die verschiedenen Präparate sind Morphin, heute meist retardiert als MST® oder Ähnliches verwendet, Hydromorphon (Palladon®), Oxycodon (Oxycontin®, auch in Targin® mit Naloxon, verursacht weniger Verstopfung), Fentanyl TTS (Durogesic®), Buprenorphin (Tablette oder Pflaster Transtec®), Tilidin (Valoron®) und Methadon. Letzteres ist in Verruf geraten, weil es häufig als Drogenersatzpräparat abgegeben wird. Auf Grund seiner langen Wirkungsdauer, guten Verträglichkeit und seinem speziellen Wirkungsspektrum bei chronischen Schmerzen eignet es sich gut für die Behandlung chronischer Schmerzen. Allerdings ist der Entzug des Medikamentes relativ schwierig.

In normaler Dosis sind diese starken Opioide ungiftig, machen aber Nebenwirkungen: Verstopfung, Übelkeit, Erbrechen, Schläfrigkeit (Verwirrung, Euphorie). Da es zu einer Gewöhnung kommt, die eine Dosissteigerung nötig macht, werden sie nur bei körperlich verursachten, chronischen Schmerzen eingesetzt, welche nicht mehr anders behandelbar sind, selten jedoch bei funktionellen Beschwerden. Sie führen zu einer körperlichen Abhängigkeit, d. h. beim Absetzen treten Entzugserscheinungen auf, die ein langsames, mühsames Ausschleichen über Wochen bis Monate nötig machen.

9

Schwierigkeiten im Umgang mit somatoformen Störungen

9.1 Schwierigkeiten mit der psychosomatischen Sicht

Manche Patienten mit somatoformen Beschwerden sind hartnäckig überzeugt, dass ihre Beschwerden körperlich bedingt sind, und zeigen Widerstand gegen die psychosomatische Sicht (Abschn. 3.4). Sie sind der Meinung, dass eine Ursache der Beschwerden gefunden werden muss, und suchen immer neue Spezialisten auf, in der Hoffnung, dass sie durch eine passive Intervention von ihren Beschwerden befreit werden könnten. Oft werden sie z. B. durch einen leicht abnormen Blutbefund oder durch in ihrer Bedeutung überbewertete degenerative Veränderungen an der Wirbelsäule in dieser Ansicht scheinbar bestätigt. Allerdings besteht wie bereits erwähnt z. B. eine sehr geringe Korrelation zwischen den somatischen Befunden an der Wirbelsäule und den subjektiven Beschwerden, d. h., diese können das Ausmaß von Schmerz und Behinderung nicht erklären. Oder aber die Behandlung der scheinbaren Ursache (Vitamin- oder Eisenmangel, Hormonstörung bei Müdigkeit bzw. Bandscheibenschaden, Facettengelenksdegeneration, Instabilität eines Bewegungssegmentes bei Rückenschmerz) hat u. U. nur vorübergehend – auf Grund der Placebowirkung – aber nicht anhaltend zum gewünschten Erfolg geführt.

Akzeptieren statt Umdeuten

In Box 9.1 ist karikiert dargestellt, welcher Dialog sich zwischen Arzt und z. B. Rückenschmerzpatient abspielen kann und was sich die beiden Seiten dazu denken. Der dargestellte Konflikt kommt zustande, wenn sich der Arzt am traditionellen psychoanalytischen Modell der „neurotischen" Symptombildung orientiert. Es basiert auf den Konzepten von Sigmund Freud, wonach unbewusste psychische Konflikte zu körperlichen Symptomen führen. Es ist Ausdruck eines linearen Krankheitsmodells, wie es für die somatische Medizin üblich ist, weil es von fassbaren pathogenen Faktoren und daraus

Box 9.1:   Dichotomie Soma/Psyche: Karikierte Darstellung der Folgen des linearen, monokausalen Denkens

Somatiker	Patient	Psychiater
	Ich habe schreckliche Rückenschmerzen	
(Nach erfolglosen Abklärungen und Behandlungen): Ich kann nichts finden, was Ihre Rückenschmerzen erklärt. Aber Sie wirken bedrückt. Ich schicke Sie zu einem Psychiater.		
		Was bedrückt Sie?
	Meine Rückenschmerzen!	
		Sie müssen aber ein anderes belastendes Problem haben. Was macht Ihnen solche Sorgen?
	Dass meine Schmerzen sich nicht bessern und mir niemand helfen kann.	
		(Nach längerem Bemühen): Wenn Sie keine anderen Probleme sehen, kann ich Ihnen auch nicht helfen.
		(Denkt im Stillen): Der Patient will seine wirklichen Probleme nicht wahrhaben und schiebt den Schmerz vor. Er ist nicht motiviert für eine aufdeckende Psychotherapie.
	(Denkt im Stillen): Die Ärzte glauben mir nicht, dass ich wirklich Schmerzen habe.	

resultierenden Krankheiten ausgeht, d. h. einem „geradlinigen" (darum der Ausdruck linear) Zusammenhang zwischen Ursache und Wirkung, wie in Abschn. 2.1 am Beispiel der Blinddarmentzündung dargestellt. Dieses Modell hat allenfalls seine Berechtigung für das Verständnis der dissoziativen

Störungen (Abschn. 2.5), wobei der Arzt (Therapeut) auch dort – wie das *Fallbeispiel Liselotte, Lähmungen ohne Befund* (Abschn. 2.5) zeigt – mit einer (unbewussten) Verleugnung dieser Konflikte konfrontiert ist, die er vorerst akzeptieren muss.

Bei körperlich nicht erklärbaren Beschwerden (*Symptome ohne Befund*, Kap. 3) wird oft nach einer anderen Ursache gesucht. Es wurden früher von psychoanalytisch geprägten Psychosomatikern vor allem zwei mögliche Wege der Entstehung der Beschwerden propagiert: die Konversion (heute Dissoziation genannt) und die verdeckte („larvierte") Depression. Wie erwähnt hat das Konversionsmodell in einzelnen Fällen mit bewusstseinsnahen Konflikten und entsprechendem Leidensdruck seine Berechtigung, doch fehlen solche bearbeitbaren Konflikte bei vielen dieser Störungen meistens. Es finden sich lediglich die in Abschn. 4.2 beschriebenen Verhaltensauffälligkeiten, welche aber vielen Betroffenen nicht bewusst sind oder deren Zusammenhang mit den Krankheitssymptomen sie nicht sehen. Erst im Laufe einer Gruppen- oder Einzeltherapie wird ihnen langsam bewusst, welche Überanpassung und hohen Leistungen sie von sich verlangen. Zumindest vorerst fühlen sie sich meist nicht in der Lage, etwas an ihrem Verhalten zu ändern, auch wenn sie sich stark belastet fühlen. Ihre Überzeugung, eine schwierige Partner- oder Familiensituation geduldig ertragen zu müssen, da diese unveränderbar sei, oder ihre Überzeugung, dass sie immer perfekte, große Leistungen vollbringen müssten, um mit sich zufrieden zu sein, erschwert ihnen Verhaltensänderungen.

Patienten mit somatoformen Störungen sind typischerweise der Ansicht, dass sie außer den unerklärlichen Beschwerden und deren Folgen keine anderen Probleme haben, wie im *Fallbeispiel Heinrich, der tüchtige Informatiker* oder *Birgit mit Reizdarm und Erschöpfung* deutlich gezeigt. Sie suchen einen anderen Arzt oder Therapeuten, der sie mit ihrer Sichtweise akzeptiert, selbst wenn er ihnen unrealistische Heilungsversprechen macht. Müdigkeit und Schmerz sind Symptome, die besonders oft zu solchen Schwierigkeiten Anlass geben.

Die in Abschn. 4.3 beschriebene häufig bestehende Beziehungs- oder Bindungsstörung – v. a. das fehlende Vertrauen – spielt bei diesen Schwierigkeiten eine wichtige Rolle. Die Patienten fühlen sich mit ihren Beschwerden rasch nicht ernst genommen und glauben, der Arzt gebe sich zu wenig Mühe, um nach einer Ursache zu suchen, wie im *Fallbeispiel Sekretärin mit Angst vor einem Hirntumor*. Dies hängt mit ihrem großen Misstrauen Autoritätspersonen gegenüber zusammen. Dieses hat seine Wurzeln in ihrer Kindheit, wo sie sich mit ihren Sorgen und belastenden Erlebnissen oder überhaupt als Mensch nicht ernst genommen fühlten. Häufig wurden sexuelle Übergriffe von der Umgebung und insbesondere der Mutter nicht ernst genommen verleugnet. Betroffene Frauen wurden als Lügnerinnen hingestellt, als unglaubwürdig oder man behauptete gar, sie seien selbst schuld daran, dass der Übergriff stattfand („Du warst ein Luder, Du wolltest es ja auch").

Entsprechend fühlen sie sich als Simulantinnen abgestempelt, wenn ihnen gesagt wird, ihre Beschwerden hätten keine fassbaren Ursachen. Sie fühlen sich entwertet und abgelehnt. Sie reagieren unter Umständen mit großer Wut auf diese Ärzte und suchen immer neue Ärzte auf, in der Hoffnung, endlich ernst genommen zu werden. Mit der Zeit wächst aber ihre Überzeugung, dass Ärzte sie gar nicht mehr ernst nehmen, wenn sie einmal als psychosomatische Fälle gelten. Ein Arzt würde vom anderen die Beurteilung übernehmen und nicht mehr erneut genau abklären, was hinter den Beschwerden stecken könnte, wie das erwähnte *Fallbeispiel der Sekretärin* zeigt. Entsprechend versuchen manche Patienten, neuen Ärzten Vorinformationen vorzuenthalten, in der Hoffnung, zu vermeiden, dass diese durch die Meinung anderer Ärzte beeinflusst werden. In ihrer hartnäckigen Überzeugung werden sie häufig durch Informationen aus dem Internet unterstützt, wo über Fälle berichtet wird, in welchen eine Ursache übersehen wurde, oder wilde Theorien über die möglichen Ursachen von funktionellen Beschwerden kursieren.

Patienten sind verzweifelt, Arzt gerät unter Druck

In ihrer Verzweiflung setzen sie ihre Ärzte unter Druck, so dass diese sich entweder zu immer neuen Abklärungen und Überweisungen zu neuen Spezialisten verleiten lassen oder aber die Patienten vermeintlich enttäuschen. Es kann zu einem Machtkampf kommen, in welchem beide Seiten zu beweisen versuchen, dass sie im Recht sind, wie es im *Fallbeispiel Marianne mit brennenden Schmerzen im Mund* teilweise geschah.

Das bereits erwähnte, ganzheitliche Vorgehen kann solche Machtkämpfe vermeiden. Indem der Therapeut das traditionelle monokausale (durch eine Einzelursache bestimmte) Krankheitsmodell verlässt und eine ganzheitliche Sicht einführt, entzieht er sich dem Dilemma, nach einer Einzelursache – wenn nicht somatisch, dann psychisch bedingt – fahnden zu müssen. Die oben erwähnte traditionelle, dem naturwissenschaftlichen Denken entspringende, dichotome (entweder körperlich oder psychisch) Sicht, welche nach dem sicheren Ausschluss einer körperlichen eine rein psychische Ursache postuliert, verhindert ein ganzheitliches Denken und hat für die Behandlung von psychosomatischen Krankheiten verheerende Folgen. Liegen fassbare und behandelbare organische Störungen oder Schädigungen (Läsionen) vor, wie z. B. bei der Hypertonie, dem peptischen Ulcus oder dem Asthma bronchiale, besteht die Gefahr, dass die psychosozialen Faktoren unberücksichtigt bleiben und unbedeutende Befunde überbewertet oder fälschlicherweise behandelt werden, wie schon in Abschn. 2.1 dargestellt.

Ganzheitliche Sicht statt Suche nach einer Einzelursache

Durch eine solche ganzheitlichen Betrachtungsweise wird die Suche nach einer körperlichen oder psychischen Einzelursache überflüssig. Alle möglichen Faktoren, die die Beschwerden beeinflussenden, werden berücksichtigt und soweit möglich therapeutisch angegangen. Im Falle von Müdigkeit kann dies heißen, vorerst einen möglichen Eisenmangel als Teilursache zu beheben, daraufhin die Schlafqualität durch ein geeignetes Medikament und schließlich den Energiehaushalt mit psychotherapeutischen Maßnahmen zu verbessern zu versuchen. Ähnlich kommt auch bei Rücken- oder Nackenschmerzen eine mehrstufige Behandlung zum Einsatz (Box 7.5). In Anbetracht der multifaktoriellen Genese der Beschwerden haben auch somatische Maßnahmen (z. B. schmerzstillende Medikamente) und schmerzlindernde physiotherapeutische Maßnahmen ihren Platz in einem solchen Konzept. Diese dürfen aber nicht hauptsächlich eingesetzt werden, um den Schmerz zu unterdrücken und so die Leistungsfähigkeit zu erhalten. Dies bedeutet Raubbau an der Gesundheit und kann zu einer immer höheren Schmerzempfindlichkeit führen, so dass die Schmerzmittel zunehmend an Wirksamkeit verlieren (Kap. 8).

Bei diesem Behandlungskonzept ist nicht Symptomfreiheit das Ziel der Behandlung, sondern ein neuer Umgang mit dem Leiden („mit den Beschwerden leben lernen") durch aktive, selbstverantwortliche Auseinandersetzung (Kap. 7). Erkennen die Patienten die biopsychosozialen Zusammenhänge der Krankheit, so verliert diese an Bedrohlichkeit und wird zu einem „hilfreichen Wegweiser" als „Barometer des Wohlbefindens" und motiviert bzw. ermahnt zu einem rücksichtsvolleren Umgang mit sich selbst. Der Körper ist diesbezüglich ein recht harter Lehrer, dessen Stimme zum Glück nicht lange überhört werden kann. Er zeigt mit seinen Symptomen hartnäckig an, wenn Verhaltensänderungen nötig sind, um den Raubbau an der Gesundheit durch die dauernde Selbstüberforderung einzudämmen, obwohl Patienten dies nicht sehen wollen. So kam *Erna* mit dem Wunsch in die Therapie, wieder leistungsfähiger zu werden.

Oft hoffen Patienten auch, es gebe ein Medikament, welches ihnen mehr Energie gebe. Dies ist ein Stück weit möglich im Falle einer Depression (Abschn. 2.4), nicht aber bei einer durch Ermüdung bedingten Erschöpfung. Zwar preisen Pharmafirmen viele Produkte gegen Erschöpfung an (Vitamine, Spurenelemente, Ginseng u. a. m.) doch bestehen bei ausgewogener Ernährung keine solchen Mangelerscheinungen, und die Wirkungen dieser Präparate dürften durch den Placeboeffekt bedingt sein (Kap. 5). Das *Fallbeispiel der erschöpften Sozialarbeiterin* illustriert, wie Menschen mit einer Tendenz zur Selbstüberforderung Mühe haben, ihre Erschöpfung zu akzeptieren. Doch müssen sie lernen, ihre erschöpfenden, energieverschleißenden Verhaltensweisen abzulegen und mit ihren körperlichen und geistigen Ressourcen rücksichtsvoll umzugehen. Das *Fallbeispiel Heinrich, der tüchtige Informatiker* zeigt zudem, wie er am Ende seine Beschwerden aus diesem Grund gar nicht mehr loswerden wollte. Sie hatten ihre Bedrohlichkeit verloren und ergaben Sinn.

Gefahr, dass das Signal des Körpers nicht wahrgenommen wird

Allerdings lassen sich nicht alle Zeichen von Stress und Überforderung so leicht erkennen. Der hohe Blutdruck z. B. tritt schleichend auf und wird daher oft nicht festgestellt. Zudem lässt er sich mit Medikamenten leicht senken, und so kann der Notwendigkeit der Verhaltensänderung ausgewichen werden. Allerdings oft mit einer – durch Nebenwirkungen bedingten – Einbuße an Lebensqualität und vor allem einem erhöhten Risiko für Herz-Kreislauf-Erkrankungen (Herzinfarkt, Schlaganfall, Nierenschädigung), v. a. wenn zusätzliche Risikofaktoren wie Rauchen, Übergewicht und Bewegungsmangel dazukommen. Zu den möglichen Nebenwirkungen von blutdrucksenkenden Medikamenten gehören Schwindel, Schwäche, Kopfschmerz, Schlaflosigkeit und Müdigkeit (neben Magen-Darm-Beschwerden und Ödemen).

9.2 Wenn nichts hilft

Die Umsetzung von Schmerz- und Stressbewältigungsstrategien ist schwierig, wenn den Betroffenen eine Veränderung ihres Verhaltens Angst macht, da ihre übermäßige Hilfsbereitschaft und ihr Perfektionismus der Abwehr von Minderwertigkeitsgefühlen, Ängsten vor Abhängigkeit und der Vermeidung von Konflikten sowie der Abwehr von Ängsten vor Verstoßung oder Bestrafung dienten. Diese automatischen Verhaltensmuster abzulegen stößt auch auf Widerstände, weil diese durch die erwähnten unbewusste Ängste, die auf traumatischen Erfahrungen beruhen, aufrechterhalten werden. Daher wäre eine (psychodynamische) Aufarbeitung dieser unbewussten Gefühle und Erfahrungen nötig (Kap. 7). Doch weichen die Betroffenen der Bearbeitung dieser verdrängten traumatischen Erfahrungen oft mit gutem Grund aus, und es gelingt ihnen erst nach langer Zeit, über sie belastende zwischenmenschliche Konflikte zu sprechen. Es wäre falsch, wenn ein Therapeut versuchen würde, diese Widerstände zu brechen, weil es dadurch zu einem Abbruch der Behandlung kommen könnte. Ein einvernehmlicher, partnerschaftlicher Umgang mit diesen Hindernissen ist wichtig. Die Betroffenen sind dabei auf viel Geduld und Wohlwollen ihres Therapeuten angewiesen, wobei es auch Standhaftigkeit und Überzeugungskraft braucht, um den Therapieprozess in Gang zu halten.

Unter Umständen müssen aber beide Seiten einsehen, dass Veränderungen nicht möglich sind bzw. an Hindernissen scheitern, wie das *Fallbeispiel Birgit mit Reizdarm und Erschöpfung* zeigt. Oft machen die vielen erfolglosen Behandlungsversuche klar, dass keine Heilung, sondern nur eine Symptomlinderung möglich ist. Trotzdem hilft es den Betroffenen, wenn sie in einem Therapeuten einen geduldigen, wachsamen Zuhörer finden, der ihnen ein offenes, verständnisvolles Ohr bieten kann. Zudem soll er immer wieder überprüfen, ob alle Möglichkeiten ausgeschöpft sind, mit welchen der Patient seine Beschwerden selbst beeinflussen kann. Ebenso sollte er aber die Symptome aufmerksam beobachten, um eine Veränderung der Beschwerden, die auf ein fassbares Leiden, welches behandelt werden kann und soll, hinweisen, nicht zu übersehen. Bei unspezifischen Rückenschmerzen können plötzlich Lähmungserscheinungen auftreten, weil ein Bandscheibenvorfall einen Nerv einengt. Hier kann eine Operation nötig sein, um bleibende Lähmungserscheinungen zu verhindern. Aber auch Kopfschmerzen können ihre Qualität verändern und z. B. auf erhöhten Blutdruck hinweisen.

Das Vorgehen des aufmerksamen, geduldigen Zuhörens wurde in Kap. 7 erläutert. Sind die Behandlungsmöglichkeiten ausgeschöpft, brauchen die Betroffenen trotzdem einen Arzt oder Therapeuten, der bereit ist, sie in ihrem scheinbar unbehandelbaren Leiden zu begleiten. Indem die Behandler ihnen klar machen, dass es keine weiteren Möglichkeiten der Abklärung und der kausalen Behandlung gibt, können sie wenigstens vor weiteren unnötigen und kostspieligen Untersuchungen und Behandlungen und deren eventuell gefährlichen Nebenwirkungen geschützt werden. Die meisten Betroffenen wissen diese Art der Begleitung zu schätzen und ziehen einen ehrlichen Arzt, der seine Hilflosigkeit zeigt, jenen anderen vor, die ihnen unrealistische Hoffnungen machen („Es wird schon gut") oder sie an immer neue Spezialisten überweisen.

Vermeidung eines Machtkampfes

Um beidseitige Enttäuschungen zu vermeiden, sollten Therapeuten spüren, wann sie sich auf Grund ihrer eigenen hohen Erwartungen auf einen aussichtslosen Therapieprozess einlassen. Dies geschieht, wenn sie das Gefühl haben, allen Menschen helfen zu können. Vor allem unerfahrene Therapeuten, die eine besondere Methode anwenden wollen, laufen Gefahr, sich mit viel

Enthusiasmus übermäßig zu engagieren und dabei sich und den Patienten unerreichbare Ziele zu setzen. Dies, weil sie es nicht wagen, ihre Hilf- und Machtlosigkeit zu zeigen. Patienten ahnen zwar oft, dass kein Arzt oder Therapeut sie von ihrem Leiden befreien kann, hoffen aber immer wieder, dass doch jemand die „Wunderlösung" finden wird. Der Vorteil von Psychotherapie ist, dass sie eigentlich wenig unerwünschte Nebenwirkungen hat (außer allenfalls aufkommenden heftigen Gefühlen). Nebenwirkungen von Psychopharmaka führen kaum je zu bleibenden Schäden, im Gegensatz zu Schmerzmedikamenten, die sogar tödlich Folgen haben können (v. a. Magen-Darm-Blutungen bei NSAR, Kap. 8).

Solche frustrierenden Erfahrungen haben zur Folge, dass ein Therapeut seine Fähigkeit zur Einfühlung verliert, weil er „ausgebrannt" ist (Abschn. 2.1). Er verfügt dann nicht mehr über die Kraft, sich zu engagieren, vor allem, wenn dies eine gewisse Überwindung braucht. Er reagiert mit Zynismus oder Aggressivität auf „schwierige" Patienten und versucht, sich diese vom Leib zu halten. Dies kann sich in Vorwürfen äußern wie „Sie wollen sich ja gar nicht helfen lassen". Dabei sind nicht die Patienten schwierig, sondern der Umgang mit diesen, wenn der Therapeut ein falsches Vorgehen wählt.

Krankheitsgewinn

Somatoforme Störungen können auch unerwartete Vorteile in Form eines primären oder sekundären Krankheitsgewinnes bringen. Dieser „Gewinn" ist den Patienten in der Regel nicht oder nur teilweise bewusst. Er stellt meist auch nur einen schwachen Trost für den Verlust an Leistungsfähigkeit und Lebensqualität dar.

Ein *primärer Gewinn* kann z. B. durch den Ersatz eines zwanghaft-perfektionistischen und übermäßig harten Arbeitens durch die Schmerzkrankheit entstehen. Von vielen Patienten hören wir, dass sie immer gerne hart gearbeitet hätten und bereit gewesen seien, besondere Leistungen wie z. B. Überstunden zu erbringen. Auch hätten sie sich dadurch ausgezeichnet, dass man sie jeweils für speziell schwierige (schwere oder dringende) Arbeiten hätte einspannen können, wie im *Fallbeispiel Massimo* gezeigt. Die Doppelbelastung durch Berufstätigkeit und Haushalt oder eine Nebenbeschäftigung wie ein Hauswartposten oder abendliche Reinigungsarbeiten glauben viele ohne Probleme verkraften zu müssen (und zu können). Entsprechend gönnen sie sich keine Freizeit für Hobbys, Sport, Vergnügen oder Erholung. Um sich von dieser krankhaften (und krankmachenden) Arbeitssucht befreien zu können, scheinen gewisse Patienten die Müdigkeits- oder Schmerzkrankheit zu brauchen, als ob es für sie nur die zwei Extreme gebe, entweder pausenlos hart zu arbeiten oder dann vor lauter Schmerzen oder Müdigkeit invalide zu sein. Für viele Patienten stellt dieser Ausgang allerdings einen traurigen Gewinn dar, da sie damit auch die für sie so wichtige Selbstständigkeit, Anerkennung und Belohnung verlieren.

Die schon erwähnte Patientin mit Brustschmerzen (*Fallbeispiel Erna, die perfekte Sekretärin*) erkannte nach anfangs erfolgreicher neurochirurgischer Schmerzbehandlung selbst, dass sie ihre Schmerzen als „Schutzschild" gebraucht hatte, um soziale Kontakte zu vermeiden, da sie aus neurotischen Gründen große Angst vor Nähe verspürte. Die Schmerzen waren für sie ein akzeptabler Vorwand gewesen, um entsprechende Einladungen abzuweisen. Entsprechend tauchten die Schmerzen mit der Zeit wieder auf. Nun zog sie aber die Psychotherapie, in welcher ihre ausgeprägten Beziehungsstörungen einsichtsorientiert bearbeitet werden konnten, der chirurgischen Intervention vor.

Box 9.2:   Krankheitsgewinn

Möglicher Krankheitsgewinn:
Behinderung kann unerwartete Vorteile bringen (höchstens teilweise bewusst) als:
Primärer Krankheitsgewinn:
- Maskierung (Überdecken) neurotischer Ängste (z. B. Kontaktangst)
- Befreiung von zwanghaft-perfektionistischer Arbeitshaltung
- Dämpfung von Trennungsängsten bei labiler Beziehung

Sekundärer Krankheitsgewinn:
- Entlastung von unangenehmer Arbeitssituation
- zeitweilige Flucht aus schwieriger Lebenssituation
- Ersatz für fehlende Zuwendung und Unterstützung

Bedeutender ist der *sekundäre Gewinn* in Form von Zuwendung, finanzieller Kompensation oder Befreiung von einer schwierigen Arbeits- oder Lebenssituation. So wissen wir beispielsweise aus Untersuchungen von Angestellten eines großen Flugzeugherstellers, dass eine unbefriedigende Arbeitssituation für das Wiederauftreten von Rückenschmerzen weit entscheidender war, als irgendwelche somatische Faktoren oder die Art der Arbeit.

Auch andere Untersuchungen haben gezeigt, dass das Gefühl, bei seiner Arbeit gebraucht zu werden und einen Sinn in dieser zu sehen, ein guter Schutz vor Krankheit darstellt. Fehlen diese Voraussetzungen, so kann es eines Tages sinnvoller sein, krank zu bleiben, vor allem wenn dank guter Versicherung ein ausreichendes Einkommen gesichert ist.

9.3 Arbeitsfähigkeit und Invalidität

Chronische Schmerzen und Müdigkeit können die körperliche und geistige Leistungsfähigkeit schwer beeinträchtigen. Kommen weitere Symptome dazu, so ist eine Arbeitsleistung nicht mehr möglich. Da die Beschwerden zu einem chronischen Verlauf neigen und nicht so leicht behandelbar sind, kann die Krankschreibung ein gefährliches Unterfangen sein. Zwar besteht vorerst Anrecht auf Krankentaggeld, doch werden Arbeitgeber und Versicherungen bald misstrauisch. Gefahr besteht, dass die Arbeitsstelle verloren geht und Versicherungsleistungen eingestellt werden, wenn die Betroffenen nicht innerhalb einiger Monate wieder zur Arbeit zurückkehren. Oft haben die Betroffenen aber selbst den Eindruck, dass sie der bisherigen Arbeit nicht mehr gewachsen seien, weil der Leistungsdruck dort zu hoch war oder sie sich ausgebeutet fühlten. Ein Stellenwechsel kann ein Ausweg sein, doch kann auch an einer neuen Arbeitsstelle die Ausbeutung wieder ihren Lauf nehmen, wie dies im *Fallbeispiel Erna* mehrmals der Fall war. Dies, wenn die Betroffenen nicht gelernt haben, mit den Belastungen anders umzugehen und sich gegen die Ausbeutung zu wehren. Ohne es zu merken, neigen sie dazu, schnell und pausenlos zu arbeiten, obwohl dies von ihnen gar nicht verlangt wird. Haben die Beschwerden jedoch ein Ausmaß erreicht, welches die Leistungsfähigkeit behindert, so scheint die Wiederaufnahme der Arbeit unmöglich. Einschränkungen der Leistungsfähigkeit bestehen einerseits wegen Kopf- oder Rückenschmerzen (häufig auch Hand- oder Armschmerzen je nach Tätigkeit), andererseits durch Beeinträchtigung der Konzentrationsfähigkeit und Ermüdung, was das Arbeitstempo beeinträchtigt und die Fehlerhäufigkeit erhöht. Dies wird nach außen sichtbar, ebenso wie andere psychische Veränderungen: Reizbarkeit und Impulsivität fallen auf und können zu Schwierigkeiten führen, ebenso depressionsbedingte Apathie, Freud- und Lustlosigkeit sowie allenfalls Traurigkeit mit Neigung zu Weinen. Schlimmstenfalls schaffen es die Betroffenen gar nicht mehr, sich aufzuraffen, aufzustehen und an den Arbeitsplatz zu gehen.

Eine ambulante oder auch stationäre psychiatrische Behandlung einschließlich einer Psychotherapie kann hoffentlich weiterhelfen, und die Betroffenen finden wieder zurück zu ihrer früheren Leistungsfähigkeit. Sind aber nicht behebbare Belastungssituationen oder bereits Folgen des langen Leidens z. B. in Form einer extrem hohen Schmerzempfindlichkeit oder chronischen Schlafstörungen vorhanden, so bleiben die Beschwerden weiter bestehen. Die Frage der langfristigen Arbeitsunfähigkeit muss geprüft werden. Die Versicherungen sind aber sehr zurückhaltend geworden in der Beurteilung von Arbeitsunfähigkeit, die durch schlecht fassbare (nicht sichtbare) und pathophysiologisch (medizinisch) unklare Leiden verursacht ist. Sie gehen davon aus, dass solche

Beschwerden überwindbar seien mit Hilfe von geeigneten Therapiemaßnahmen und es mit der nötigen Motivation möglich sei, arbeitsfähig zu bleiben. Entsprechend werden in der Schweiz, aber auch in Deutschland und Österreich wegen somatoformer Störungen allein nur sehr zurückhaltend und oft erst nach langen Begutachtungsverfahren Renten infolge Erwerbsunfähigkeit zugesprochen.

10
Zusammenfassung, Schlussfolgerungen und Ausblick

Anhaltende Müdigkeit und Erschöpfung ohne klar ersichtlichen Grund ist ein altes Phänomen. Die Neurasthenie, heute auch Müdigkeitssyndrom genannt, wurde bereits 1870 beschrieben, galt allerdings vorerst als Zeichen einer Nervenschwäche, also einer körperlichen Erkrankung. Erst mit den Entdeckungen der naturwissenschaftlichen Medizin konnte gezeigt werden, dass das Leiden keine fassbare Ursache hat und geriet bald in Vergessenheit. Denn nun betrachtete man die Betroffenen als eingebildete Kranke oder faule Leute.

Bald darauf wurde aber entdeckt, dass eine ähnliche, altbekannte der Krankheit, die Hysterie, mittels Hypnose geheilt werden könne. Dies markierte nicht nur die Entdeckung der modernen Psychotherapie (Psychoanalyse), sondern auch der Psychotraumatologie. Die Therapeuten stießen mit der Hypnose auf verdrängte – meist sexuelle – Traumatisierungen. Allerdings waren es dann auch Psychoanalytiker, welche die schrecklichen traumatischen Hintergründe (meist sexueller Missbrauch) der Hysterie nicht sehen wollten und diese traumatischen Erlebnisse als Fantasiegebilde junger Frauen abtaten. Entsprechend waren die früheren Konzepte der Psychosomatik von eher menschenfeindlichen Konzepten geprägt. Die Symptome wurden als Ausdruck einer Selbstbestrafungstendenz oder allenfalls von unterdrückten aggressiven oder sexuellen Impulsen gedeutet. Viele Patienten mit somatoformen Störungen waren diese Therapieansätze fremd, denn sie konnten keine solchen Konflikte bei sich ahnen, brauchten aber vor allem einen aktiveren psychotherapeutischen Zugang. Das passiv-abwartende Verhalten der analytisch orientierten Therapeuten wirkte für sie unempathisch und verstärkte ihre Widerstände gegen eine psychosomatische Sicht, was auch heute noch vorkommt.

Es brauchte den Vietnamkrieg mit seinen Tausenden von psychisch traumatisierten amerikanischen Soldaten bis die Psychotraumatologie endlich Anerkennung fand. Denn auch nach den beiden Weltkriegen hatte es psychisch traumatisierte Soldaten mit dissoziativen Symptomen gegeben, doch wurden diese als Simulanten („Kriegszitterer") hingestellt. Parallel dazu fand die Bindungslehre zunehmend Beachtung und verbesserte das Verständnis von somatoformen Störungen und Schmerzsyndromen. Die kognitive Wende

in der Psychotherapie, d. h. die Entwicklung der kognitiven Verhaltensthera-
pien, brachte weitere Fortschritte in der Behandlung dieser Störungen. Auch
kamen diese Therapieverfahren immer mehr zum Einsatz und wurden daher
auch entsprechend mehr akzeptiert, weil die Häufigkeit von stressbedingten
Krankheiten zunahm. Chronische Rückenschmerzen wurden mehr und mehr
zu einer Belastung für das Gesundheitswesen, und die Erkenntnis setzte sich
durch, dass somatische Methoden oft mehr schadeten als nützten. Es brauchte multimodale, aktivierende und Selbstkontrolle fördernde Behandlungspro-
gramme.

Gleichzeitig trat mit „Burnout" eine scheinbar neue Krankheit auf, obwohl
die Symptome dem Müdigkeitssyndrom oder der Depressionen sehr ähnlich sind. Etwa gleichzeitig wurde das Müdigkeitssyndrom unter dem neuem
Namen „Chronic-Fatigue-Syndrom" und mit neuen Vermutungen über eine
körperliche Ursache wiederentdeckt. Man nahm an, es stecke ein still abge-
laufener Virusinfekt hinter den Symptomen, eine These, die sich auch heute
noch hartnäckig hält, trotz ausgebliebenem Nachweis.

Die starke Zunahme dieser schlecht fassbaren Krankheitsbilder beschäf-
tigte Therapeuten, Arbeitgeber und Versicherungen. Zwar fanden sie im
medizinischen System langsam Anerkennung, und es wurden spezielle Behandlungsangebote z. B. für Burnout oder chronische Schmerzstörungen entwickelt, doch kam die alte Skepsis wieder auf, ob es den Betroffenen nicht
einfach an der Motivation fehle, zu arbeiten, sprich dass sie ihre Krankheit
verwenden würden, um sich von einer belastenden Arbeitssituation zu befreien. Man nennt sie zwar nicht mehr Simulanten, sondern spricht eleganter
von Selbstlimitierung oder Symptomverdeutlichung, meint damit aber das
altbekannte hysterische Verhalten. Diese Ideen fanden rasch Anklang, vor allem, weil die Störungen wiederum vor allem Angehörige der unteren sozialen
Schichten und gehäuft Frauen betrafen. Trotz vieler neuer Erkenntnisse wird
noch immer von verschiedenen Seiten angezweifelt, dass es sich bei dieser
Störungsgruppe um echte stressbedingte Störungen handle. Einerseits wird
weiter nach somatischen Ursachen und Behandlungsmöglichkeiten gesucht,
und andererseits den Betroffenen vorgeworfen, sie bildeten sich ihre Symptome oder deren Schweregrad nur ein. Dies, obwohl Arbeitsmediziner und
Personalverantwortliche eingesehen haben, dass der Stress in der Arbeitswelt
zugenommen hat und die erhöhten Arbeitsunfähigkeitsraten („Absentismus")
sowie die vorzeitige Invalidität durch solche Störungen Ausdruck der erhöhten Arbeitsbelastung sind, auch wenn zum Beispiel bei der Erforschung der
Chronifizierung von Rückenschmerzen diesbezüglich noch vieles im Dun-
keln geblieben ist. Auch hat sich die Erkenntnis durchgesetzt, dass der bio-
logisch-medizinische Ansatz bei diesen Störungen nicht nur versagt, sondern
hohe Kosten und zusätzlichen Schaden angerichtet hat.

Die Erkenntnisse der Bindungsforschung und der Psychotraumatologie einschließlich der Stressforschung haben erst ansatzweise Einzug in die Behandlung dieser Störungen gehalten, respektive entsprechende Angebote sind noch wenig verbreitet und ihre Erfolge bescheiden. Zudem werden die Patienten mit diesen „unsichtbaren" Krankheiten oft nicht anerkannt und erfahren eine abweisende Behandlung, so dass sich bei den Betroffenen das Drama ihrer Kindheit wiederholt, indem sie abgewiesen, geplagt und nicht ernst genommen werden. Das Gleiche geschieht u. U. am Arbeitsplatz, in den Partnerschaften sowie bei den Ärzten und Versicherungen. Es bleibt ihnen nur die frustrierte Resignation oder die Suche nach dem Heil in der Alternativmedizin oder skurrilen medizinischen Techniken. Manche kämpfen verbissen auch juristisch um die Anerkennung als Kranke und Invalide, was aber der Krankheitsgruppe der somatoformen Störungen eher schadet als nützt, jedoch Anwälte und Gerichte auf Trab hält.

Für den zunehmenden Stress in der Arbeitswelt werden gerne beschönigende Erklärungen gegeben. Es gehe um Effizienzsteigerung, das Nutzen von Synergien, Einsparung von Ressourcen, Rationalisierung, Verschlankung von Abläufen etc. Die Globalisierung führt zum Verschwinden von Kleinbetrieben, fördert Fusionen und vor allem einen oft ruinösen Konkurrenzkampf der wenigen Anbieter. Sie zwingen sich gegenseitig, immer noch effizienter und billiger zu produzieren, wobei oft auf die Kosten des Personals gespart wird. Die neuen Technologien bergen zwar ein großes Sparpotenzial, haben aber auch dazu geführt, dass unqualifizierte Hilfskräfte zunehmend überflüssig werden, weil ihre Arbeit von Automaten und Robotern übernommen worden ist. Zurück bleiben anspruchsvolle Kontroll- und Steuerungsaufgaben, die mehr Qualifikation erfordern, wobei das Arbeitstempo zunehmend von den Maschinen bestimmt bzw. überwacht wird. Immer weniger Arbeitskräfte müssen mehr und schneller produzieren. Während die Umsätze oder Verkaufsflächen wachsen, wird Personal abgebaut und vermehrt bei Bedarf auf Abruf eingesetzt, um die Produktivität zu steigern. Die teilweise kurzen Einsätze von zwei bis drei Stunden haben einen unverhältnismäßigen Aufwand für den Arbeitsweg zur Folge, der nicht entschädigt wird. Ohnehin wird vom Personal immer mehr Flexibilität bezüglich Arbeitsort mit entsprechender Verlängerung des Arbeitsweges erwartet, was Erholungszeit wegfrisst, vor allem, wenn der Arbeitsweg mit dem Auto im dichten Berufsverkehr zurückgelegt werden muss. Im Krankheitsfall wird auch langjährigem Personal nach Ablauf der gesetzlichen Frist rücksichtslos die Stelle gekündigt. Unter diesem Druck leidet auch die Zufriedenheit, womit das Risiko von Gesundheitsstörungen erhöht wird, wie am Beispiel von unspezifischen Rückenschmerzen mit Untersuchungen mehrfach gezeigt werden konnte (Abschn. 2.3). Die knappen Löhne zwingen ungelernte Hilfskräfte, zusätzliche Arbeitsstellen in den Abendstunden anzunehmen, um ein ausreichendes Einkommen zu erwirtschaften, und führen zu einer Doppelbelastung vieler Hausfrauen und Mütter.

Einfache Lösungen für diese Probleme sind nicht in Sicht, denn der Konkurrenzkampf ist unerbittlich. Billiganbieter im Verkauf locken mit Schlagworten wie „Geiz ist geil" und zwingen die Mitkonkurrenten ebenso rigoros Kosten zu sparen. Dies ist aber nur mit Einsparungen beim Personalaufwand möglich, wie ein Betriebschef unumwunden zugab, als seine Nahrungsmittelverteilerkette eine Billiglinie einführte. Produktionsbetriebe haben mit der Konkurrenz der Billiglohnländer in Asien zu kämpfen. Auch diesem Druck kann sich kein Betrieb entziehen, obwohl auch in diesen Ländern die Forderung nach menschlicheren Arbeitsbedingungen zu wachsen beginnt.

Die steigenden Raten von Burnout und eine drastische Häufung gar von Suiziden haben die Personalverantwortlichen teilweise aufgerüttelt. Sie sind sich bewusst, dass jeder Abgang eines Mitarbeiters einen Verlust an Qualifikation und Erfahrung darstellt und jeder Personalwechsel, aber auch jede Krankheitsabsenz zusätzliche Kosten verursacht. Trotzdem werden Mitarbeiter oft wie leicht zu ersetzendes Verbrauchsmaterial behandelt. Sind sie mit ihrer Arbeit überfordert, werden sie ersetzt, trotz des großen Aufwandes für die Ausbildung und Einarbeitung neuer Mitarbeiter. Dabei sind es vor allem die ursprünglich sehr engagierten, tüchtigen und zuverlässigen Mitarbeiter, die ausbrennen und krank werden, was aber oft gar nicht gesehen wird, da auch die Vorgesetzten rasch wechseln und durch ihre eigene Überforderung – eventuell wegen eigenes nicht erkannten beginnenden Burnouts – emotional abgestumpft sind. So wächst eine Riege von herzlosen Sanierern heran, die zwar ihre Firmen vielleicht retten, aber zum Preis höherer Krankheits- und Fluktuationsraten. Oder aber die Betriebe werden geschlossen und die Produktionen ins Ausland verlagert.

Der negative Einfluss auf die Mitarbeiter wird gerne verleugnet. Betriebe pflegen Gesundheitsförderungsmaßnahmen und Programme zur Unterstützung des Wiedereinstiegs von erkrankten Mitarbeitern, doch oft entpuppen sich solche Initiativen als Lippenbekenntnisse. Einer langjährigen, sehr geschätzten Mitarbeiterin des Kundenrestaurants eines Großhändlers wurde herzlos die Stelle gekündigt, als sie nach Amputation des rechten Zeigefingers wegen eines bösartigen Knochenkrebses für sechs Monate krankgeschrieben war, weil sich ihre Hand und der ganze Arm zuerst an die veränderten Bewegungsmuster gewöhnen musste. Zum Schock der Krebserkrankung kaum noch der Schock des Stellenverlustes. Als sie nach diesen sechs Monaten dann die Arbeit wieder aufnehmen konnte, bot man ihr einen neuen Arbeitsvertrag mit reduzierter Stundenzahl an, vermutlich um das Risiko im Falle eines Rückfalles zu reduzieren.

Doch es gibt auch Hoffnung: Die Psychosomatik gewinnt zunehmend an Beachtung in Kliniken und Forschung (sowie auch in Kongressen und in der Weiterbildung), und es wurden und werden neue Therapiekonzepte entwickelt. Allerdings wird weit mehr Geld in die naturwissenschaftliche Forschung gesteckt (nicht zuletzt durch die pharmazeutische Industrie), und der Reparaturgedanke hat noch immer Vorrang in der modernen Medizin. Statt Prävention von Herz-Kreislauf-Erkrankungen zu betreiben, werden defekte Organe repariert oder ersetzt.

Psychiatrie und psychosomatische Medizin sind weiterhin Außenseiterfächer mit großen Nachwuchsproblemen, wobei auch in der Psychiatrie die biologische Medizin die Psychotherapie zu verdrängen droht. Psychosomatische Forschung ist dornenreich und langwierig und wäre daher auf großzügigere Förderung angewiesen. Oft sind die Ergebnisse solcher (nationaler) Forschungsprogramme leider dürftig, weil kurzfristige Interventionen wenig Erfolg haben und es sich um komplexe Problemstellungen handelt. In Anbetracht der ständig steigenden Gesundheitskosten für teilweise unsinnige, wenn nicht schädliche Behandlungen wäre allerdings ein großer Handlungsbedarf vorhanden, um effizientere Behandlungsmethoden für die „unsichtbaren Leiden" zu entwickeln. Dies liegt aber nicht unbedingt im Interesse der Anbieter, die an unnötigen Abklärungen und Behandlungen gutes Geld verdienen. Die in Abschn. 2.3 erwähnte Untersuchung über die Kosten verfrüht eingesetzter Magnetresonanzuntersuchungen spricht eine klare Sprache. Allerdings fehlen teilweise auch ausreichende, geeignete Behandlungsangebote für diese Patientengruppe. Selbst innerhalb der Psychiatrie ist die Psychosomatik noch ein Randgebiet, für welches sich wenige Ärzte und Therapeuten interessieren. Entsprechend schwierig ist es, geeignete Behandlungsplätze zu finden. Verschärft wird dies durch die Nachwuchsprobleme in der Psychiatrie, welche durch die wachsende Zahl an psychologischen Psychotherapeuten nur teilweise ausgeglichen werden kann. Zudem verstreicht oft zu viel Zeit für unnütze Abklärungs- und Behandlungsmaßnahmen, und Patienten mit unklaren Befunden werden erst zur Psychotherapie geschickt, wenn ihr Leiden bereits chronifiziert und der Arbeitsplatz längst verloren ist. (Im *Falle Massimo* setzte die Therapie leider auch zu spät ein, als er schon nur noch mit Mühe halbtags arbeiten konnte. Für echte therapeutische Fortschritte brauchte es mehrere Jahre!) Die Psychotherapie könnte aber weit mehr ausrichten, wenn Patienten noch im Arbeitsprozess sind, und so an ihrer Situation etwas ändern können. Leider sind Verläufe wie im *Fall Tamara* oder *Heinrich* eher die Ausnahme. Sie zeigen aber wie wichtig es ist, auf Zeichen der Erschöpfung oder andere körperliche Signale, die auf eine Stresssituation hinweisen, frühzeitig zu reagieren, denn so kann es gelingen, übermäßige Belastungen abzubauen und den Weg für ein entspannteres und genussvolleres Leben zu finden. Das

„unsichtbare Leiden" bekommt dann ein Gesicht und kann den Weg zu einem rücksichtsvolleren Umgang mit sich selbst zeigen. Erkennen die Betroffenen, wie sie über Jahre mit energieraubendem Verhalten sich in Erschöpfung und Beschwerden getrieben haben, können sie beginnen, dies zu verändern und dabei zu ihrem Erstaunen nichts oder nur wenig verlieren, aber viel gewinnen. Sind sie müde, immer allen alles recht machen zu müssen, können sie diesen Zwang, den sie sich als irgendwie unerwünschte Kinder unbewusst angeeignet haben, ablegen und erkennen, dass sie eher mehr geschätzt werden, wenn sie es wagen, nein zu sagen, und aufhören, sich selbst zu überfordern.

11
Anhang

11.1 Fragebogen zur Tagesschläfrigkeit (Epworth Sleepiness Scale)

Wie wahrscheinlich ist es, dass Sie in den unten beschriebenen Situationen einschlafen, d. h. richtig einschlafen im Gegensatz zu sich müde fühlen? Gemeint ist nicht nur das Gefühl, müde zu sein, sondern richtig einzuschlafen. Die Fragen beziehen sich auf das übliche Leben in den letzten Wochen. Auch wenn Sie einige der beschriebenen Tätigkeiten in letzter Zeit nicht ausgeführt haben, versuchen, Sie sich vorzustellen, welche Wirkung diese auf Sie gehabt hätten.

Wählen Sie aus der folgenden Skala die für die entsprechende Frage am besten zutreffende Zahl.

0 = würde nie einschlafen
1 = würde kaum einschlafen
2 = würde möglicherweise einschlafen
3 = würde mit großer Wahrscheinlichkeit einschlafen

Situation	Zahl
Sitzen und lesen	
Beim Fernsehen	
Sitzen an einem öffentlichen Ort: (Theater, Vortrag, Sitzung)	
Als Mitfahrer/in in einem Auto auf einer einstündigen, nicht unterbrochenen Fahrt	
Liegen, um auszuruhen am Nachmittag, wenn es die Umstände erlauben	
Sitzen und mit jemanden sprechen	
Ruhig sitzen nach einem Mittagessen ohne Alkohol	
Am Steuer eines Autos, das im Verkehr wenige Minuten anhalten muss	

Block 1999; Johns 1991

11.2 Beschwerdenliste

Es folgt eine Liste von häufigen körperlichen oder „nervösen" Beschwerden. Bitte machen Sie bei jeder Beschwerde ein Kreuz in der für Sie am besten zutreffenden Spalte. Bitte lassen Sie keine Zeile aus.

Ich leide unter folgenden Beschwerden:	stark	mäßig	kaum	gar nicht
1. Kopfschmerzen bzw. Druck im Kopf				
2. Gleichgewichtsstörungen oder Schwindelgefühle				
3. innere Unruhe				
4. rasche Ermüdbarkeit bzw. Erschöpfbarkeit				
5. Nacken- oder Schulterschmerzen				
6. Mangel an sexueller Erregbarkeit				
7. starkes Schwitzen				
8. Zittern				
9. Reizbarkeit				
10. Schwächegefühl				
11. Konzentrationsstörungen, Konzentrationsschwäche				
12. Schlafstörungen (Ein- oder Durchschlafprobleme)				
13. übermäßiges Schlafbedürfnis				
14. Lärmempfindlichkeit				
15. Energielosigkeit				
16. Kreuz-oder Rückenschmerzen				
17. Überempfindlichkeit gegen Kälte				
18. Engegefühl oder Würgen im Hals beim Schlucken				
19. Bauchschmerzen (einschl. Magen- oder Unterbauchschmerzen)				
20. Verstopfung oder Durchfall				
21. Druck- oder Völlegefühle im Bauch				
22. Schweregefühl bzw. Müdigkeit in den Beinen				
23. Gelenk- oder Gliederschmerzen				
24. kalte Hände oder Füße				
Total pro Spalte				
	x 3	x 2	x 1	x 0
Punkte pro Spalte				
Total Punkte (Beschwerdenscore)	→	→	→	

11.3 Fragebogen zum Einfluss von Beschwerden auf Verhalten und Wohlbefinden (Counterdependency Scale)

Die Fragen bestehen aus Aussagen, bei welchen Sie jeweils angeben sollen, wie stark diese für Sie zutreffen oder nicht. Kreuzen Sie bei jeder Aussage die am besten zutreffende Bewertung an (von 1 bis 5). Dabei interessiert uns auch, wie sich ihr Verhalten verändert hat, durch ihre Beschwerden. Geben Sie deshalb zuerst an, *wie es war, als sie gesund waren*. (Falls Sie sich zur Zeit gesund fühlen, füllen Sie nur diesen Teil aus und geben Sie an, wie es jetzt ist).

1. Als ich gesund war, hatte ich keinerlei emotionale (psychische) Probleme.	trifft gar nicht zu trifft sehr zu 1 --------- 2 --------- 3 ---------- 4 ---------- 5
2. Als ich gesund war, waren meine Beziehungen zu anderen Leuten völlig in Ordnung.	trifft gar nicht zu trifft sehr zu 1 --------- 2 --------- 3 ---------- 4 ---------- 5
3. Als ich gesund war, fühlte ich mich dank meinen Arbeitsleistungen als Person geschätzt (wertvoll).	trifft gar nicht zu trifft sehr zu 1 --------- 2 --------- 3 ---------- 4 ---------- 5
4. Als ich gesund war, haben sich Leute immer an mich gewandt, wenn sie Kraft und Unterstützung brauchten.	trifft gar nicht zu trifft sehr zu 1 --------- 2 --------- 3 ---------- 4 ---------- 5
5. Als ich gesund war, fragte ich andere Leute gerne um Hilfe.	trifft gar nicht zu trifft sehr zu 1 --------- 2 --------- 3 ---------- 4 ---------- 5
6. Als ich gesund war, verzichtete ich auf Pausen oder Freizeit, um all meine Aufgaben erledigen zu können.	trifft gar nicht zu trifft sehr zu 1 --------- 2 --------- 3 ---------- 4 ---------- 5
7. Als ich gesund war, verlangte ich viel von mir bezüglich Qualität meiner Arbeit, Ordnung und Sauberkeit.	trifft gar nicht zu trifft sehr zu 1 --------- 2 --------- 3 ---------- 4 ---------- 5
8. Als ich gesund war, konnte ich mit meinen Leistungen zufrieden sein.	trifft gar nicht zu trifft sehr zu 1 --------- 2 --------- 3 ---------- 4 ---------- 5
9. Als ich gesund war, konnte ich geduldig warten, bis eine Aufgabe erledigt werden konnte.	trifft gar nicht zu trifft sehr zu 1 --------- 2 --------- 3 ---------- 4 ---------- 5
10. Als ich gesund war, hatte ich meistens Vertrauen in andere Menschen, dass sie mich verstehen und ernst nehmen.	trifft gar nicht zu trifft sehr zu 1 --------- 2 ------- -- 3 ---------- 4 ---------- 5

11.4 Fragebogen zum Einfluss ihrer Beschwerden auf Verhalten und Wohlbefinden (Fortsetzung)

Beantworten Sie die Fragen jetzt ein zweites Mal, so wie es *jetzt* ist, wenn Sie Beschwerden (Schmerzen) haben. (Falls Sie sich zur Zeit gesund fühlen, lassen Sie diesen Teil leer).

11. Obwohl ich Beschwerden habe, habe ich keinerlei emotionale (psychische) Probleme.	trifft gar nicht zu　　　　　　trifft sehr zu 1 --------- 2 --------- 3 ---------- 4 ---------- 5
12. Obwohl ich Beschwerden habe, sind meine Beziehungen zu anderen Leuten völlig in Ordnung.	trifft gar nicht zu　　　　　　trifft sehr zu 1 --------- 2 --------- 3 ---------- 4 ---------- 5
13. Obwohl ich Beschwerden habe, fühle ich mich dank meinen (beschränkten) Arbeitsleistungen als Person geschätzt (wertvoll)	trifft gar nicht zu　　　　　　trifft sehr zu 1 --------- 2 --------- 3 ---------- 4 ---------- 5
14. Obwohl ich Beschwerden habe, wenden Leute sich an mich, wenn sie Kraft und Unterstützung brauchen.	trifft gar nicht zu　　　　　　trifft sehr zu 1 --------- 2 --------- 3 ---------- 4 ---------- 5
15. Wenn ich Beschwerden habe, frage ich andere Leute gerne um Hilfe.	trifft gar nicht zu　　　　　　trifft sehr zu 1 --------- 2 --------- 3 ---------- 4 ---------- 5
16. Obwohl ich Beschwerden habe, verzichte ich auf Pausen oder Freizeit, um all meine Aufgaben erledigen zu können.	trifft gar nicht zu　　　　　　trifft sehr zu 1 --------- 2 --------- 3 ---------- 4 ---------- 5
17. Obwohl ich Beschwerden habe, verlange ich bezüglich Qualität meiner Arbeit, Ordnung und Sauberkeit viel von mir.	trifft gar nicht zu　　　　　　trifft sehr zu 1 --------- 2 --------- 3 ---------- 4 ---------- 5
18. Auch wenn ich Beschwerden habe, kann ich mit meinen (beschränkten) Leistungen zufrieden sein.	trifft gar nicht zu　　　　　　trifft sehr zu 1 --------- 2 --------- 3 ---------- 4 ---------- 5
19. Auch wenn ich Beschwerden habe, kann ich geduldig warten, bis eine Aufgabe erledigt werden kann.	trifft gar nicht zu　　　　　　trifft sehr zu 1 --------- 2 --------- 3 ---------- 4 ---------- 5
20. Auch wenn ich Beschwerden habe, habe ich meistens Vertrauen in andere Menschen, dass sie mich verstehen und ernst nehmen.	trifft gar nicht zu　　　　　　trifft sehr zu 1 --------- 2 --------- 3 ---------- 4 ---------- 5

11.5 Progressive Muskelrelaxation (nach Jacobson): Kurzform

Nehmen Sie eine bequeme Haltung ein, schließen Sie die Augen, und nehmen Sie sich vor, sich zu entspannen. Nehmen Sie einige tiefe Atemzüge.

Wir spannen als Erstes sowohl die *Fäuste als auch die Oberarme beider Arme* an, halten Sie die Spannung. Atmen Sie ruhig und locker. Dann lassen Sie beide Hände und Arme langsam sinken und entspannt aufliegen. Achten Sie auf die Veränderungen, ob Sie Wärme, Schwere, ein Kribbeln oder sonst etwas wahrnehmen. Beobachten Sie, wie sich die Entspannung in beiden Armen ausbreitet. Achten Sie auf das angenehme Gefühl von Entspannung, das sich ganz langsam in den Fingern, den Händen, den Unterarmen und den Oberarmen einstellt.

Als Nächstes spannen wir nun die *Muskeln beider Beine und des Gesäßes* an, ziehen Sie die Füße hoch, halten die Anspannung, atmen Sie ruhig weiter. Dann lassen Sie die Muskeln wieder locker, ganz locker und nehmen wahr, wie sich auch hier die Entspannung immer weiter ausbreitet, und genießen Sie dieses angenehme Gefühl der Entspannung und gehen immer tiefer in die Entspannung.

Bleiben Sie mit Ihrer *Aufmerksamkeit bei den Muskeln*, die Sie gerade entspannen, und wenn Sie merken, dass Sie mit den Gedanken abschweifen, ärgern Sie sich nicht darüber, machen Sie einfach weiter in Ihrer Entspannung.

Wir spannen nun die *Muskeln des Halses und der Schultern* zusammen an.

Ziehen Sie die *Schultern* hoch, machen Sie ihren *Hals* kurz und ziehen Sie die *Schulterblätter* hinten zusammen, halten Sie die Anspannung, atmen Sie ruhig. Nun lassen Sie die Muskeln wieder locker, ganz locker. Genießen Sie die angenehmen Empfindungen der Entspannung und lassen die Entspannung immer mehr zu, und gehen Sie tiefer und tiefer in die Entspannung.

Wir gehen nun zum Kopf über und drücken beide *Augen* zusammen, rümpfen dabei die *Nase* und runzeln die *Stirn*, halten Sie die Anspannung etwas, dann lassen Sie die Spannung gehen, entspannen sich, lassen die Stirne flach werden wie eine Wand. Spüren Sie auch hier, wie sich das angenehme Gefühl der Entspannung ausbreitet. Nehmen Sie dieses Gefühl von Schwere, Wärme, Entspannung, Kribbeln, Leichtigkeit, oder was es auch sei, wahr, und gehen Sie immer weiter in die Entspannung, immer weiter, soweit wie Sie mögen.

Als Nächstes spannen wir die Muskeln des *der Lippen und der Kiefermuskeln* an, halten Sie die Anspannung, und dann lassen Sie die Muskeln fallen, ganz entspannt und locker und achten auf die Empfindungen in diesen Muskeln, die angenehme Schwere und die Wärme, die sich langsam einstellen.

Als Letztes spannen wir die Muskeln *des Bauches* an, halten Sie die Anspannung, atmen ruhig weiter und dann lassen Sie die Muskeln locker, der Bauch wird flach, ganz entspannt und achten auf die Empfindungen in diesen Muskeln, die angenehme Schwere und die Wärme, die sich langsam einstellen.

Beobachten Sie nun Ihren *Atem,* ohne ihn zu verändern. Der Atem ist tief, ruhig und gleichmäßig. Schauen Sie einfach nur zu, wie Sie ein- und ausatmen, dies geschieht ganz von alleine, ohne Ihr Zutun und mit jedem ruhigen Atemzug werden Sie noch ruhiger, entspannter. Bei jedem Ausatmen können Sie noch etwas mehr Spannung abgeben, entspannen und sinken tiefer und tiefer in die Entspannung.

Beenden Sie nun die Entspannung. Kommen Sie mit Ihrem Bewusstsein hier in den Raum zurück. Beginnen Sie langsam, Ihre Hände und Füße zu bewegen, strecken Sie sich wie morgens beim Aufstehen, und werden Sie wach.

Glossar

Antidepressiva, selektive

Als selektiv wirksam werden Medikamente bezeichnet, die ihre Wirkung fast ausschließlich an den beabsichtigten Rezeptoren im Körper entfalten und nicht an weiteren Rezeptoren andocken und damit unangenehme Nebenwirkungen auslösen. Bei der Depression ist vor allem eine Wirkung auf das Serotonin- und das Noradrenalinsystem erwünscht, nicht aber auf das Histamin- und das Acetylcholinsystem. Wirkt ein Medikament an den Histaminrezeptoren, so führt dies zu Müdigkeit (aber auch zu Appetit- und Gewichtszunahme), was erwünscht sein kann, wie im Falle der trizyklischen Antidepressiva. Die durch Acetylcholin verursachten Nebenwirkungen wie Mundtrockenheit, Sehstörungen und Schwierigkeiten beim Wasserlassen sind aber nur unerwünscht.

Borderlinestörung

Auch als Borderlinesyndrom bezeichnet, ist eine Persönlichkeitsstörung (Oberbegriff emotional-instabile Persönlichkeit). Sie zeichnet sich durch ein anhaltendes Muster von Instabilität in sozialen Beziehungen, im Selbstbild und der Stimmung aus. Die Betroffenen neigen zu Schwarz-Weiß-Denken und sehen oft entweder nur die guten oder schlechten Seiten eines anderen Menschen. Sie können ihre Gefühle schlecht regulieren und neigen zu impulsivem Verhalten u. a. mit selbstschädigenden Handlungen wie sich schneiden oder verbrennen, Intoxikation mit Drogen oder Alkohol, Anfälle von Fress-Brech-Sucht oder risikoreichem Verhalten. Ihre Gefühlslage ist sehr wechselhaft: Bei meist gedrückter Stimmung können Phasen starker Erregung, Angst, Verzweiflung oder auch Wut auftreten, die sie kaum kontrollieren können, wobei sie ihre übertriebenen Wutausbrüche vielfach später bereuen. Zugleich leiden sie oft unter einem Gefühl der inneren Leere. Oft können sie das allein sein schwer ertragen. Hintergrund der Störung sind schwere Traumatisierungen in der Kindheit.

CFS

Chronic-Fatigue-Syndrom, chronisches Müdigkeitssyndrom; ähnlich der Neurasthenie (aber nicht identisch).

EMDR

Eye Movement Desensitization and Reprocessing (wörtlich auf Deutsch: Augenbewegungs-Desensibilisierung und Wiederaufarbeitung) ist eine Behandlungsmethode v. a. für frisch traumatisierte Personen (Einzelereignis). Nach entsprechender Vorbereitung wird der Patient angeleitet, eine besonders belastende Phase seines traumatischen Erlebnisses gedanklich einzufrieren, während der Therapeut ihn mit langsamen Fingerbewegungen zeitgleich zu rhythmischen Augenbewegungen anhält, was bei vielen Betroffenen die Angst reduziert, die ihre Erinnerungen hervorrufen. Bei Mehrfachtraumatisierung ist die Methode zumindest als alleinige Maßnahme weniger geeignet.

FMS
Fibromyalgiesyndrom, eine Form von Weichteilrheuma.

Globusgefühl
Auch Kloßgefühl genannt. Es handelt sich um ein beim Essen oder Reden plötzlich auftretendes Engegefühl im Schlund, welches am Essen oder Weiterreden hindert. Angst und Scham verstärken die Symptome. Gelingt es den Betroffenen, sich zu entspannen und z. B. abzulenken, statt sich ängstlich auf das Essen oder Reden zu konzentrieren, löst sich die Verspannung spontan.

Hyperventilationssyndrom
Eine plötzliche Angst zu ersticken führt dazu, dass die Betroffenen schneller zu atmen beginnen. Dies wiederum für zu einer Veränderung des Säuregrades des Blutes auf Grund des stärkeren Abatmens der Kohlensäure. Dies führt zu Kribbelsensationen und Unwohlsein und schließlich zu Verkrampfungen der Muskulatur. Diese Folgeerscheinungen verstärken die Angst, zu ersticken und in Ohnmacht zu fallen, was aber unter Umständen geschehen kann. Entsprechend führen die Anfälle zu einem Lerneffekt, der zu immer heftigeren Anfällen mit noch größerer Angst führt. Als Sofortmaßnahme hilft es, die Betroffenen in eine Plastiktüte atmen zu lassen, um so das verstärkte Abatmen der Kohlensäure zu verhindern. Die Gabe eines Beruhigungsmittels, es sei denn als Spritze, wirkt nicht rasch genug. Das Hyperventilationssyndrom ist häufiger Grund für das Aufsuchen einer Notfallstation. Es lässt sich mit einer kognitiven Verhaltenstherapie gut behandeln, wenn die Betroffenen lernen, trotz der Angst langsam und ruhig zu atmen. Die Provokation eines Hyperventilationsanfalles respektive dessen körperlicher Auswirkungen durch bewusstes Überatmen kann therapeutisch eingesetzt werden, indem die Patienten die physiologischen Mechanismen, die dem Anfall zu Grunde liegen, so direkt erfahren können.

MRT, CT
MRT ist die Abkürzung für Magnetresonanztomographie, ein strahlenfreies bildgebendes Verfahren „in der Röhre" mittels (unschädlichen) Magnetfeldern, die eine differenzierte Darstellung von inneren Organen in Schichten erlaubt („Querschnitte"). CT ist die Abkürzung für Computertomographie, einem ähnlichen Verfahren, welches aber konventionelle (schädliche) Röntgenstrahlen verwendet.

Opioide
Mit dem natürlichen Opium (Saft des roten Mohns) verwandte sehr starke Schmerzmedikamente, wie das aus Opium gewonnene Morphium und seine Abkömmlinge (z. B.

Oxycontin) oder künstliche hergestellte (synthetische) Präparate wie Methadon oder Tilidin.

PTBS (PTSD)

Posttraumatische Belastungsstörung (engl. Posttraumatic Stress Disorder): Psychische Störung als Folge einer schwerwiegenden psychischen Traumatisierung durch lebensbedrohliche Ereignisse (Unfälle, Terror- und Kriegserlebnisse, Folter) oder sexuellen Missbrauch etc.

Zentrales Nervensystem

Bezeichnung für Gehirn und Rückenmark im Gegensatz zum peripheren Nervensystem, welches die eigentlichen Nerven umfasst, die vom Gehirn oder Rückenmark in den ganzen Körper hinausgehen. Das System verarbeitet alle eingehenden bewusst und unbewusst wahrgenommenen Reize und Signale und steuert (mehrheitlich automatisch) sämtliche körperlichen und psychischen Funktionen. Für die Steuerung vieler Körperprozesse (z. B. Körpertemperatur, Herzfrequenz, Durchblutungsintensität) ist das „autonome" oder vegetative Nervensystem verantwortlich, das nicht einer bewussten Steuerung unterliegt. Bewusst gesteuert sind – teilweise – nur unser Denken und unsere Handlungen.

Literatur

Arnow B. A. et al (2009). Relationships among depression, chronic pain, chronic disabling pain and medical costs, *Psychiatric Services, 60*(3): 344–350.

Bernstein, D. A., & Borkovec, T. D. (1975). *Entspannungstraining: Handbuch der progressiven Muskelentspannung*. München: Pfeiffer.

Bloch, K. (1999). German version of the Epworth sleepiness scale. *Respiration, 66,* 440–447.

Bowlby, J. (2010). *Bindung als sichere Basis: Grundlagen und Anwendung der Bindungstheorie*. Reinhardt.

Bradley, L. A. (2008). Pathophysiologic mechanisms of fibromyalgia and its related disorders. *Journal of Clinical Psychiatry, 69*(Suppl 2), 6–13.

Browers, F. M., et al. (2002). The effect of a polynutrient supplement on fatigue and physical activity of patients with chronic fatigue syndrome: a double-blind randomized controlled trial. *Quarterly Journal of Medicine*, 95(10), 677–683.

Buddeberg C. & Willi J. (1998) *Psychosoziale Medizin*. Berlin: Springer, S. 318.

Davis D.A. et al. (2005). Are reports of childhood abuse related to the experience of chronic pain in adulthood?, *Clin J Pain, 21*(5): 398–405.

Demeules, J., et al. (2003). Neurophysiologic evidence for a central sensitization in patients with fibromyalgia. *Arthritis and Rheumatism, 48*(5), 1420–1429.

Eckardt, A. (2011). *Praxis LWS-Erkrankungen: Diagnose und Therapie*. Berlin: Springer.

Frank, J. D. (1960). *Die Heiler*. Stuttgart: Klett-Cotta.

Fukuda, K., et al. (1994). The chronic fatigue syndrome: a comprehensive approach to its definition and study. International Chronic Fatigue Syndrome Study Group. *Annals of Internal Medicine, 121,* 953–959.

Glasscheib, H. S. (1961). *Das Labyrinth der Medizin*. Reinbek: Rowohlt.

Gregory, R. J., & Berry, S. L. (1999). Measuring counterdependency in patients with chronic pain. *Psychosomatic Medicine, 61,* 341–345.

Heim C. et al. (2010). Neurobiological and psychiatric consequences of child abuse and neglect, *Developmental Psychobiology*, online publiziert in: Wiley Online Library, DOI 10.1002/dev. 20494.

Herman, J. L. (1993). *Die Narben der Gewalt*. München: Kindler.

Huskisson, E., et al. (2007). The role of vitamins and minerals in energy metabolism and well-being. *The Journal of International Medical Research, 35*(3), 277–289.

Johns, M. W. (1991). A new Method for measuring daytime sleepiness. *Sleep, 14,* 540–554.

Joplin, J. R. W., et al. (1999). Attachment behavior and health: relationships at work and home. *Organizational Behavior, 20,* 783–796.

Karasek R. & Theorell T. (1990). *Healthy work – Stress, productivity, and the reconstruction of working life.* New York: Basic Books.

Keel, P. J. (1995). *Fibromyalgie: Integratives Krankheits- und Behandlungskonzept bei chronischen Rückenschmerzen.* Stuttgart: Gustav Fischer.

Keel, P., et al., (2007). Das Vermeiden der Chronifizierung unspezifischer lumbaler Rückenschmerzen. Teil 1. Hintergründe der Chronifizierung, Handlungsbedarf in den Phasen des Verlaufs. *Swiss Medical Forum, 7*(24), 514–519.

Keiji Fukuda, K. (1994). The chronic fatigue syndrome: A comprehensive approach to its definition and study. *Annals of Internal Medicine, 121,* 953–959.

Manson, A. L., et al. (2011). Tired with all those supplements? *Quarterly Journal of Medicine, 104*(6), 531–534.

McLaughlin K. A. et al. (2010). Childhood adversities and adult psychiatric disorders in the National Comorbidity Survey Replication II, *Arch Gen Psychiatry, 67*(2): 124–132.

Melzack, R., & Wall, P. D. (1965). Pain mechanisms: A new theory. *Science, 150,* 971–979.

Melzack, R. (1999). From the gate to the neuromatrix. *Pain Supplement, 6,* 121–126.

Miller, A. (1979). *Das Drama des begabten Kindes.* Frankfurt a. M.: Surkamp.

Norwood, R. (1991). *Wenn Frauen zu sehr lieben: Die heimliche Sucht, gebraucht zu werden.* Reinbek bei Hamburg: Rowohlt.

Paras M. L. et al. (2009) Sexual abuse and lifetime diagnosis of somatic disorders: A systematic review and meta-analysis, *JAMA, 302*(5): 550–561.

Rief, W., & Hiller, W. (1998). *Somatisierungsstörung und Hypochondrie.* Hogrefe.

Rogers, C. R. (1951). *Client-centered therapy.* Boston.

Sachs-Ericsson N. et al. (2007). Childhood abuse, chronic pain and depression in the National Comorbidity Survey, *Child Abuse & Neglect, 31*: 531–547.

Sailer, H. P. (2011). *Lassen sich Zusammenhänge zwischen chronischen (funktionellen) Schmerzen, Depressionen und Traumatisierung in der Vorgeschichte unter besonderer Berücksichtigung des Konzeptes der Vermeidung von Abhängigkeit („Counterdependency")* *feststellen?* Dissertation. Medizinische Fakultät der Universität Basel.

Schultz, J. H. (1932). *Das autogene Training.* Stuttgart: Thieme.

Senf, W., & Broda, M. (1996). *Lehrbuch der Psychotherapie.* Stuttgart.

Shaffer A. et al. (2008). Identification of children maltreatment using prospective and self-report methologies: A comparison of maltreatment incidence and relation to later psychopathology, *Child Abuse & Neglect, 32*(7): 682–692.

Shapiro, A. K., & Morris, L. A. (1978). The placebo effect in medical and psychological therapies. In: S. L. Garfield & A. E. Bergin (Hrsg) *Handbook of psychotherapy and behavior change* (S. 369–397). New York: Wiley.

Sledjeski E. M. et al. (2008). Does number of lifetime traumas explain the relationship between PTSD and chronic medical conditions? Answers from the National Comorbidity Survey-Replication (NCS-R), *J Behav Med, 31*(4): 341–349.

Specker, C. H. (2008). Fibromyalgie, – ein Problem der Psyche! Bagatellbefunde werden zu Konzessionsdiagnosen erhoben. ARS MEDICI Dossier XII: 23–26.

Van der Hart, O., et al. (2008). *Das verfolgte Selbst.* Paderborn: Jungfermann.

van Geelen, S. M., et al. (2007). Personality and chronic fatigue syndrome: methodological and conceptual issues. *Clinical Psychology Review, 27*(8), 885–903.

Walker E. A. et al. (1992) Medical and psychiatric symptoms in women with childhood sexual abuse, *Psychosomatic Medicine, 54*: 658–664.

Watzlawick, P. (1982). *Die Möglichkeit des Anderssein.* Bern: Hans Huber

Webster B.S. & Cifuentes M. (2010). Relationship of early magnetic resonance imaging for work-related acute low back pain with disability and medical utilization outcomes, *J Occup Environ Med. Sep; 52*(9): 900–7.

White A. P. et al. (2011). Pharmacologic management of chronic low back pain: synthesis of the evidence, *Spine 36,* Suppl., 131–143.

Wolfe, F., et al. (2010). The American College of Rheumatology preliminary diagnostic criteria for fibromyalgia and measurement of symptom severity. *Arthritis Care Research (Hoboken.), 62*(5), 600–610.

Index

Printing: Ten Brink, Meppel, The Netherlands
Binding: Ten Brink, Meppel, The Netherlands